LEXIKON
DER NATUR-
HEILKUNDE

BIRGIT RATH-ISRAEL
MICHAEL BAGGELER

LEXIKON
DER NATUR-
HEILKUNDE

Mitarbeit:
Dr. med. Gabriele Schauding
Fachärztin für innere Medizin und Naturheilverfahren
H. W. Schäfer, Heilpraktiker
Reiner Schad, Heilpraktiker

NEUER
HONOS
VERLAG

**Selbsthilfe –
die besten
Hausmittel** 288

Einführung

Wer heilt, hat recht! Ein Grundsatz, der jahrhundertelang Bestand hatte. Schließlich ist es dem Patienten gleichgültig, wer ihm geholfen hat und welche Methoden dabei angewandt wurden. Das Ergebnis zählt. Doch diese alte Überzeugung fiel der Wissenschaft zum Opfer. Seit Mitte des letzten Jahrhunderts wird bei sämtlichen Heilverfahren, ob alt oder neu, nach dem „Wirksamkeitsnachweis" gefragt. Erst wenn die Wirkung die Wissenschaftler überzeugt, wird dieses Verfahren offiziell anerkannt. Die Folge: Jahrhundertealtes Wissen von der Heilkraft der Natur ging fast verloren. Doch die reine Wissenschaftsmedizin hatte ihre Rechung ohne die Menschen gemacht. So ist das deutsche Gesundheitswesen nicht nur dank der zahlreichen Gesetzesreformen der letzten Jahre in Bewegung. Abgeschreckt von einer unpersönlichen Apparatemedizin und den Risiken und Nebenwirkungen vieler chemischer Medikamente folgen seit den 70er Jahren unseres Jahrhunderts immer mehr Menschen der Losung „Zurück zur Natur".

Natur und Heilen

Mittlerweile würden sich Umfragen zufolge mehr als 90 Prozent der Deutschen im Krankheitsfall lieber naturheilkundlich behandeln lassen. Und die Tatsache, daß Patienten für Arzneimittel immer tiefer in die eigene Tasche greifen müssen, macht die alten Hausmittel, die schon so manches Zipperlein von Großvater und Großmutter lindern oder sogar heilen konnten, wieder attraktiv.

Die Naturheilkunde präsentiert sich heute als vielfältige Alternative oder Ergänzung zur sogenannten Schulmedizin. Zu den klassischen Verfahren, als deren Väter

Sebastian Kneipp, Samuel Hahnemann, Christoph von Hufeland, Vinzenz Prießnitz, Paracelsus und viele andere abendländische, sprich europäische Naturheiler gelten, werden mittlerweile auch die fernöstlichen gezählt. Die Traditionelle Chinesische Medizin (TCM) hat sich mit einigen Methoden sogar in Arztpraxen und Fachkliniken durchsetzen können. Die Kosten beispielsweise für Akupunktur-Behandlungen werden heute von den meisten Krankenkassen, auch den gesetzlichen, übernommen.

Natur und Medizin

Schulmedizin und Naturheilkunde - in den Köpfen vieler einseitiger Verfechter zwei Lehren und zwei Welten. Sind die Unterschiede zwischen der Schulmedizin und der Naturheilkunde wirklich so groß? Und sind immer noch Schulmediziner und Naturheilkundler auf dem jeweils anderen Auge blind? Die beiden Heilslehren haben mehr gemeinsam als allgemein angenommen. So bedient sich zum einen die Schulmedizin vieler natürlicher Verfahren wie Bewegungstherapie, Atemtherapie, Wärme- und Kältetherapie sowie Massagen. Zum anderen greifen auch Naturheilkundler auf chemische Arzneistoffe zurück, so bei der Neuraltherapie. Eine von vielen Vertretern beider Seiten immer noch aufrechterhaltene Trennung der Denkweisen ist auch historisch nicht nachvollziehbar. Seit der Antike war die Medizin naturheilkundlich orientiert. Zum Bruch mit der alten Erfahrungsmedizin kam es erst mit der Begründung der naturwissenschaftlichen Schulmedizin im 19. Jahrhundert. Doch noch heute sieht die gesamte Ärzteschaft in Hippokrates (um 460 bis 370 v. Chr.) ihren ideellen Vater. Von dem weisen Griechen stammt der richtungsweisende Satz: „Der Arzt hilft, die Natur heilt!"

Tatsächlich unterscheiden sich die heutige Wissenschaftsmedizin und die Naturheilkunde in einem wesentlichen Punkt voneinander: Während die Schulmedizin versucht, Krankheiten ohne Beteiligung des Patienten beherrschbar zu machen, zielen die Naturheilverfahren darauf ab, die Selbstheilungskräfte des Patienten anzuregen und zu unterstützen.

Schulmediziner gehen in ihren Therapie-Bemühungen nach folgenden drei Prinzipien vor: 1. Ausschaltung der Krankheitsursache und/oder der Symptome durch Medikamente, Operation, Chemo- oder Strahlentherapie. 2. Gezielte Korrektur der Normabweichungen (das heißt des Abweichens eines normalen Wertes, zum Beispiel bei Blutdruck oder Cholesterin) durch Medikamente. 3. Ersatz ungenügender oder ausgefallener Funktionen und Organe zum Beispiel durch Transplantation, Implantation und Hormonsubstitution.

Die Naturheilkunde geht stets den indirekten Weg: 1. durch Schonung, 2. durch Regulierung und 3. durch Kräftigung des Körpers. Durch entlastende Maßnahmen wie Bettruhe, Ruhigstellung und Wärme lassen sich die körpereigenen Erholungs- und Abwehrvorgänge fördern und selbst komplizierte Steuerungsmechanismen im Körper verbessern. Der Organismus soll dazu gebracht werden, krankhafte Veränderungen selbst zu regulieren.

Die Prinzipien der Naturheilkunde werden von den meisten Menschen akzeptiert und begrüßt. Und auch die etablierte Wissenschaft verschließt sich nicht mehr gänzlich den einst als „Schmalspurmedizin" belächelten Methoden. So gibt es in Berlin mittlerweile einen Lehrstuhl für Naturheilverfahren, und in Bayern arbeitet seit vielen Jahren ein staatlich sanktionierter Verbund naturheilkundlicher Kliniken (Klinikverbund Münchner Modell, siehe Adressen) auf wissenschaftlicher Basis.

Die Zahl der Schulmediziner, die die Sehnsucht der Patienten nach einer menschlicheren Medizin erkannt und auch als neue „Marktstrategie" entdeckt haben, wächst. Um nicht zusehen zu müssen, wie ihre eigenen Felle davonschwimmen, brechen viele Hausärzte zwar weder mit ihrem Berufsstand noch mit ihrer schulmedizinischen Hochschul-Ausbildung, aber sie denken um und setzen auf das „Sowohl-als-auch-Prinzip" der ganzheitlichen Medizin: soviel Naturheilkunde wie möglich, soviel Schulmedizin wie nötig. Allein in den westlichen Bundesländern führen über 15 000 niedergelassene Ärzte den Zusatz „Naturheilverfahren" auf ihrem Praxisschild. Sie wählen den Weg der Mitte und folgen dem Gedanken der Ganzheitsmedizin, einem Kerngedanken der Naturheilkunde.

Natur und Ganzheitsprinzip

Ganzheit bedeutet, daß der Mensch eine Einheit aus Körper, Geist und Seele bildet. Nur wenn diese drei Komponenten intakt sind und miteinander harmonisieren, ist der Mensch gesund. Im Umkehrschluß bedeutet dies: Ist der Mensch körperlich krank, leidet darunter nicht nur der betroffene Bereich, sondern der ganze Mensch. Die Ursachen für die Erkrankung dürfen gemäß dieses Prinzips nicht isoliert von der Ganzheit verstanden und behandelt werden. Bereits Hippokrates lehrte, neben dem Körper auch das Seelenleben bei Vorsorge und Therapie miteinzubeziehen. So wirken auch die lokal angewendeten Naturheilverfahren wie Teilbäder, Güsse und Wickel auf den ganzen Organismus.

Die in der Schulmedizin entwickelte Spezialisierung durch immer mehr verschiedene Fachärzte steht dem ganzheitlichen Gedanken grundsätzlich entgegen. Die jeweilige Spezialausbildung lenkt die Konzentration des Arztes nur noch auf den erkrankten Bereich, die übrigen Körperfunktionen, Geist und Seele bleiben meist unbeachtet. Die Konsequenz sieht meist so aus, daß nur die Symptome, nicht aber die Ursachen behandelt werden. Einer zum Teil raschen Besserung der Beschwerden folgt so nicht selten ein Rückfall.

Dennoch: Aufgrund der sich immer schneller entwickelnden Medizin ist die Existenz von Fachärzten absolut notwendig. Allgemeinärzte können sich ein dem medizinischen Standard angemessenes Spezialwissen nicht mehr aneignen. Im Sinne der Patienten wäre es aber, wenn sämtlichen Ärzten während ihrer Ausbildung ein hohes Maß an naturheilkundlichem und ganzheitlichem Wissen vermittelt werden würde.

Die Experten in Sachen Naturheilkunde

Eine gesetzlich geregelte Ausbildung zum Heilpraktiker gibt es in Deutschland nicht. Die im Heilpraktiker-Gesetz von 1939 festgeschriebenen Voraussetzungen, um diesen Beruf ausüben zu dürfen, sind recht gering: • Mindestalter 25 Jahre • deutsche Staatsangehörigkeit • der Interessent muß „frei von Gebrechen und Gefahren für die Volksgesundheit" sein • er muß eine Eignungsprüfung vor dem örtlichen Gesundheitsamt ablegen. Die deutschen Heilpraktiker-Verbände haben sich selbst eine „Schulsatzung" gegeben. Danach muß ein Mitglied mindestens 3 000 Ausbildungsstunden über einen Zeitraum von drei Jahren vorweisen. Aber eine verbindliche Prüfungsordnung gibt es, obwohl von vielen Heilpraktikern gefordert, auch bei den Verbänden nicht. Patienten, die sich in Behandlung eines Heilpraktikers begeben möchten, sei dennoch geraten, nur Mitgliedern eines der anerkannten Verbände (siehe Adressen) ihr Vertrauen zu schenken.

Ärzte für Naturheilverfahren benötigen eine akademische Aus- und Weiterbildung. Die Zusatzbezeichnung „Naturheilverfahren" wird von den Landesärztekammern unter folgenden Voraussetzungen vergeben: • sechsjähriges medizinisches Hochschulstudium • Approbation und Nachweis einer mindestens zweijährigen klinischen Tätigkeit • Teilnahme an vier Kursen über naturgemäße Heilweisen von je einer Woche Dauer • dreimonatige Weiterbildung bei einem ermächtigten Arzt für Naturheilverfahren.

Die Leistungen der Krankenkassen

Als ein wichtiges Signal dafür, daß die Naturheilkunde aus der „exotischen Ecke", in die sie vor allem von Schulmedizinern immer wieder gedrängt worden war, herausgetreten ist, gilt ein Urteil des Bundesgerichtshofes vom Juni 1993 (Az. IV ZR 135/92). Die Richter hoben die sogenannte Wissenschaftsklausel als Bestandteil der „Allgemeinen Versicherungsbedingungen" auf. Demnach dürfen private Krankenversicherungen ihre Kostenerstattung nicht auf wissenschaftlich anerkannte Behandlungsmethoden beschränken. Sie müssen auch Kosten für alternative Therapien, die sich in der Praxis bewährt haben, übernehmen. In der Regel übernehmen private Versicherungen auch die Kosten für den Heilpraktiker. Die gesetzlichen Kassen zahlen für Heilpraktiker-Leistungen grundsätzlich nicht. Bei der Übernahme von Kosten für Naturheilverfahren sieht es schon etwas anders aus. Wendet ein Arzt diese Verfahren an, sind die Chancen, daß auch die gesetzliche Versicherung die Kosten übernimmt, in den meisten Fällen gut. Wichtig ist hier aber, daß der Arzt die Notwendigkeit dieser Behandlung attestiert. Die Zahl der gesetzlichen Kassen, die für bestimmte Naturheilverfahren wie zum Beispiel Akupunktur und Homöopathie die Kosten übernehmen, wächst - unter dem Gesichtspunkt, daß diese Methoden meist kostengünstiger sind als die konventionellen. Wichtig ist es, bei der

Suche nach einer neuen Krankenkasse nach einem Leistungskatalog zu fragen. Denken Sie daran, unter Beachtung der gesetzlichen Kündigungsfrist können Sie die Krankenkasse jederzeit wechseln.

Die Grenzen der Naturheilkunde

Bei all den Vorteilen, die die Naturheilkunde der Gesundheit des Menschen bietet, sollte man sich davor hüten, sie als Allheil-Medizin zu verstehen. So weiß die Naturheilkunde auf Krankheiten wie Aids, Krebs oder Hepatitis nur bedingte, also nur unzureichende Antworten. Hier kann sie nur eine wertvolle Ergänzung sein. Auch bei sehr starken Schmerzen, die um des Patienten willen rasch gelindert werden müssen, können im Grunde nur chemische Präparate helfen. Und Menschen in akuter Lebensgefahr - vor allem nach Unfällen - können nur durch schulmedizinische Hilfe gerettet werden. Hier gilt es zunächst die heftigen Symptome zu unterdrücken, ohne Rücksicht auf mögliche Nebenwirkungen. Schäden durch die lebensrettende Intensivmedizin können dann gerade durch biologische Therapien gelindert oder beseitigt werden. Ein weiterer Grund, warum die Naturheilkunde nicht immer den gewünschten Heilerfolg bringen kann, liegt darin, daß die Selbstregulation bei vielen Menschen heute gestört ist. Ursache sind langjährige Fehler in der Ernährung und in der Lebensweise. Also: Wer die natürliche Medizin will, der sollte es nicht versäumen, auch natürlich zu leben, das heißt, seinen Körper zu pflegen und ihn nicht zu überfordern.

Die Medizin der Zukunft kann nur die Kombination aus wissenschaftlichen und naturheilkundlichen Heilweisen sein.

Zum Inhalt dieses Buches

Das Lexikon der Naturheilkunde will Sie sowohl mit den hierzulande als klassisch geltenden als auch mit neuen oder fremden natürlichen Methoden, die unsere Gesundheit erhalten oder wiederbringen sollen, vertraut machen. Wenn Ihnen auch viele Verfahren bereits bekannt sind, so nicht unbedingt deren ordnungsgemäße Anwendung. Doch nur, wenn die therapeutische Vorgehensweise stimmt, kann auch ein Heilerfolg erzielt werden. Der Inhalt dieses Buches entspricht dem ganzheitlichen Prinzip. Sie erfahren, was hinter den uns bekannten Naturheilverfahren steckt, wie sie angewandt werden und wie sie wirken. Sie erhalten einen Überblick über bewährte Hausmittel zur Selbsthilfe und wie Sie Ihre Gesundheit erhalten, so daß Sie gar nicht erst krank werden. Und wenn es Sie doch einmal erwischt hat, erfahren Sie, ob Ihnen und wie Ihnen die Natur am besten helfen kann.

In Querverweisen wird auf Punkte im Kapitel „Naturheilverfahren von A bis Z" (zum Beispiel ➙ Massagen) oder im Kapitel „Selbsthilfe - die besten Hausmittel" (zum Beispiel ➙ Selbsthilfe/Wickel) Bezug genommen.

Naturheil-
verfahren
von A-Z

Dieses Kapitel beschreibt die gängigsten Naturheilverfahren und Therapien, die heute von Heilpraktikern, Therapeuten und Ärzten für Naturheilverfahren angewandt werden. Dabei wird auf die Entstehung eingegangen, die Ausführung skizziert, die Wirkungsweise erklärt und der Status genannt, den die Verfahren heute in der Schulmedizin einnehmen. Abweichungen von den Beschreibungen sind im einzelnen möglich, da jeder Heilpraktiker und jeder naturheilkundlich orientierte Arzt differenzierte Methoden anwenden kann, Umfang und Art der Therapie auf die individuellen Bedürfnisse des Patienten abstimmt und stets die ihm zur Verfügung stehenden Geräte nutzt. Auch neue Entwicklungen von Wissenschaft und Technik vermögen die Methoden in ihrer Ausführung abzuwandeln, zu verbessern und eventuell neu zu definieren.

Für den Patienten empfiehlt es sich daher, im Gespräch mit seinem Therapeuten Ausführung und Wirkungsweise einer angezeigten Therapie nochmals zu erörtern. Wichtig ist das Vertrauen, das der Patient in eine Behandlung setzt - es kann der erste Schritt zur Heilung sein.

Die Anerkennung, die ein naturheilkundliches Verfahren in der Schulmedizin genießt, sagt nichts über seine Qualität aus. Sie ist vielmehr für die Kostenerstattung wichtig. Nur Verfahren, die von der Schulmedizin anerkannt sind, haben Aussicht auf Kostenerstattung durch die Krankenkassen. Privatversicherte, die die Erstattung von Naturheilverfahren in ihrer Versicherung eingeschlossen haben, sollten vor einer Behandlung trotzdem mit der Versicherung Rücksprache nehmen. Denn bei vielen Verfahren ist auch dann die Kostenerstattung nicht ohne weiteres vorauszusetzen.

Ableiten

Begründer:
Erstmals erwähnt von dem Naturarzt Paracelsus (1493-1541).

Ausführung:
Zum Ableiten gehören alle Methoden, Körperflüssigkeiten wie das Blut oder die Lymphe in andere – vom stehenden Menschen aus gesehen – tiefergelegene Regionen abzuleiten.

Beispiel: Vom Kopf in die Brust, in den Bauch, in die Gliedmaßen oder von der Brust in Leib, Arme und Beine usw. Ausnahme: Bei ➜ Krampfaderleiden wird von den Beinen in Leib oder Arme abgeleitet, etwa durch Hochlagern der Beine.

In den Kopf darf nur abgeleitet werden, wenn dort die Blutfülle sichtbar niedrig ist, etwa bei einem blassen Ohnmächtigen.

Im Prinzip kennt jeder Ableiten als altes Hausmittel. Beispiel: Bei ➜ Fieber wird durch kühle ➜ Wadenwickel abgeleitet. Generell gilt: Ableiten vom Kopf oder Hals in die Brust kann mit einem Schal oder ➜ Brustwickel durchgeführt werden. Ableiten in den Leib funktioniert mit ➜ Sitz- oder Halbbädern. Zum Ableiten in die Arme eignen sich ➜ Armbäder, in die Füße kann mit Barfußlaufen, nassen Socken, Fußbad und Tautreten (➜ Kneipp-Therapie) abgeleitet werden. Zusätzlich sollte beim Ableiten viel Wasser getrunken werden, damit die freiwerdenden Giftstoffe und Ablagerungen über die

Nieren ausgeleitet und ausgeschieden werden können (→ Ausleiten).

Weitere Methoden zum Ableiten sind → Aderlaß, → Lymphdrainage, → Schröpfen und einige → Massagen. Diese Methoden müssen von ausgebildeten Therapeuten durchgeführt werden.

Auch spezielle Übungen beim → Yoga und bei der → Meditation können ableiten.

Wirkungsweise:
Unser Körper ist auf das „fließende System" der Körperflüssigkeiten angewiesen. Bei vielen Erkrankungen stauen sich jedoch die Körperflüssigkeiten an verschiedenen Stellen. Ableitende Maßnahmen lösen den Stau und sorgen für eine Verteilung der Flüssigkeit. Dadurch wird zum einen die betroffene Körperregion entlastet und zum anderen das Immunsystem angeregt, Krankheitserreger zu bekämpfen. Die Verteilung der Körperflüssigkeiten unterstützt außerdem den Abtransport und das →Ausleiten von Schadstoffen.

Status:
Ableitende Maßnahmen sind medizinisch anerkannt. Jeder Hausarzt ist mit den Methoden vertraut, außerdem sind sie Bestandteil vieler → Kuren. Der Patient sollte seinen Hausarzt auf ableitende Maßnahmen ansprechen, die eine medikamentöse Behandlung unterstützen können oder manchmal sogar überflüssig machen.

Aderlaß

Begründer:
Unbekannt. Der Aderlaß wurde schon im frühen Mittelalter als Heilmethode durchgeführt.

Ausführung:
Dem Patienten wird von einem Arzt oder Heilpraktiker meist aus der Armvene eine bestimmte Blutmenge (ca. 0,2 bis 0,5 Liter) mit einer Kanüle entnommen.

Achtung: Der Aderlaß hat nichts mit der Blutentnahme zu tun, die zu diagnostischen Zwecken, etwa für Laboruntersuchungen, durchgeführt wird.

Wirkungsweise:
Durch die Blutentnahme verringert sich das Blutvolumen im Körper, was für den Kreislauf unter bestimmten Voraussetzungen entlastend wirken kann. Das Blut wird jedoch vom Körper immer wieder neu gebildet, so daß die Entlastung nur kurzfristig anhält. Es wird auch vermutet, daß Ablagerungen in den Arterien durch regelmäßige Aderlasse abgebaut werden können. Deshalb könnte der Aderlaß auch als Vorsorge gegen Infarkt und Schlaganfall gelten. Medizinisch bewiesen ist diese Vermutung jedoch nicht.

Im Falle einer Blutvergiftung kann ein Aderlaß die Menge vergifteten Blutes verringern. Gegenmittel können besser wirken, und die körpereigene Abwehr hat eine größere Chance, gegen die Giftstoffe anzukämpfen.

Achtung: Ein Aderlaß darf nur vom Arzt oder Heilpraktiker verordnet und durchgeführt werden!

Status:
Der Aderlaß ist ein anerkanntes, schulmedizinisches Verfahren. Er wird heute jedoch nur noch relativ selten angewandt. Heilverfahren mit ähnlichem Zweck sind → Blutegel-Behandlung, → Ausleiten und → Schröpfen.

Akupressur

Begründer:

Akupressur ist ein jahrtausendealtes, chinesisches Heilverfahren, das als Urform aller Punktbehandlungen (➞ Akupunktur, ➞ Reflexzonentherapien) gilt.

Ausführung:

Mit den Fingerkuppen von Daumen, Zeigefingern oder Mittelfingern werden bestimmte Körperpunkte sekundenlang gedrückt oder kreisförmig im Uhrzeigersinn massiert. Bei bestimmten Beschwerden gibt es auch Schiebebewegungen mit Daumen und Zeigefinger oder mit beiden Daumen. Bei Punkten mit kleiner Hautoberfläche, zum Beispiel am Nagelbett, kann ein Akupressurstäbchen aus Akazienholz oder Kupfer eingesetzt werden. Punkte, die spiegelbildlich auf der rechten und linken Körperseite liegen, werden in der Regel gleichzeitig mit beiden Händen behandelt. Punkte auf der Symmetrieachse des Körpers werden einzeln akupressiert.

Die Intensität des Druckes richtet sich nach dem Empfinden des Patienten – er muß ein Wohlgefühl verspüren. Gut erreichbare Punkte können selbst behandelt werden, Punkte an Nacken, Rücken oder Füßen sollten von einem Partner oder Therapeuten behandelt werden.

Akupressur kann Schmerzen verschiedener Art lindern, Anspannungen und Verspannungen lösen, beruhigen und aktivieren – je nachdem, welcher Akupressurpunkt behandelt wird. Am wirksamsten ist Akupressur in entspannter Atmosphäre ohne Zeitdruck.

Wirkungsweise:

Chinesische Heilverfahren gehen davon aus, daß der menschliche Körper von Energieströmen (= Chi oder Qi) durchflossen wird. Die Energie bewegt sich auf unsichtbaren Bahnen (Meridianen). Es gibt zwölf Hauptmeridiane und acht Nebenmeridiane, die sich bis in kleinste Bahnen verzweigen. Fließt die Energie gleichmäßig durch den Körper und ergänzen sich die Energieströme harmonisch, fühlt sich der Mensch wohl. Entsteht jedoch eine Blockade, die einen Energiestau hervorruft oder das Gleichgewicht stört, ist das Wohlbefinden gestört.

Entlang der Meridiane liegen die einzelnen Punkte, die durch Akupressur und ➙ Akupunktur stimuliert werden können. Dabei hat jeder Punkt seine ganz spezielle Funktion. Bei einem Energiestau tritt ein Unwohlsein (Schmerzen, Verspannung, Nervosität usw.) auf. Durch Druck oder Massage des entsprechenden Punktes kann der Stau aufgelöst werden und die Energie wieder frei fließen.

Achtung: Treten häufiger Beschwerden auf, die zwar mit Akupressur verschwinden, jedoch nach kurzer Zeit wiederkehren, liegt eventuell ein organisches Leiden vor. Akupressur kann eine notwendige medizinische Behandlung nicht ersetzen. Deshalb muß unbedingt ein Arzt befragt werden.

Status:
Akupressur wird von vielen Menschen unbewußt angewandt, indem sie sich an eine schmerzende Stelle greifen und diese massieren. Meist tritt dadurch schon eine Linderung ein. Akupressurkundige sehen in diesem Heilverfahren ein wertvolles Mittel, erklärbare Schmerzen wie zum Beispiel ➙ Streßkopfschmerzen, ➙ Rückenschmerzen und andere Alltagsbeschwerden schnell zu beseitigen. Auch Mediziner und Heilpraktiker setzen Akupressur ein.

Da die Heilkraft der Akupressur jedoch noch nicht vollkommen medizinisch erforscht und erklärbar ist, wird sie von der Schulmedizin als Heilverfahren nur bedingt anerkannt.

Akupunktur

Begründer:
Akupunktur ist ein chinesisches Heilverfahren, das seit Jahrtausenden bekannt und in der asiatischen Weltanschauung und Religion tief verwurzelt ist.

Ausführung:
Ähnlich der ➡ Akupressur werden bestimmte Punkte unter der Hautoberfläche behandelt. Hier erfolgt die Behandlung jedoch nicht mit dem Fingerdruck, sondern mit Nadeln. Verwendet werden sterile Akupunkturnadeln, in der Regel aus Edelstahl. Die Nadeln werden, je nach Beschwerdebild, senkrecht oder schräg in die Haut eingestochen. Die Tiefe des Einstichs richtet sich nach dem Gewebe des zu behandelnden Punktes: Auf der Kopfhaut werden sie zum Beispiel nur wenige Millimeter tief eingeführt, am Bauch können es auch mehrere Zentimeter sein.

Akupunktur eignet sich nicht zur Selbstbehandlung! Sie darf nur von fachkundigen Therapeuten eingesetzt werden. Zuvor muß eine medizinische Diagnose erstellt werden. Die Länge der Behandlung und die Zeit, die die Nadeln an der entsprechenden Stelle verbleiben, richtet sich nach dem Beschwerdebild und der Reaktion des Patienten. Beispiele: Bei gebärenden Frauen bewirkt eine einmalige Akupunktur eine vorübergehende Linderung des Wehenschmerzes. Bei Darmerkrankungen können bis zu zehn halbstündige Sitzungen nötig sein, bei der die Nadeln immer gesetzt und entfernt werden. Bei Suchtkranken dauert die Behandlung mehrere Monate. Es gibt auch Behandlungen – z. B. zur Reduzierung des Hungergefühls bei einer Diät oder bei der Raucherentwöhnung –, bei denen Nadeln gesetzt werden, die tagelang im entsprechenden Punkt verbleiben (= Dauernadeln).

Wirkungsweise:
Die Wirkungsweise erklärt sich wie bei der → Akupressur, jedoch bezieht die Akupunktur auch den geistig-seelischen Faktor mit ein. Patienten werden nicht nur mit Nadeln behandelt, sondern es wird in Gesprächen auch nach der Ursache für die Erkrankung geforscht. Begründet sich eine Migräne zum Beispiel durch eine Lebensmittelallergie, werden die Nadeln anders gesetzt als bei einer Migräne, die durch Streß ausgelöst wird. Der Grund liegt darin, daß der angenommene Energiestau an unterschiedlichen Stellen sitzt.

Nach Abklingen der Symptome kann der Akupunkteur weitere Sitzungen abhalten, wenn er beispielsweise feststellt, daß die Ursache im geistig-seelischen Bereich noch nicht beseitigt ist.

Status:
Akupunktur ist eine anerkannte Therapiemethode, wenn auch ihre Wirkungsweise noch nicht bis ins letzte Detail erforscht ist.

Therapeuten unterscheiden die klassisch-fernöstliche und die neuzeitlich-westliche Akupunkturmethode. Während die klassisch-fernöstliche Methode immer die Einheit von Körper, Geist und Seele berücksichtigt und die Krankheitsursache in der Störung dieser Einheit sucht, arbeitet die neuzeitlich-westliche Methode nach festen Schemata: Diagnose durch medizinische Hilfen wie Blutuntersuchung oder Röntgenbild und Behandlung der entsprechenden Akupunkturpunkte. Welche Akupunkturmethode der Patient bevorzugt, muß er nach seiner Einstellung und seinem Vertrauen entscheiden.

Akupunkteure, die eine Kassenzulassung besitzen, haben eine festgelegte Anzahl an Ausbildungskursen absolviert und eine Abschlußprüfung bestanden. Patienten sollten sich vergewissern, daß ihr Akupunkteur eine Fachkraft ist,

da bei unsachgemäßer Behandlung unerwünschte
Nebenwirkungen auftreten können (weitere Informationen
→ Adressen).

Anthroposophische Medizin

Begründer:

Die anthroposophische Medizin ist ein Teil der Lehren des
österreichischen Geisteswissenschaftlers Rudolf Steiner
(1861-1925). Mit seinen Erkenntnissen wollte er das
gebräuchliche naturwissenschaftliche Denken der Ärzte
erweitern.

Ausführung:

Die anthroposophische Medizin sieht den Menschen als
ganzheitliches Wesen. Sie fügt den drei Komponenten
Körper, Geist und Seele jedoch noch den ätherischen Leib
hinzu, der die Lebenskraft darstellt.

Krankheit wird in der anthroposophischen Medizin nicht
als „Unglück" bezeichnet, sondern als Erfahrung, die der
Körper durchmachen sollte und die ihn letztendlich stärkt.

Das heißt jedoch nicht, daß Krankheiten gewünscht
werden – wenn sie den Menschen aber treffen, soll er sie
mit seinen eigenen Kräften und mit natürlichen Mitteln,
vorzugsweise aus der → Homöopathie, bekämpfen (synthetisch hergestellte Arzneimittel werden jedoch nicht völlig abgelehnt). Deshalb ist die anthroposophische Medizin darauf ausgerichtet, die Selbstheilungskräfte des Körpers zu stärken, sowohl auf vorbeugender als auch auf
heilender Ebene.

Wirkungsweise:

Die anthroposophische Medizin sieht den Menschen als
wichtigen Teil der Natur. Deshalb können ihm natürliche
Heilweisen im Falle einer Krankheit am besten helfen. Die

Stärkung des körpereigenen Abwehr- und Heilungssystems erfolgt demnach auf natürlichem Weg: Zum einen wird eine spezielle Ernährung (→ Ernährungstherapien) empfohlen, die lacto-vegetarisch aufgebaut ist, aber gelegentlichen Fleischverzehr gestattet. Zum anderen soll eine tänzerische Bewegungsform, die Heileurythmie oder Eurythmie genannt wird, den Körper vorbeugend stärken bzw. bei Krankheiten die Selbstheilungskräfte wecken. Dabei werden durch tänzerische Ausdrucksformen (ähnlich der → Tanztherapie) die inneren Kräfte aktiviert und die gesunde Funktion des Organismus unterstützt. Gleiches gilt auch für künstlerische Therapien (Malen, Zeichnen, Gestalten und → Musiktherapie), die ebenfalls in der anthroposophischen Medizin Anwendung finden und mehr den geistig-seelischen Bereich ansprechen.

Voraussetzung für Gesunderhaltung und Gesundung ist das harmonische Zusammenspiel von Körper, Geist, Seele und ätherischem Leib. Demnach kann eine Krankheit nur besiegt werden, wenn auch der Kopf „mitspielt", die Seele stark und der Lebenswille ungebrochen ist. Die anthroposophische Medizin will alle vier „Säulen" der menschlichen Gesundheit stärken.

Status:
Die anthroposophische Medizin gilt als Streitthema unter Medizinern. Viele Ärzte und Kliniken nehmen die Grundeinstellung und Therapieformen in ihr Behandlungsspektrum auf, andere weigern sich, die anthroposophische Medizin anzuerkennen. Jeder Patient hat jedoch die Möglichkeit, sich mit den Lehren von Rudolf Steiner auseinanderzusetzen und dann ganz persönlich zu entscheiden, ob und in welchem Umfang er die Prinzipien der anthroposophischen Medizin akzeptieren will. Fachliteratur und Rudolf-Steiner-Häuser in vielen Städten geben dazu Gelegenheit (weitere Information → Adressen).

Aromatherapie

Begründer:

Aromatherapie, also der Einsatz von Duftstoffen, wurde schon im Altertum zum Beispiel in Rom, Griechenland, Ägypten, China und Indien praktiziert. Doch das Wissen ging größtenteils verloren und wurde erst viel später neu erarbeitet. Die heutige Aromatherapie basiert auf etwa 200 ätherischen Ölen und entwickelte sich aus der Aromaforschung. Sie beinhaltet die Aromakunde (= Allgemeinwissen über Duftstoffe), Aromapflege (= Einsatz von Duftölen im täglichen Körperpflegebereich) und die Aromamassage.

Ausführung:

Düfte, in Form von ätherischen Ölen, können Heilmittel, Kosmetikum, Geruchs- oder Geschmacksstoff sein. Je nach Bedarf gibt es drei Formen der Anwendung:

1. In gasförmigem Zustand werden ätherische Öle über die Nase aufgenommen. Zur Beduftung des Wohnraums werden sie mit Wasser gemischt und in einer Duftlampe erhitzt. Bei bestimmten Indikationen werden wenige Tropfen des angezeigten Öls direkt auf die Kleidung (bei ➡ Erkältungskrankheiten) oder ein Taschentuch (etwa bei ➡ Schlafstörungen) gegeben. Durch die Körperwärme verflüchtigt sich das Öl und kann eingeatmet werden.

2. In flüssiger Form, in Kombination mit neutralen Ölen oder Honig, werden ätherische Öle über die Haut aufgenommen. Sie eignen sich als Badezusatz und Körperöl für Massagen und Einreibungen oder als Schönheitsmittel.

3. In kleinsten Dosierungen können ätherische Öle auch Speisen verfeinern. Diese Anwendung sollte jedoch nur nach speziellen Kochrezepten erfolgen. In Einzelfällen

verordnen medizinisch versierte Aromatherapeuten außerdem die orale Einnahme von ätherischen Ölen oder entsprechende Zäpfchen.

Wirkungsweise:
Ätherische Öle besitzen eine ganzheitliche Wirkung auf Körper, Geist und Seele. Die gezielte Auswahl der Duftstoffe kann bestehende körperliche Beschwerden lindern, besonders solche, die im Zusammenhang mit einem seelischen Problem oder einer geistigen Anspannung stehen. Ätherische Öle, über die Nase aufgenommen, wirken direkt auf das vegetative Nervensystem. So können sie entspannen oder anregen, depressive Verstimmungen ausgleichen, Nervosität abbauen oder einfach nur das Wohlbefinden wiederherstellen. Aber auch bei → Erkältungskrankheiten, → Menstruationsbeschwerden, → Hauterkrankungen, → Verletzungen und → Verbrennungen können ätherische Öle durch ihre speziellen Inhaltsstoffe helfen.

Anwendungsbeispiele geben Aromatherapeuten oder entsprechende Bücher im Fachhandel.

Status:
Die Aromatherapie ist eine anerkannte Methode der Naturheilkunde. Ätherische Öle sind hochkonzentrierte Stoffe und gelten als wirksame Heilmittel, wenn sie natürlich, also nicht synthetisch, sind. Verbraucher sollten auf Herstellerangaben achten.

Atemtherapie

Begründer:
„Atmen lernen" ist Bestandteil vieler Bewegungs- und Entspannungstherapien. Besonders die asiatischen Lehren befassen sich schon seit Anbeginn mit diesem Thema. Über eigenständige Atemtherapien wurde jedoch erst

nachgedacht, seit bekannt ist, daß falsche Atmung zu Erkrankungen nicht nur der Atemwege führen kann.

Die erste „Atemschule" in Deutschland wurde in den dreißiger Jahren von Professor Ilse Middendorf in Berlin gegründet. Seitdem haben sich zahlreiche Therapeuten mit der Atemschulung befaßt und unterschiedliche Therapieverfahren zur Atemkorrektur entwickelt. Auch wenn die Wege verschieden sind – alle Atemtherapien haben ein Ziel: Die Atmung zu verbessern und damit das körperliche und seelische Wohlbefinden wiederherzustellen.

Ausführung:
Solange wir atmen, leben wir. Atmen ist ein angeborener Instinkt, der vom Gehirn gesteuert wird. Auch wenn wir schlafen oder sogar bewußtlos sind, atmen wir weiter. Gefahr- und Streßsituationen lassen uns schneller atmen. In Schreckmomenten kann uns schon mal der Atem stocken, doch danach japsen wir förmlich nach Luft. Der Atem geht konform mit unserer Lebenssituation, deshalb ist es nur natürlich, daß Streß, tägliche Belastung, Leistungsdruck oder seelische Probleme den Atemfluß beeinflussen. Das führt dazu, daß die meisten Menschen nicht mehr richtig atmen. Die Atmung wird flach und unregelmäßig.

Atemtherapien helfen, die Atmung wieder bewußt zu machen und zu einem gesunden Rhythmus zurückzuführen. Patienten lernen verschiedene Techniken: Tief durchatmen, in die Brust, den Bauch, den Rücken zu atmen, Atmung und Stimme zu verbinden (z.B. bei der Vokalatmung) oder allgemein die Atmung der Lebenssituation anzupassen. Die einzelnen Atemtherapien richten sich nach dem Gesundheitszustand des Patienten und nach dem gesetzten Ziel.

Wirkungsweise:

Mit der Atmung nehmen wir Luft und damit Sauerstoff auf, den Organismus und Zellen zum Leben brauchen. Je flacher die Atmung ist, desto weniger Sauerstoff gelangt in den Körper. Der Sauerstoffaustausch bis hin in die letzte Zelle wird gestört. Wir müssen also entweder mehr atmen, oder der Körper minimiert seine Funktionen. Die Folge: körperliche und geistige Kraftlosigkeit, Muskelverspannungen, Kopfschmerzen, Herz-Kreislauf-Probleme, in schlimmen Fällen Erkrankung der Atemorgane und Folgeerkrankungen, die den ganzen Organismus treffen können. Wird die Atmung reguliert, kann der Sauerstoffaustausch wieder funktionieren. Der Körper optimiert seine Funktionen, gelangt zu neuer Kraft. Symptome, die auf Fehlatmung zurückzuführen sind, verschwinden wie von selbst. Beispiel: Wer sich lange in einem schlecht gelüfteten Raum aufgehalten hat, wird müde und bekommt eventuell Kopfschmerzen. Ein Spaziergang an frischer Luft erfrischt und läßt die Schmerzen verschwinden.

Status:

Atemtherapien stellen einen wichtigen Teil der Naturheilkunde dar und sind auch von der Schulmedizin anerkannt. Leider werden sie als Heilmittel noch zu wenig genutzt – vielleicht weil der Erfolg von Atemtherapien nicht konkret meßbar ist.

Augentraining (Sehschule)

Begründer:

Der amerikanische Augenarzt Dr. William Bates war der erste, der seinen Patienten schon Anfang des 20.Jahrhunderts zu einem Augentraining riet. Mit neuen Erkenntnissen in der Augenmedizin wurde das damalige Augentraining erweitert und ist heute auch unter dem Begriff „Sehschule" bekannt.

Ausführung:
Unter Sehschwächen leidende Patienten sollten täglich ihre Augen und Augenmuskeln trainieren, indem sie bewußt ihre „Sichtweisen" wechseln. Nahes und fernes Sehen, wechselweise zur Seite schauen, Blicke fixieren und schweifen lassen gehört ebenso zum Programm wie Augenrollen und Augenentspannung. Die Übungen sollen die sechs Augenmuskeln stärken und entspannen sowie die Akkommodation des Auges verbessern. Dabei sollen alle Übungen bewußt und konzentriert durchgeführt werden. Es wird empfohlen, ein tägliches Augentraining von zweimal 15 Minuten durchzuführen. Sehhilfen (Brille, Kontaktlinsen) werden bei diesem Training abgelegt.

Wirkungsweise:
Gutes Sehen hängt nicht nur von gesunden Augen ab, sondern auch von der Verbindung Auge und Gehirn sowie von der geistigen Wahrnehmungsbereitschaft. Falsche Sehgewohnheiten wie häufiges Blinzeln, intensives Starren sowie ständiges Arbeiten am Bildschirm können die Sehkraft beeinträchtigen. Durch Augentraining/Sehschule erhalten die Augen und die Augenmuskeln einen Ausgleich. Das bewußte Arbeiten mit den Augen verbessert außerdem die Übermittlungsfähigkeit der Augen zum Gehirn.

Status:
Augentraining bzw. Sehschule empfiehlt sich für Patienten mit Sehschwäche, aber auch für gesunde Menschen, die dazu neigen, ihre Augen zu überanstrengen. Gegenanzeigen sind nicht bekannt. In der Schulmedizin wird das Augentraining anerkannt, die Ausführung bleibt jedoch dem Patienten selbst überlassen. Erstattungsfähige Kosten entstehen nicht.

Aura-Soma-Therapie

Begründer:
Die Aura-Soma-Therapie wurde von der Engländerin Vicky Wall (1918 - 1991) entwickelt, nachdem ihr im Alter von 66 Jahren durch eine mediale Botschaft mitgeteilt wurde, wie farbige Balanceöle hergestellt werden können. Vicky Wall war naturheilkundlich geschult und besaß sensitive und hellseherische Fähigkeiten. Aura [lat.] wird übersetzt mit Hauch, Duft, Schimmer. Soma [altgriech.] heißt Körper.

Ausführung:
Seit 1984 sind 94 verschiedene Balanceöle entwickelt worden. Sie werden in klaren Fläschchen wie folgt abgefüllt: In der unteren Hälfte befindet sich eine farbige wäßrige Lösung, auf der eine farbige ölige Lösung schwimmt. Schüttelt man die Fläschchen, verbinden sich beide Flüssigkeiten kurzzeitig zu einer farbgemischten Emulsion. Die Emulsion wird je nach Heilungsziel auf bestimmten Hautstellen regelmäßig aufgetragen.

Neben den Balanceölen gibt es noch 14 verschiedenfarbige Pomander (Duftwässer auf Kräuterbasis) und 14 Quintessenzen.

Wirkungsweise:
Vertreter der → Farbtherapien gehen davon aus, daß jeden Menschen ein unsichtbares Farbfeld (Aura) umgibt, das aus dem Inneren kommt. Diese Aura ist für jeden Menschen so individuell wie ein Fingerabdruck. Sie ist je nach Lebenskraft und Energie des Betreffenden mehr oder weniger stark ausgeprägt. Aber: Nur sensitiv begabte Menschen und Babys können diese Aura sehen.

Jeder Farbnuance wird eine bestimmte Schwingung und damit eine besondere Kraft zugeordnet. Diese Kraft kann auf Körper und Psyche ganzheitlich heilend wirken. Wichtig ist es, die richtige Farbe zu finden.

Aura-Soma sagt, daß die Farben, die wir in uns tragen, auch die Farben sind, die wir unbewußt immer wieder wählen für Kleidung, Einrichtung, Dekoration usw. Jeder Mensch hat also „seine Farben". Wählt der Betroffene nun „sein" Balanceöl, verrät es viel über seine Persönlichkeit, aber es zeigt auch seine inneren Konflikte. Beim Auftragen auf die Haut kann das Öl seine heilende (Schwingungs-)Kraft entfalten und den Anwender zur inneren Reifung und damit zur Konfliktbewältigung führen. Darüber hinaus sollen die Balanceöle ausgleichend auf Körperdrüsen und Lymphsystem wirken und können verschiedene Beschwerden heilen.

Status:
Die Aura-Soma-Therapie ist keine anerkannte, wissenschaftliche Heilmethode.

Ausleiten

Begründer:
unbekannt

Ausführung:
Beim Ausleiten geht es darum, im Körper angesammelte Schadstoffe und Schlacken auszuschwemmen, indem der Stoffwechsel angeregt wird. Der Ausscheidungsprozeß erfolgt über Haut, Nieren und Blase oder Darm.

Folgende ausleitende Maßnahmen können Sie, wenn Sie gesund sind, selbst durchführen:

1. Schnelles Ausleiten aus dem Darm kann durch einen → Einlauf erfolgen. Auch das Trinken von Glauber- oder Passagesalz – in warmem Wasser gelöst – hilft, Magen und Darm zu entleeren.

Achtung: Diese Maßnahmen nicht an mehreren Tagen hintereinander durchführen, sondern nur in Ausnahmefällen, etwa zu Beginn einer → Diät.

2. Blutreinigungskur mit Obst-, Saft- oder Rohkosttagen (siehe auch → Diät). Während dieser Diättage sollten Sie viel mineralienarmes Wasser, Obstsäfte und Kräutertees trinken. Die Ausleitung von Schadstoffen erfolgt über Niere und Blase.

3. Bewegung (vorzugsweise an frischer Luft) regt Kreislauf und Stoffwechsel an. Schadstoffe werden durch das Schwitzen über die Haut ausgeschieden.

4. Auch → Wickel, Schwitzpackungen und regelmäßige Besuche in der→ Sauna bringen den Körper zum Schwitzen, so daß er über die Haut ausleiten kann.

5. → Heilfasten ist ebenfalls eine Maßnahme zum Ausleiten. Längere Heilfastenkuren (ab 3 Tagen) sollten jedoch mit dem Arzt oder Heilpraktiker besprochen werden.

Achtung: Folgende ausleitende Maßnahmen werden nur vom Arzt oder Heilpraktiker verordnet bzw. durchgeführt:

1. Hautreizende Pflaster und Einreibungen

2. Ausleiten kleinerer Mengen Blut durch → Aderlaß, → Baunscheidtieren, → Blutegel-Behandlung, → Schröpfen.

3. Ausleiten durch den Darm mit der → Colon-Hydro-Therapie.

4. Trinkkuren mit entwässerndem Brennesseltee, Blut-
   reinigungstee, Blasen-Nierentee usw.

Wirkungsweise:
Alle ausleitenden Maßnahmen helfen dem Körper, gespeicherte Schadstoffe wie Schlacken, Gifte, Bakterien,
Gewebswasser und Salze zu lösen und durch die aufgenommene Flüssigkeit auszuscheiden. Zum einen wird
durch Ernährungsumstellung der Organismus entlastet
und der Stoffwechsel angeregt, zum anderen durch Wärmebehandlung der Kreislauf auf Hochtouren gebracht,
was ebenfalls eine Stoffwechselanregung mit sich bringt.
Die gründliche Reinigung von innen bewirkt, daß die
Abwehrkräfte entlastet und dadurch gestärkt werden.

Status:
Ausleiten ist ein anerkanntes Verfahren, das viele andere
Therapien unterstützt. Wer in regelmäßigen Abständen
Maßnahmen zum Ausleiten durchführt, erhält seinen Kör-
per leistungsfähiger und stärkt seine Abwehrkräfte.

Autogenes Training

Begründer:
Der Berliner Nervenarzt Professor Dr. Johannes H. Schultz
(1884-1970) entwickelte das autogene Training, um ein
wissenschaftlich aufgebautes, psychotherapeutisches Verfahren zur individuellen Entspannung anzubieten.

Ausführung:
Autogenes Training besteht aus einer Unterstufe für alle,
die neu beginnen oder nur Entspannung suchen und einer
Oberstufe für Fortgeschrittene, die auch ihr Unterbewußtsein erforschen möchten. Die Unterstufe basiert auf
sechs Grundübungen, die Schritt für Schritt durchgeführt
werden. Die ersten beiden Übungen erzeugen Schwere

und Wärme im Arm – Gefühle, die sich im Verlauf des Trainings auf den ganzen Körper ausweiten. Die dritte und vierte Übung normalisiert Herzschlag und Atmung. Die fünfte Übung wirkt positiv auf die Bauchorgane, mit der sechsten Übung erreicht man schließlich die totale Entspannung. Das Wort Übung darf hier jedoch nicht im Sinne von Bewegung verstanden werden. Vielmehr werden die Übungen in einer Grundhaltung, etwa im Liegen oder im Sitzen, mit geschlossenen Augen ausgeführt und beziehen sich ausschließlich auf Zustände des Körpers, die erspürt werden müssen oder erreicht werden sollen. Dabei spielt die Selbstbeeinflussung (→ Autosuggestion) eine große Rolle.

Anfänger sollten die Grundübungen des autogenen Trainings unter fachkundiger Anleitung erlernen. Werden diese einmal beherrscht, kann autogenes Training immer und überall durchgeführt werden. Zur „Entspannung zwischendurch" reichen oft schon fünf Minuten.

Wirkungsweise:
Das autogene Training dient der Beherrschung und der Beeinflussung des vegetativen Nervensystems. Es führt zur Muskel- und Gefäßentspannung, kann Verkrampfungen lösen und total entspannen. Streß und seelische Belastungen lassen sich abbauen, aber auch leichte Herzrhythmusstörungen können ausgeglichen werden. Wird autogenes Training regelmäßig betrieben (am besten dreimal täglich), können folgende Ziele erreicht werden:

1. Herstellung einer inneren Ruhe, Alltagsängste verschwinden.

2. Steigerung der Konzentrationsfähigkeit

3. Regulation von Herzleistung, Kreislauf, Atmung und Verdauung

4. Linderung von Schmerzen

5. Positive Beeinflussung des Selbstbewußtseins und mehr Kraft, um Dinge „anzupacken".

Status:
Autogenes Training ist wissenschaftlich anerkannt und weit verbreitet. Kurse werden von Sportschulen, medizinischen Einrichtungen und der Volkshochschule durchgeführt. Es gibt zum Thema zahlreiche Bücher und Audiocassetten.

Unter bestimmten Voraussetzungen beteiligen sich die Krankenkassen an den Kosten eines Kurses.

Autosuggestion

Begründer:
Autosuggestion [griech., lat.] heißt Selbstbeeinflussung. Das Verfahren wurde von dem Franzosen Emile Coué (1857-1926) entwickelt. Es kann als Vorstufe des ➜ autogenen Trainings verstanden werden und wird heute als einzelnes Heilverfahren therapeutisch kaum noch angewandt.

Ausführung:
Mit der Formel „Jeden Tag und in jeder Hinsicht geht es mir besser und besser!" sollten Patienten zu einer positiven Bewußtseinseinstellung gelangen. Dazu wurde der Satz morgens nach dem Aufstehen und abends vor dem Zubettgehen laut und konzentriert ausgesprochen.

Wirkungsweise:
Die positive Bewußtseinsbeeinflussung stellte eine Hilfe zur Entspannung dar und sollte Mut machen, die Probleme des Alltags zu bewältigen. Das Selbstvertrauen in die eigene Kraft wurde gestärkt, leichte Befindlichkeitsstörungen wie Schlafstörungen, Streßkopfschmerzen oder Abgeschlagenheit konnten in vielen Fällen beseitigt werden.

Status:

Autosuggestion wurde nach dem zweiten Weltkrieg als „Allheilmittel" eingesetzt und mußte zwangsläufig als Selbsthilfe-Therapie scheitern. Die Idee der Autosuggestion (auch nach ihrem Begründer Couéismus genannt) wurde von Professor Dr. J.H. Schultz weiterentwickelt und zum autogenen Training wissenschaftlich ausgebaut.

Ayurveda

Begründer:

5000 Jahre alte Gesundheitslehre aus Indien. Ayurveda heißt frei übersetzt: „Das Wissen vom langen und gesunden Leben".

Ausführung:

Ayurveda betrachtet den Menschen als Einheit aus Körper, Geist und Seele und therapiert nach dem Ganzheitsprinzip. Kuren umfassen die Bereiche:

1. Natürliche Ernährung, die den Stoffwechsel anregt, die Entschlackung unterstützt und gleichzeitig den Körper mit Vitaminen, Mineralstoffen und Enzymen versorgt.

2. Panchakarma-Konzept: Kopf-, Hals-, synchrone Rücken- und Fußmassage mit ausgewählten Ölen und Ölgüssen sowie die Einnahme von gereinigtem Butterfett helfen, Schadstoffe aus dem Gewebe zu lösen.

3. Dampf und Schwitzbäder zum → Ausleiten über die Haut.

4. Entspannung durch → Yoga, → Meditation und viel Schlaf.

Ayurveda teilt die Menschen je nach Anlagen und Temperament in drei Kategorien (Doshas) ein: den flexiblen, den impulsiven und den phlegmatischen Typ. Je nach Typ können innerhalb der Bereiche Ernährung und Entspannung individuelle Behandlungsunterschiede gemacht werden.

Wirkungsweise:
Primäres Ziel ist es, das innere Gleichgewicht wieder herzustellen. Deshalb wird neben der körperlichen Behandlung viel Wert auf geistig-seelische Besinnung und Entspannung (z.B. durch ➡ Yoga und ➡ Meditation) gelegt.

Durch Entgiftung und Entschlackung werden Körperfunktionen optimiert und Blutwerte verbessert. Schlaflosigkeit, Verdauungsstörungen und Hautprobleme verschwinden, Venenleiden bessern sich. Es wurde auch eine allgemeine Senkung des Cholesterinspiegels beobachtet, so daß Ayurveda vor Herzinfarkt schützen kann. Durch die Entspannungssequenzen wird vor allem Frauen geholfen, die unter Migräne, streßbedingten Kopf- und Unterleibsschmerzen sowie nervösen Anspannungen leiden.

Status:
Ayurveda wird als Kurmethode auch von Medizinern immer mehr anerkannt. Kuren sind in speziellen Ayurveda-Zentren und Kliniken möglich (weitere Informationen siehe ➡ Adressen).

B

Bach-Blüten-Therapie

Begründer:
Der britische Arzt Dr. Edward Bach (1886-1936) ging davon aus, daß bestimmte blühende Pflanzen eine positive Energie auf die Psyche des Menschen ausüben können. Die von ihm ausgewählten Pflanzen und die dazu entwickelte Therapie wurden nach ihm benannt.

Ausführung:
Die Bach-Blüten-Therapie begründet sich auf 38 verschiedene Pflanzen. Aus diesen Pflanzen werden Essenzen hergestellt, die mit stillem Mineralwasser und etwas reinem Alkohol zu einem Behandlungstonikum vermischt werden. Ein Tonikum kann auch mehrere Blütenessenzen enthalten.

Jeder Pflanze wird eine bestimmte Wirkung auf die Psyche zugeschrieben. Welche Blüten für den Patienten angezeigt sind, entscheidet der Bach-Blüten-Therapeut nach einem ausführlichen Therapiegespräch. Die weitere Therapie selbst setzt sich aus mehreren Therapiegesprächen und der täglichen Einnahme weniger Tropfen Behandlungstonikum zusammen.

Bei Hautausschlag und Allergien können Bachblüten auch äußerlich angewendet werden.

Bach-Blüten-Kundige können sich auch selbst therapieren. Dazu gehören jedoch gute Kenntnisse über die einzelnen Pflanzen sowie eine ehrliche Selbstanalyse der eigenen Psyche, weil das Therapiegespräch entfällt.

Nebenwirkungen der Bachblüten sind nicht bekannt.

Wirkungsweise:
Die Bach-Blüten-Therapie geht davon aus, daß Körper, Geist und Seele eine Einheit bilden. Ist ein Element gestört, wird der Mensch krank. Deshalb muß nach dem Ganzheitsprinzip therapiert werden. Dr. Bachs Leitsatz lautete: „Behandle den Menschen, nicht die Krankheit." Die Bachblüten greifen daher besonders bei psychosomatischen Krankheiten, weil sie die Psyche harmonisieren und aufbauen und nicht die Symptome einer Krankheit behandeln. Aus diesem Grund eignen sie sich nicht zum Heilen von Krankheiten – sie wollen vielmehr die Kraft zum Gesundwerden schenken.

Status:
Die Bach-Blüten-Therapie ist keine anerkannte Therapie und wird nicht von den Krankenkassen erstattet. Schulmediziner glauben, daß die Bachblüten allein durch den Glauben des Patienten wirken (Placebo-Effekt). Bachblüten-Therapeuten streiten dies jedoch ab. Sie sind von der energetischen Wirkung auf Körper, Geist und Seele überzeugt. Weitere Informationen gibt das Deutsche Dr.-Edward-Bach-Centre (siehe ➡ Adressen).

Bakterielle Symbioselenkung
➡ Symbioselenkung

Baunscheidtieren
Begründer:
Der Mechanikermeister Karl Baunscheidt (1809-1874) aus Bonn erfand das Nadelgerät, auf das sich die nach ihm benannte Therapie begründet.

Ausführung:

Das Instrument bestand aus einem Gehäuse mit einer Scheibe, auf der 25 bis 30 feine Nadeln befestigt waren. Die Scheibe wurde mittels einer Spiralfeder auf die Haut heruntergedrückt, so daß die Nadeln in die Haut dringen konnten und feine Wunden verursachten. Im Prinzip wird auch heute mit diesem Baunscheidt-Gerät gearbeitet. Behandelt werden vorzugsweise Hautpartien an Brustkorb, Ober- oder Unterarm. Die Wundpartie wird mit einem Hautreizöl (Pustulanz) eingerieben, das Eiter oder Flüssigkeit aus dem tiefergelegenen Gewebe zieht. Es bilden sich kleine Quaddeln auf der Haut, die abtrocknen müssen. Es gibt auch Therapeuten, die die Haut mit einem speziellen Bimsstein abschmirgeln. Auf die entstandenen Schürfwunden werden Mullpflaster geklebt, die ebenfalls eine hautreizende Substanz enthalten. Bei beiden Verfahren trocknen die Quaddeln in der Regel narbenfrei ab.

Achtung: Menschen, die zu verstärkter Narbenbildung neigen, sollten auf diese Behandlungsmethode verzichten.

Wirkungsweise:

Durch die Reizung der Haut werden schädliche Flüssigkeiten aus dem Körper gezogen. Deshalb gilt Baunscheidtieren auch als eine Methode des → Ausleitens. Das Abwehrsystem des Körpers soll gleichzeitig angeregt werden, im Körper befindliche Krankheiten zu bekämpfen. Werden bestimmte Reflexzonen (siehe → Reflexzonentherapie) behandelt, wird die Reizung auf das entsprechende innere Organ übertragen und kann dort eine heilsame Wirkung erzielen.

Status:

Baunscheidtieren eignet sich nicht zur Selbstbehandlung, da das künstliche Herbeiführen der Hautreizung geschultes Wissen voraussetzt. Die Therapie wird von einigen naturheilkundlichen Ärzten eingesetzt, gilt aber allgemein als Außenseitermethode.

Bewegungstherapie

Unter dem Begriff „Bewegungstherapie" lassen sich eine Vielzahl von Trainingsmethoden zusammenfassen, die eine aktive, aber auch passive Arbeit mit dem Körper (z.B. bei der fi Massage) beinhalten. Bewegungstherapien können vorbeugend oder gezielt heilend eingesetzt werden.

Ausführung:
Die Ausführung richtet sich nach der Art der Bewegungstherapie.

Lesen Sie dazu → Kneipp-Therapie, → Kuren, → Massagen, → Shiatsu, → Tanztherapie sowie das Kapitel → Körper- und Bewegungstherapien.

Wirkungsweise:
Bewegung hilft, den Aufbau des Körpers in Form zu halten und alle Körperfunktionen anzukurbeln. Sie ist unter anderem sehr wichtig für den Stoffwechsel, die Durchblutung, alle Organfunktionen und den Sauerstoffaustausch in den Zellen. Menschen, die keine gesunderhaltende, gezielte Bewegung betreiben, sind gefährdet, frühzeitig an einer der sogenannten Zivilisationskrankheiten zu erkranken. Dazu gehören Herz-Kreislauf-Leiden, Übergewicht und Rückenschmerzen.

Status:
Gezielte Bewegung wie Schwimmen, Radfahren, leichtes Joggen, Spazierengehen etc. sowie klassische Bewegungstherapien wie zum Beispiel → Wirbelsäulen- oder Krankengymnastik, Breitensport-Gymnastik oder → Rückenschule sind anerkannt und werden von Ärzten immer wieder empfohlen. Bewegungstherapien können auch Teil einer therapeutischen Behandlung, einer Rehabilitationsbe-

handlung oder einer Kur sein. In vielen Fällen werden die Kosten für verordnete Kurse von der Krankenkasse (teil)finanziert. Eine vorherige Absprache ist erforderlich.

Bindegewebsmassage

Begründer:
Die Krankengymnastin Elisabeth Dicke behandelte 1929 ihr eigenes Bindegewebe mit einer Zug-und Streichmassage, weil sie unter Rückenschmerzen und einer Gefäßerkrankung im rechten Bein litt. Ihr Zustand besserte sich daraufhin. Das veranlaßte sie, in den nächsten Jahren gemeinsam mit der Ärztin Dr. med. Hede Teirich-Leube weitere Wirkungen dieser Massage zu testen und die noch heute gültigen Grundsätze der Bindegewebsmassage auszuarbeiten.

Ausführung:
Bindewebe findet sich an vielen Körperstellen: Es umgibt und verbindet die Organe, es liegt zwischen Leder- und Unterhaut sowie zwischen Unterhaut und Muskelschicht. Das Bindegewebe in und unter der Haut dehnt sich aus, wenn es die körperlichen Umstände verlangen: z.B. bei Fett- und Wassereinlagerungen oder bei Gewichtszunahme oder bei einer Schwangerschaft. Dabei kann es passieren, daß sich kleine Risse bilden, die dann als weiße Streifen (Schwangerschaftsstreifen) sichtbar werden oder sichtbare „Pölsterchen" wie etwa bei der Cellulite auftreten. Viele Frauen haben eine angeborene Bindegewebsschwäche, die schon bei geringer Belastung „sichtbare" Folgen zeigt, die aber auch dazu führt, daß die Organe weniger geschützt und gestützt werden.

Die therapeutische Bindegewebsmassage spricht das Bindegewebe in und unter der Haut an. Sie ist jedoch nicht darauf ausgerichtet, Schwangerschaftsstreifen und Cellulite „wegzumassieren" – sie hilft vielmehr bei rheumatischen und inneren Erkrankungen.

Elisabeth Dicke und Dr. Hede Teirich-Leube fanden heraus, daß es verschiedene Bindegewebszonen am Rücken gibt, die eine erhöhte Gewebsspannung aufweisen, wenn eine Erkrankung vorliegt. Jeder Zone ist ein bestimmter Organbereich zugeteilt.

Ist ein Organbereich gestört, weist die zugehörige Zone verspannte, verhärtete oder aufgequollene Bahnen auf, die sichtbar sind oder erspürt werden können.

Der Bindegewebsmasseur erstellt jedoch keine Diagnose anhand der verspannten Zonen. Der Weg ist umgekehrt: Patienten kommen bereits mit ärztlicher Diagnose zur Behandlung. Auf dieser Diagnose baut die Massage auf. Der Masseur massiert mit kurzen, ziehenden oder streichenden Bewegungen von einer betroffenen Zone zur nächsten. Dabei ist es wichtig, daß der Patient seine Körperreaktionen auf die Massage genau schildert: Entstehen ziehende oder stechende Schmerzen, löst die Massage unangenehme Reaktionen an anderen Körperstellen aus, entstehen sogar Kopfschmerzen usw. Diese Reaktionen sind für den Masseur wichtig. Er bekommt ein genaueres Körperbild seines Patienten (entsprechend dem Ganzheitsprinzip der Naturheilkunde) und kann die Massage darauf abstimmen. Dabei sollen nicht nur die Symptome der Erkrankung gemildert werden, sondern auch weitere Schwachstellen des Körpers gefunden und gestärkt werden.

Die Dauer der Behandlung richtet sich nach dem Zustand des Patienten. Sie kann nur wenige Sitzungen beinhalten, sie kann sich jedoch auch über Monate hinziehen.

Achtung: Die Bindegewebsmassage erfordert große Sachkenntnis und darf nur von ausgebildeten Masseuren

durchgeführt werden. Sie eignet sich nicht zur Selbstbehandlung.

Wirkungsweise:
Das Bindegewebe und die inneren Organe sind durch das
vegetative Nervensystem miteinander verbunden. Wird
die Spannung in einer angegriffenen Bindegewebszone
durch Massage aufgelöst, leitet das vegetative Nervensystem heilsame Reize zu dem zugehörigen Organ weiter. So kann das Organ langsam regenerieren. Es können
Schadstoffe und Schlacken abtransportiert werden, und
die Durchblutung verbessert sich. Die Bindegewebsmassage dient auch dazu, das vegetative Nervensystem
umzustimmen. Der antreibende Sympathikus wird beruhigt, der beruhigende Parasympathikus wird gestärkt.

Status:
Die Wirksamkeit der Bindegewebsmassage ist inzwischen
wissenschaftlich nachgewiesen und wird auch in der
Schulmedizin anerkannt. Wird die Bindegewebsmassage
ärztlich verordnet und von einem ausgebildeten Masseur
durchgeführt, werden die Kosten von den Krankenkassen
in der Regel übernommen.

Biochemie nach Schüßler

Begründer:
Biochemie beschäftigt sich mit der chemischen Zusammensetzung der Zellen, ihren Auf- und Abbauprozessen
und den damit verbundenen Stoffwechselvorgängen.
Dabei werden alle Lebewesen (Mensch, Tier, Pflanze) einbezogen. Die Biochemie nach Schüßler wurde durch den
deutschen Arzt Wilhelm Heinrich Schüßler (1821-1898)
begründet. Er entwickelte eine Theorie, nach der Krankheiten durch einen Mangel an Mineralsalzen in den einzelnen Zellen entstehen. Basis seiner Theorie ist die Zellu-

larpathologie (= Wissenschaft von der krankhaften Veränderung der Körperzellen), die wiederum von dem Berliner Arzt Rudolf Virchow (1821-1902) begründet wurde.

Ausführung:

Schüßler behauptete, daß sich jede organische Krankheit
auf den Mangel eines Mineralsalzes begründet, da er die
betroffenen Zellen und den Zellstoffwechsel (zer)störe. Er
stellte fest, welches Mineralsalz welche Aufgabe im Körper erfüllt und ordnete jede Krankheit dem entsprechenden Mangel zu.

Der Arzt oder Heilpraktiker, der nach der Schüßlerschen
Biochemie therapiert, diagnostiziert also zunächst die
Krankheit und das Stadium, in dem sie sich befindet und
verordnet dann das fehlende Mineralsalz. Es wird in Tablet-
tenform oder als Salbe verabreicht und muß mehrmals
täglich genau nach Zeitplan und Anweisung eingenommen bzw. aufgetragen werden. Die Herstellung erfolgt
nach den Regeln der ➞ Homöopathie.

Wirkungsweise:

Mineralsalze und Spurenelemente (Eisen, Kalzium, Jod,
Phosphor, Kalium usw.) erfüllen in den Zellen wichtige
Funktionen. Fehlen den Zellen diese Stoffe oder können
sie sie nicht richtig verwerten, müssen sie täglich zugeführt werden. Schüßler meinte, daß größere Dosen (wie
sie in schulmedizinischen Präparaten enthalten sind) von
den Zellen nicht besser aufgenommen werden können.
Er sprach sogar von einem „Stau", der sich vor der Zelle
bildet und sie überlastet. Deshalb verabreicht er mehrmals
täglich hochpotenzierte Mittel, die nur einen minimalen
Anteil Mineralsalz enthalten, der jedoch direkt in die Zelle
gelangen soll. Das Mineralsalz soll die Zellfunktion wieder herstellen und die Krankheit damit heilen.

Status:

Die Biochemie nach Schüßler ist keine anerkannte Therapie.

Sie ist vielen Naturheilkundlern sogar unbekannt, da die Grundsätze dieser Therapie nach dem heutigen Wissensstand überholt sind. Anhänger der Biochemie nach Schüßler haben jedoch einige Heilerfolge aufzuweisen, die aber wissenschaftlich nicht einwandfrei erklärbar und beweisbar sind.

Mehr Information und geschulte Heilkundige nennt der Biochemische Bund Deutschlands e.V. (➞ Adressen).

Blutegel-Behandlung

Begründer:
Die Blutegel-Behandlung soll schon von dem griechischen Arzt Hippokrates (um 460-370 v.Chr.) zu therapeutischen Zwecken genutzt worden sein.

Ausführung:
Die Blutegel-Behandlung ist eine Form des ➞ Aderlaß, weil mit Hilfe der Schmarotzer Blut aus dem Körper gezogen wird. Bei der Behandlung werden bis zu zehn Egel auf die krankhafte Stelle gesetzt – bei Krampfaderleiden zum Beispiel auf den Unterschenkel. Zunächst wird die Haut mit Wasser und unparfümierter Seife gereinigt, dann werden die Egel mit einem Glas auf die betroffene Stelle plaziert. Wenn sie sich festgebissen haben, wird das Glas entfernt. Die Blutegel können zwischen 20 und 90 Minuten saugen (dabei nehmen sie etwa 10 ccm Blut auf). Dann sind sie satt und fallen ab. Die Nachblutung aus der kleinen Wunde sollte über längere Zeit nicht gestillt werden, da sie zusätzlich Blut aus dem Körper abfließen läßt.

Wirkungsweise:
Die Blutegel-Behandlung gilt als blutreinigend und entgiftend. Sie entfernt kleine Blutstauungen und kann dadurch entkrampfen und beruhigen. Der Speichel des

verwendeten Blutegels enthält Substanzen, die die Blutgerinnung hemmen und antibakteriell wirken. Wie beim
→ Aderlaß sollen auch hier Kreislauf und Abwehrsystem
angeregt werden.

Status:

Grundsätzlich hat die Schulmedizin gegen eine Blutegel-
Behandlung nichts einzuwenden. Da die meisten Menschen jedoch Ekel vor Blutegeln empfinden, gehört die
Methode zu den weniger praktizierten Heilverfahren.
Außerdem setzt die Behandlung mit Blutegeln Fachwissen im Umgang mit den (speziell gezüchteten) Tieren voraus und verlangt beim Einsatz in einer Therapie entsprechendes Fachwissen. Deshalb ist das Heilverfahren nicht
zur Selbstbehandlung geeignet.

C

Chirologie

Begründer:
Ein Begründer ist nicht bekannt, jedoch setzten sich verschiedene bekannte Wissenschaftler wie der Psychologe C.G. Jung schon für die Chirologie ein.

Ausführung:
Die Chirologie beschäftigt sich mit der Möglichkeit, Krankheiten aus der Hand zu diagnostizieren. Der Therapeut untersucht dabei die Form der Hand, die Linienführung in der Handfläche und die Beschaffenheit/Oberfläche der Nägel und versucht aus diesem Gesamtbild auf charakterliche Eigenschaften zu schließen und mögliche körperlich-seelische Störungen zu erkennen. Das Diagnostizieren aus der Hand hat dabei nichts mit Zukunftsdeutung oder Wahrsagen zu tun.

Wirkungsweise:
Die Form der Hände (feingliedrig bis klobig) und die Beschaffenheit der Haut (weich gepflegt bis rauh oder narbig) läßt meist auf die Haupttätigkeit des Patienten schließen. Daraus ergibt sich für den Therapeuten ein erstes Bild der Persönlichkeit und möglicher körperlicher sowie seelischer Krankheitsrisiken. Weiterhin wird jeder Finger einem bestimmten Organ zugeordnet. Sind Nägel oder Form der Finger verändert, könnte das entsprechende Organ in seiner Funktion gestört sein.

Status:
Die Handdiagnostik ist eine Außenseitermethode, die wahrscheinlich aufgrund der ähnlich ablaufenden Wahr-

sagerei wissenschaftlich nicht anerkannt oder weiter untersucht wird. Chirologie-Kundige setzen die Handdiagnostik nie als einzige Methode zur Krankheitsfindung ein. Erst im Zusammenhang mit anderen Diagnosemöglichkeiten kann sie ein Krankheitsbild korrekt bestimmen.

Chiropraktik

auch unter Chirotherapie und manuelle Medizin bekannt.

Ein verwandtes Heilverfahren ist die ➡ Osteopathie.

Begründer:
Das „Rücken-Einrenken" war schon dem griechischen Arzt Hippokrates bekannt. Populärer wurde die Chiropraktik durch den amerikanischen Heiler Daniel David Palmer. Er renkte 1895 einem tauben Angestellten die schmerzende Halswirbelsäule ein, worauf das Gehör des Mannes wieder funktionierte. Dieses Erlebnis veranlaßte Palmer, sich intensiver mit der Wirbelsäule und ihrer Behandlung durch bestimmte Handgriffe (deshalb auch manuelle Medizin) zu beschäftigen. Seine damaligen Theorien wurden zwar durch die moderne Medizin größtenteils widerlegt. Dennoch kann Palmer als Wegbereiter der Chiropraktik angesehen werden.

Ausführung:
Zur Diagnosefindung tastet der Chiropraktiker (auch Chirotherapeut genannt) zunächst Wirbelsäule, Schädel, Gelenke und innere Organe mit den Händen ab, um Funktionsstörungen abzuklären. Röntgenbilder sollten bei bestimmten Schmerzzuständen zusätzlich Aufschluß geben. Dann massiert und lockert er die Muskulatur entlang der Wirbelsäule, um Verspannungen und Verkrampfungen zu lösen. Mit speziellen Griffen und Grifftechniken werden schließlich eventuell verschobene Wirbel wieder in die rich-

tige Position gerückt. Bei Symptomen wie Spannungs-
kopfschmerzen, Hexenschuß, Ischiasleiden und einigen
anderen Störungen im Bewegungsapparat ist fast sofort
eine Erleichterung zu spüren.

Wirkungsweise:
Die menschliche Wirbelsäule hat im Normalfall eine sanfte S-Krümmung. Die einzelnen Wirbel liegen dabei linear
übereinander. Durch Fehlhaltung, Überbelastung, Becken-
schiefstand, schlechtes Schuhwerk oder auch seelische
Belastungen kann die Wirbelsäule und die gesamte Muskulatur, die sie stützt, Schaden nehmen. Als Folge können
sich Wirbel zueinander verschieben, weil die verkrampf-
te und verhärtete Muskulatur sie nicht mehr „in Form" halten kann. Die verschobenen Wirbel und die angegriffene
Muskulatur, die meist noch unzureichend durchblutet wird,
können auf Nerven drücken, sie „einklemmen" oder Entzündungen auslösen – es entstehen Schmerzen und
Funktionsstörungen auch in anderen Körperbereichen.
Durch bestimmte Handgriffe wird die Muskulatur gelockert,
leicht verschobene Wirbel werden eingerenkt, so daß der
Druck auf die betroffenen Nerven nachläßt und die Beweglichkeit der Wirbelsäule wieder hergestellt wird. Sind Wirbelsäule und Muskulatur in einem sehr schlechten Zustand
können mehrere Sitzungen notwendig sein, um den
Rücken zu therapieren.

Achtung: Die Chiropraktik sollte nur von einem fachkundigen Therapeuten durchgeführt werden. Für Menschen
mit degenerativen Leiden (z.B. Osteoporose) ist sie nicht
geeignet.

Achtung: Die Chiropraktik kann eine schnelle Hilfe bei
bestimmten Leiden sein. Als Dauerbehandlung ist sie nicht
geeignet. Chiropraktiker empfehlen, nach einer erfolgrei-
chen Behandlung den Rücken durch ➜ Bewegungstherapien gesund und beweglich zu erhalten.

Status:
Die Chiropraktik ist heute auch von Medizinern anerkannt.
Die Behandlung wird von vielen Orthopäden, Heilpraktikern und Naturheilkundeärzten angeboten, die eine entsprechend fundierte Ausbildung absolviert haben.

Colon-Hydro-Therapie

Begründer:
Die Therapie wurde vor einigen Jahren in den USA entwickelt.

Übersetzt heißt das Verfahren Darmwäsche (von Colon
= Darm; Hydro = Wasser)

Ausführung:
Durch den After wird 37 Grad warmes Wasser in den End-
und Dickdarm geleitet. Nach und nach spült das Wasser
durch einen angeschlossenen Schlauch Verkrustungen
und Schlacken aus. Damit der Darm ganz frei wird und
sich die Darmflora regenerieren kann (siehe auch ➞ Symbioselenkung), sind – je nach Zustand – sechs bis zwölf
Sitzungen nötig. Zu der Therapie gehört in der Regel eine
Ernährungsberatung.

Wirkungsweise:
Bei unregelmäßigem Stuhlgang, Verstopfung und Darmträgheit setzen sich im Dickdarm Verkrustungen ab.
Außerdem bilden sich Fäulnisreste, die die Darmschleim-
haut angreifen. Dadurch werden die gesunden Bakterien,
die den Darm aktiv halten, zerstört, krankheitsfördernde
Bakterien gewinnen die Oberhand. Mögliche Folgen für
den ganzen Körper: Vitalitätsverlust, Müdigkeit, Depression, Aggressivität. Auch die lange Einnahme von Abführmitteln führt zu einer Lähmung der Darmmuskulatur und

zur Verkrustung der Innenwände. Deshalb fällt der Stuhlgang ohne Passagemittel immer schwerer.

In beiden Fällen kann nur eine gründliche Reinigung des
Darms die Funktionsfähigkeit wieder herstellen. Wird der
Darm in dieser Form saniert, nimmt er nach kurzer Zeit
seine normale Verdauungstätigkeit wieder auf. Voraussetzung dafür ist jedoch, daß die Ernährung auf gesunde,
ballaststoffreiche Kost umgestellt wird (siehe auch
→ Ernährungstherapie).

Status:
Die Colon-Hydro-Therapie wird von Heilpraktikern durchgeführt. Sie ist schmerzlos und ungefährlich und findet in
der Naturheilkunde immer breitere Anerkennung. Weitere
Informationen erhalten Sie auch beim jeweiligen Landesverband der Heilpraktiker (→ Adressen).

Dampfbad

Das Dampfbad wird hier als (Teil-)Heilverfahren und als Einrichtung vorgestellt, welches nur mit entsprechenden saunatechnischen Geräten ausgeführt werden kann.

Ein Dampfbadverfahren für zu Hause finden Sie im Kapitel → Selbsthilfe, → Dampfbad.

Ausführung:

Das Dampfbad ist ein Schwitzbad ähnlich der → Sauna, aber mit völlig anderem Klima: Bei einer Temperatur von etwa 45 Grad Celsius beträgt die Luftfeuchtigkeit fast 100 Prozent. Besucher sollten zuerst ihren Körper reinigen und dann einen 10 minütigen Schwitzgang durchführen. Danach folgt eine kühle bis kalte Dusche oder ein Gang ins Tauchbecken, um den Körper abzukühlen. Anschließend sollte sich der Besucher 15 bis 30 Minuten im Ruhebereich entspannen (vorzugsweise mit hochgelagerten Beinen). Wenn er sich wieder fit fühlt, kann er den ganzen Vorgang noch ein- oder zweimal wiederholen. Die Lange des Schwitzbades sollte seiner körperlichen Fitneß angepaßt werden. Anfängern reicht oft eine Dauer von jeweils 5 Minuten, Dampfbaderfahrene dürfen auch 15 Minuten schwitzen. Die abschließende Dusche sollte ohne Seife o.ä. erfolgen, weil die Haut sonst zu sehr strapaziert wird.

Dem Dampfbad können ätherische Öle zugesetzt werden, die entweder entspannend wirken oder die Atemwege befreien. Besucher haben vielfach die Möglichkeit, die Duftstoffe „per Knopfdruck" mit dem Dampf einzuleiten, oder sie nehmen ein feuchtes Tuch mit ihrem persönlichen Duftöl mit in das Dampfbad und inhalieren von Zeit zu Zeit. Der Betreiber und andere Besucher sollten jedoch vorher um ihre Zustimmung gebeten werden.

Achtung: Bei erhöhtem Herzschlag, Schwindel, Atemschwierigkeiten oder einem Gefühl der Enge, sollte der Schwitzgang sofort abgebrochen werden. Eine lauwarme Dusche und eine nachfolgende Ruhepause mit hochgelagerten Beinen beruhigen den Kreislauf wieder.

Achtung: Patienten mit Lungen-, Kreislauf-, oder Herzbeschwerden sollten vor dem Dampfbadbesuch mit ihrem Arzt sprechen.

Wirkungsweise:
Die erhöhte Temperatur kurbelt den Kreislauf und damit den Stoffwechsel an, der Körper reagiert mit Schwitzen. Salze und im Gewebe festsitzende Schadstoffe werden ausgeschieden. Deshalb ist das Dampfbad eine Methode zum → Ausleiten und als „Svedana"-Kräuter-Dampfbad ein wichtiger Teil der → Ayurveda-Therapie. Besonders gesund ist der heiße Dampf bei Erkrankungen der Atemwege und rheumatischen Beschwerden. Auch bei Hautunreinheiten, trockener und spröder Haut hilft die hohe Luftfeuchtigkeit: Sie dringt in die Haut ein, macht sie geschmeidig und weicht Talg- und Fettknoten auf, so daß sie zum Beispiel durch → Hautbürsten besser entfernt werden können. Regelmäßige Dampfbäder stimulieren das Immunsystem, so daß es effektiver gegen Krankheitserreger kämpfen kann. Deshalb dienen Dampfbäder auch der Gesundheitsvorsorge.

Status:
Da das Dampfbad aus gesundheitlichen Gründen von weitaus mehr Besuchern genutzt werden kann als die Sauna, ist es heute als separate Einrichtung in fast jeder Saunaanlage und Kureinrichtung zu finden. Auch große

Hotels, Sportzentren und viele Schwimmbäder bieten eine entsprechende Einrichtung an.

Desensibilisierung

auch Hyposensibilisierung genannt, wird

1. bei der Behandlung von Allergien eingesetzt und

2. zur Überwindung von bestimmten Phobien (krankhaften Angstzuständen) angewandt, wenn sie sich etwa gegen Tiere, offene Plätze oder enge Räume richten.

Ausführung:

1. Allergien werden ausgelöst durch eine überschießende Reaktion des Immunsystems auf körperfremde Substanzen, sogenannte Allergene, die in den Organismus gelangen. Als überschießend wird die Reaktion bezeichnet, weil das Immunsystem mit einem völlig übertriebenen Kraftakt auf die Fremdstoffe reagiert, die eigentlich gar keine Gefahr für den Körper darstellen. Es ist vielmehr die Reaktion des eigenen Immunsystems, die krank macht, nicht der Fremdstoff.

Es gibt verschiedene Wege, Allergien zu behandeln. Die Desensibilisierung versucht, das Immunsystem langsam an den betreffenden Stoff zu gewöhnen.

Zunächst wird durch einen Allergietest festgestellt, auf welche Stoffe der Patient allergisch reagiert. Läßt sich der Kontakt nicht vermeiden, weil das Allergen überall vorkommt (wie z.B. Gräserpollen), ist der Versuch einer Desensibilisierung sinnvoll. Dabei werden zunächst geringe Mengen des Allergens injiziert, später können die Dosen erhöht werden. Die Behandlung wird in einer Jahreszeit durchgeführt, in der das Allergen nicht in der Natur vorkommt, da es sonst Überlagerungen geben könnte.

2. Bei Phobien wird der Patient im Rahmen einer Psychotherapie mit dem „Gegenstand seiner Angst" konfrontiert - zunächst als Gesprächsgegenstand, dann zum Beispiel auf Bildern und schließlich in natura. Die Konfrontation muß immer freiwillig erfolgen.

Wirkungsweise:

1. Durch kleinste Dosen des Allergens soll das Immunsystem langsam an den Stoff gewöhnt werden. Die Bereitschaft, sofort überschießend zu reagieren, soll beseitigt werden. Der Nachteil: Bei der Desensibilisierung kann es zu einem anaphylaktischen Schock (=plötzliche allergische Reaktion eventuell mit Atemnot oder Kreislaufversagen) kommen. Es ist auch möglich, daß sich die Allergiebereitschaft auf andere Allergene verschiebt. Und: In vielen Fällen ist eine Desensibilisierung nicht möglich.

2. Die Konfrontation mit dem Angstauslöser löst im Körper eine (Flucht-)Reaktion aus. Kann der Patient dem Angstauslöser nicht entkommen, muß er die Situation aushalten. Der Körper kann jedoch nur über eine bestimmte Zeitspanne mit Angstsymptomen reagieren. Dann tritt ein Gefühl der Gleichgültigkeit ein. Psychologen behaupten, daß die Phobie geheilt ist, wenn dieser Zustand einmal erreicht wurde.

Status:

1. Desensibilisierung wird von naturheilkundlich orientierten Ärzten angewandt bei Kreuzallergien (Mehrfachallergie auf Inhaltsstoffe miteinander verwandter Pflanzen- oder Tierarten) und Inhalationsallergien (Allergien auf eingeatmete Stoffe). Das Verfahren weist viele Heilerfolge auf und wird deshalb weitestgehend anerkannt. Die Forschung auf diesem Gebiet ist jedoch noch nicht abgeschlossen.

2. Desensibilisierung im Rahmen der Phobiebehandlung ist umstritten, da sie nicht kalkulierbare Risiken enthält.

Diät

Die unter diesem Stichwort zusammengefaßten Diäten dienen nicht der schönheitsorientierten Gewichtsreduzierung, sondern sind aufgrund einer Krankheit angezeigt.

Begründer:

Diät (von griechisch diaita = Lebensweise) war im Altertum der Begriff für gesunde Lebensweise und maßvolle, ausgewählte Ernährung. Diätähnliche Empfehlungen finden sich z. B. schon in den Gesundheitsschriften der Benediktiner-Mönche (ca. 500 n. Chr.). Auch die Naturärztin und Äbtissin Hildegard von Bingen (1098-1179) empfahl zur Heilung und Gesunderhaltung des Körpers jeweils eine spezielle Kost.

Ausführung:

„Diät leben" bedeutet heute, auf gewisse Lebensmittel zu verzichten und ausgewählte Lebensmittel bevorzugt zu essen. Auf welche Lebensmittel verzichtet werden muß, richtet sich nach der jeweiligen Krankheit, die eine diätetische Lebensweise erfordert. Einige einfache Beispiele: Diabetiker müssen zuckerhaltige Lebensmittel meiden. Menschen mit zu hohem Cholesterinspiegel sollten auf Eier und Lebensmittel mit viel tierischem Fett verzichten. Allergiker dürfen keine Lebensmittel essen, die die angezeigten Allergene (→ Desensibilisierung) enthalten. Zu den gesunden Nahrungsmitteln, die bevorzugt aufgenommen werden sollen, gehören in der Regel Obst und Gemüse sowie Wasser ohne Kohlensäure und Kräutertee.

Bei Krankheiten, die den Verdauungsapparat und Organe betreffen, ist ebenfalls eine Diät angeraten. Sie kann eine Therapie unterstützen oder manchmal sogar ganz ersetzen. In jedem Fall muß jedoch ein Arzt konsultiert werden.

Diäten zur Gewichtsreduzierung sind aus gesundheitlichen Gründen dann nötig, wenn das Übergewicht zu Rückenbeschwerden oder Gelenkverschleiß, z.B. in den Knien, führt. Übergewicht kann ebenso bei Bewegung Kurzatmigkeit hervorrufen oder zu Herz-Kreislaufbeschwerden führen.

→ Heilfasten, Eß-/Trinkkuren (→ Ernährungskuren) und einzelne Entlastungstage fallen ebenfalls unter den Begriff Diät. Sie können heilend wirken, aber auch vorbeugend zur allgemeinen Gesunderhaltung des Körpers angewandt werden.

Wirkungsweise:
Unsere Nahrung enthält eine Vielzahl von natürlichen und künstlichen Stoffen, die von jedem Körper unterschiedlich aufgenommen werden. Was von einem Organismus problemlos verarbeitet wird, kann bei einem anderen zum Ausbruch einer Krankheit (z.B. einer Allergie) führen. Eine Diät, die den Verzicht auf „krankmachende" Lebensmittel beinhaltet, verhindert somit das Ausbrechen der Krankheit oder ihr Fortschreiten.

Bei Erkrankungen des Verdauungsapparats geht es darum, besonders leicht verdauliche Kost zu sich zu nehmen, um die Arbeit von Magen, Darm und zugehörigen Organen nicht noch mehr zu erschweren. Je nach Symptomatik kann eine stuhlfestigende (etwa bei → Durchfall), eine stuhlauflockernde (etwa bei → Verstopfung) oder eine basische Kost (etwa bei → Sodbrennen) gewählt werden.

Eine Reduktionsdiät verlangt die Umstellung auf Ernährung mit geringerer Kalorienaufnahme, ohne daß dem Körper lebensnotwendige Stoffe vorenthalten werden. In der Regel werden Fette und Zucker gemieden und durch Energie aus Obst, Gemüse und Vollkornprodukten ersetzt. So bleibt der Organismus leistungsfähig, gleichzeitig ist der Körper jedoch gezwungen auf eigene Fettdepots zurückzugreifen, sie zu verbrennen und abzubauen. Die meisten Reduktionsdiäten bewirken neben dem Fettabbau eine Entschlackung des Körpergewebes (➜ Ausleiten), so daß auch der Stoffwechsel wieder in Schwung kommt.

Prophylaktische Diäten und einzelne Entlastungstage, an denen z.B. nur Obst oder nur salzloser Reis gegessen wird, sind darauf ausgerichtet, den Organismus zu entlasten und alle Körperfunktionen zu verbessern. Sie sind angezeigt nach der übermäßigen Aufnahme von Genußmitteln wie Alkohol und Nikotin, aber auch bei ungesunder Lebensweise mit Genuß von viel fettem Fleisch, Süßigkeiten, Kuchen und anderen nährstoffarmen Lebensmitteln. Im Körper gespeicherte Schlacken und Schadstoffe werden dabei ausgeschwemmt, der Körper wird entgiftet und seine Funktionsfähigkeit allgemein verbessert. Die meisten Diäten erhöhen durch ihre entlastende Wirkung nicht nur die körperliche, sondern auch die geistige Fitneß.

Status:
Diäten sind in allen Bereichen der Medizin und der Naturheilkunde anerkannte und oft praktizierte Therapien.

Bei einer krankheitsbedingten Diät wird vom Arzt oder Heilpraktiker ein Diät- oder Kostplan ausgearbeitet, nach dem der Patient seine Ernährung umstellen muß.

Vor Beginn einer prophylaktischen Diät sollte der allgemeine Gesundheitszustand geprüft werden.

E

Eigenblut-Therapie

Begründer:

Es gibt verschiedene Verfahren, die unter den Begriff Eigenblut-Therapie fallen. Die jeweiligen Begründer bzw. Entwicklungen sind nicht immer bekannt.

Begründer der Haematogenen Oxydationstherapie (H.O.T.) ist der Schweizer Professor F. Wehrli, der dieses Verfahren der Eigenblut-Therapie vor etwa 50 Jahren entwickelte.

Ausführung:

Bei der einfachen Eigenblut-Therapie wird dem Patienten aus einer Armvene eine kleine Menge Blut entnommen, das dann sofort wieder in den Körper injiziert wird – und zwar in einen Muskel der anderen Körperseite. So wird Blut aus der rechten Armvene (vorzugsweise) in den linken Gesäßmuskel gespritzt. Das Verfahren muß mehrmals wiederholt werden, so daß sich die Behandlung über einige Wochen erstreckt.

Bei bestimmten Krankheitsbildern kann das entnommene Blut vor der Rückführung mit ultravioletten oder kurzwelligen Strahlen aufbereitet werden. Manche Heilpraktiker mischen dem Blut kleinste Mengen Goldstaub oder Ameisensäurepräparate bei.

Bei der H.O.T. oder „Blutwäsche", wie das Verfahren auch genannt wird, werden dem Patienten etwa 80 ccm Blut entnommen. Das Blut wird ungerinnbar gemacht und etwa 30 Minuten durch eine Röhre geleitet, in der es mit Sauerstoff aufgeschäumt und mit UV-Licht bestrahlt wird. Es sammelt sich in einer Flasche und wird dem Patienten als Infusion wieder zugeführt. Diese Behandlungssitzung dauert etwa eine Stunde. Es werden zehn Sitzungen empfohlen.

Achtung: Die H.O.T. hat nichts mit der Dialyse zu tun, die z.B. bei Nierenkrankheiten erforderlich ist.

Wirkungsweise:
Bei der regulären Eigenblut-Therapie verändern sich die Eiweißstoffe im Blut geringfügig. Wird das Blut zurückinjiziert, reagiert das körpereigene Abwehrsystem (Immunsystem), indem es die Zahl der Abwehrzellen (Leukozyten bzw. weiße Blutkörperchen) im Blut erhöht. Diese wenden sich zuerst gegen das „fremde" Blut, erkennen es jedoch schnell als körpereigenen Stoff und richten sich dann gegen Krankheitserreger. Das Immunsystem wird also mit der Eigenblut-Therapie sozusagen aufgeweckt.

Wird dem Blut ein Zusatz beigemischt, ist dieser geeignet, einen krankhaften Zustand wie etwa Rheuma direkt zu bekämpfen.

Bei der H.O.T. geht es erst in zweiter Linie darum, das Immunsystem zu aktivieren. Primärer Gedanke ist, das Blut mit Sauerstoff anzureichern und dünnflüssiger zu machen. Der vermehrte Sauerstoff im Blut kann bei Erschöpfungszuständen helfen, die Bestrahlung bei Durchblutungsstörungen und Folgeerscheinungen wie Migräne oder Herz-Kreislaufstörungen.

Status:
Eigenblut-Therapien sind in der Medizin bekannt. Da ihre Wirkungen jedoch noch nicht vollständig erforscht und erklärbar sind, werden diese Therapien (noch) nicht anerkannt und von den Kassen nicht bezahlt.

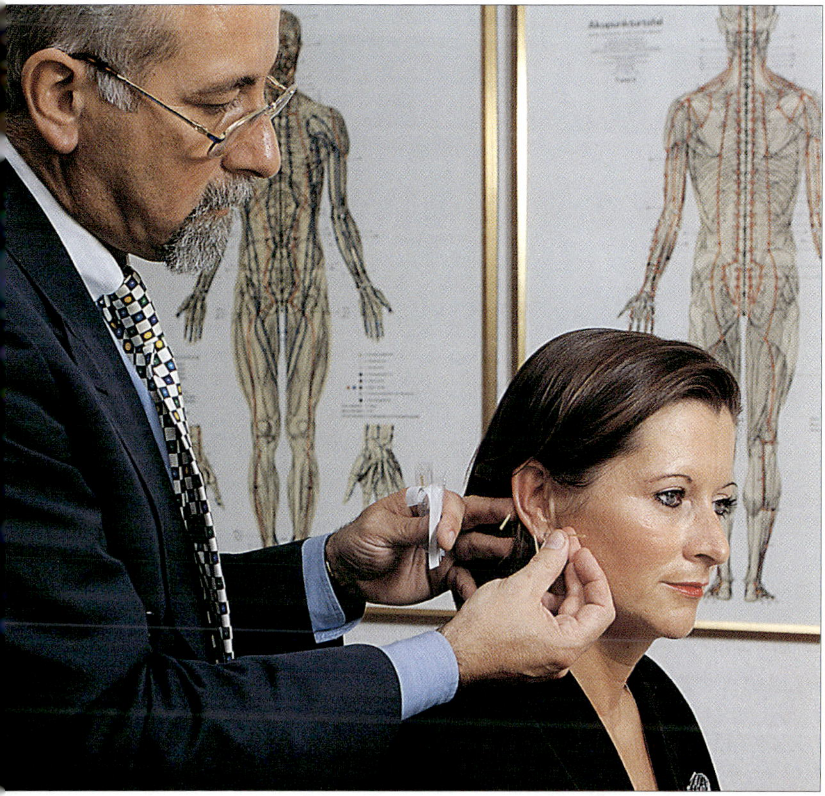

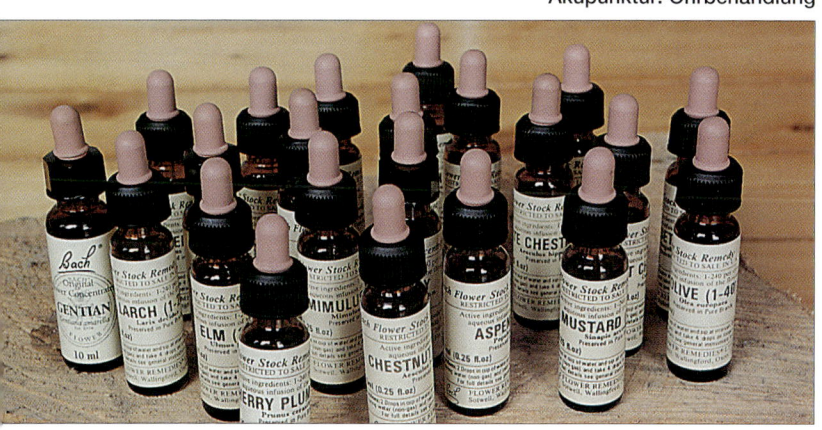

Akupunktur: Ohrbehandlung

Bach-Blüten-Therapie

I

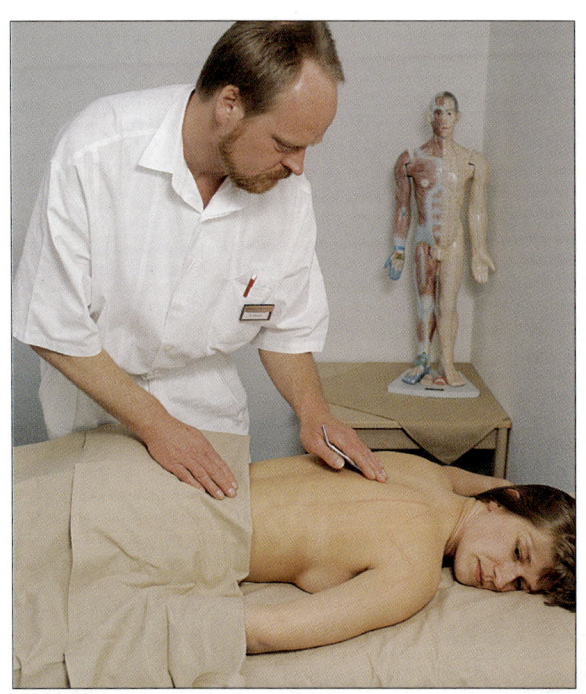

Akupressur:
Akupunkt-Massage
ohne Verletzung
der Haut

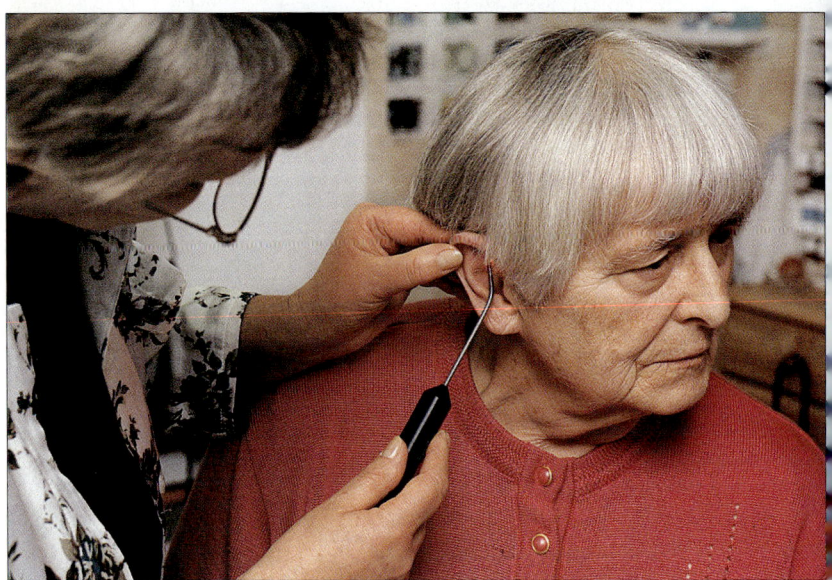

Moderne Akupunkt-Stimulation mittels Laserstrahlen

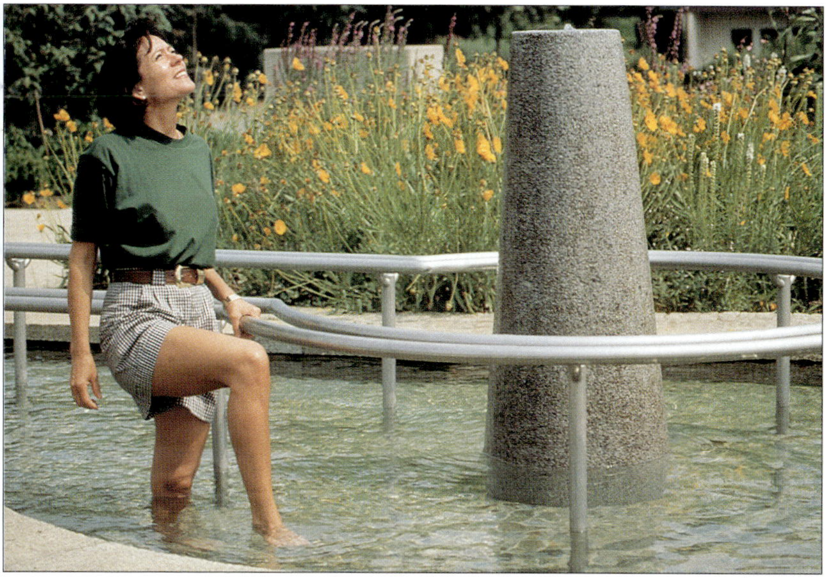

Hydrotherapie

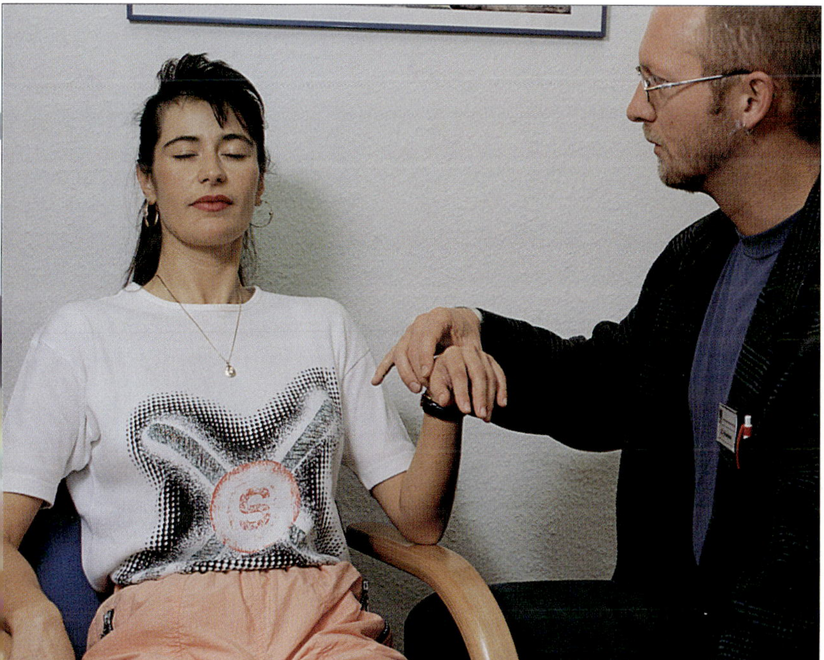

Hypnosetherapie

III

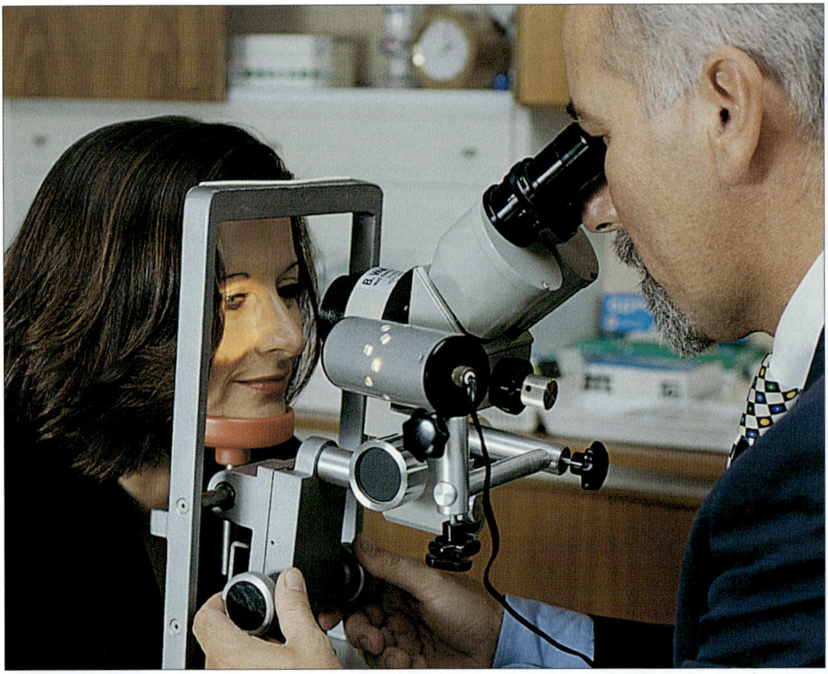

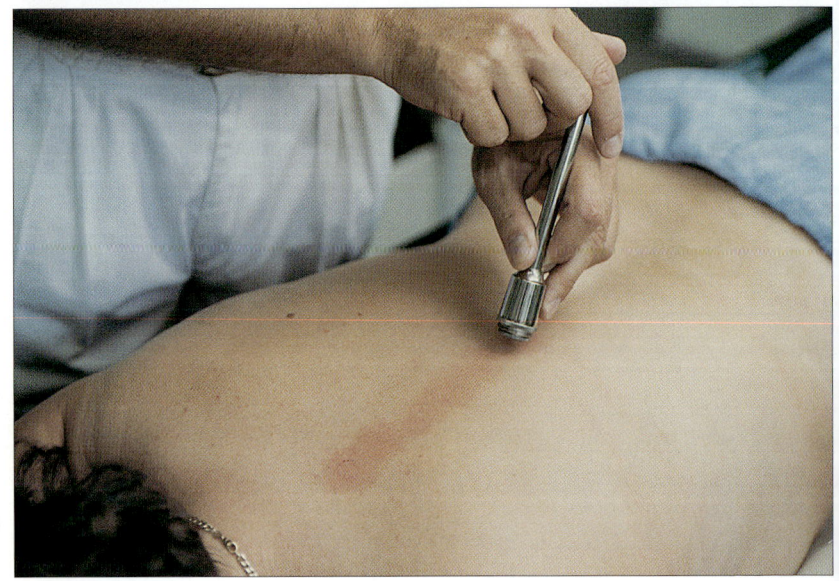

Irisdiagnostik

Baunscheidtieren

IV

Einlauf (Klistier)

Der Einlauf, auch Klistier genannt, ist eigentlich keine eigenständige Therapie, sondern Bestandteil vieler Therapien (→ Ausleiten, → Heilfasten, u.a.). Da er jedoch eine kurzfristige Hilfe bei Verstopfung, Magen-Darm-Problemen und fieberhaften Infektionskrankheiten darstellt, entgiftend wirkt und zur Vor- und Nachsorge mancher Operationen angewandt wird, soll er hier gesondert aufgeführt werden.

Ausführung:

Der Einlauf dient dazu, den Darm zu entleeren. Er kann von einer medizinischen Fachkraft, aber auch zu Hause selbst durchgeführt werden. Zur Selbstbehandlung sind Spülgefäß (Irrigator) und Klysopompspritze oder Klistierspritze erhältlich. Das Spülgefäß wird mit ca. einem Liter handwarmem Wasser gefüllt. Das Darmrohr wird bei geschlossenem Wasserdurchlauf mit dem Ansatzstück verbunden. In bequemer Seitenlage wird das Ansatzstück in den After eingeführt, dann wird der Wasserverschluß geöffnet, so daß das Wasser ganz langsam in den Darm fließen bzw. gepumpt werden kann. Dabei wird das Darmrohr nach und nach ein Stück weiter in den Darm geschoben. Wenn der Wasserbehälter leer ist, wird das Darmrohr entfernt. Nach wenigen Minuten stellt sich ein starker Stuhldrang ein.

Ein Einlauf kann auch mit einer Mischung aus Kamillentee und Wasser oder reinem Kamillentee durchgeführt werden.

Bei hartnäckiger Verstopfung können dem Wasser stuhllockernde Hafer- oder Zinnkrautabkochungen beigegeben werden. Weicht der Druck des gefüllten Darms nicht beim ersten Mal, darf der Einlauf auch bis zu zweimal pro Tag wiederholt werden.

Bei krampfartigen Schmerzen im Unterbauch empfiehlt sich ein sogenanntes Bleibe-Klistier, das Substanzen enthält, die krampflösend wirken. Diese Klistiere sollten etwas länger im Darm verbleiben, damit sie ihre Wirkung entfalten können.

Bei hohem Fieber kann auch ein Einlauf mit kühlem Wasser angeraten sein. Dieser Einlauf ersetzt aber in keinem Fall die Konsultation eines Arztes.

Mediziner oder Naturheilkundeärzte verwenden bei bestimmten akuten Erkrankungen Einläufe, die Nährstoffe enthalten. Diese Nährstoffe können durch den Darm vom Körper aufgenommen werden und ersetzen in manchen Fällen eine Infusion in die Vene („Tropf").

Wirkungsweise:

Das warme Wasser weicht den Stuhl im Dickdarm auf und erleichtert die Ausscheidung. Mit dem Kot werden auch Schlacken und Giftstoffe ausgeschwemmt, die den gesamten Organismus belasten. Sind dem Einlauf Nährstoffe beigefügt, können diese durch die Darmwand schnell in den Organismus gelangen.

Status:

Der Einlauf ist eine medizinisch und naturheilkundlich anerkannte Maßnahme zur Darmentleerung. Er darf jedoch ebensowenig eine Dauerbehandlung (z.B. bei träger Verdauungstätigkeit) darstellen wie die Einnahme von Abführmitteln.

Achtung: Viele Therapeuten arbeiten mit Ozon-Einläufen, weil der dabei verabreichte Sauerstoff die Zellatmung und die Heilung von Darmgeschwüren fördert. Diese Ozon-Einläufe werden von Medizinern kritisch beurteilt, weil sie für den Patienten nicht ganz ohne Risiko sind.

Elektro-Akupunktur nach Voll (EAV)

Begründer:

Vor mehr als 40 Jahren beschäftigte sich der Arzt Dr. med. Reinhold Voll aus Plochingen mit der chinesischen → Akupunktur, die zum damaligen Zeitpunkt noch von der Medizin abgelehnt wurde. Zusammen mit einem Ingenieur entwickelte er ein elektronisches Gerät, das Akupunkturpunkte auf der Haut orten und ihre Energie messen sollte. Er stellte fest, das es spezielle Hautpunkte gibt, die einen größeren elektrischen Hautwiderstand aufweisen als die umgebende Fläche. Dabei fand er wesentlich mehr Hautpunkte mit erhöhtem Widerstand, als der traditionellen Akupunkturlehre bekannt waren, und nahm diese in seine Akupunkturmethode mit auf.

Ausführung:

Voll behandelt die von ihm entdeckten Akupunkturpunkte nicht mit Nadeln, sondern mit kleinen Stromimpulsen, die mittels eines von ihm konstruierten Geräts erzeugt werden. An dieses Gerät ist eine Handelektrode angeschlossen, die der Patient hält, sowie eine bleistiftförmige Punktelektrode, mit der der Therapeut die Haut abtastet. Zwischen den Elektroden fließt ein schwacher Gleichstrom. Trifft der Stromimpuls einen Akupunkturpunkt, reagiert das zugehörige Organ im Körper. Zu sehen ist dies an einem Zeigerausschlag auf der Meßskala des Gerätes. Je nach Stärke des Zeigerausschlags kann vermutet werden, ob das Organ eine Störung aufweist oder „normal" reagiert. Das Verfahren eignet sich also zur Diagnosefindung, kann aber auch als Therapiemethode eingesetzt werden.

Wirkungsweise:

Voll geht davon aus, daß die Organe und Organbereiche im menschlichen Körper einen elektrischen Widerstand besitzen.

Wird ein Stromstoß zu einem Organ gesandt, zeigt sich dieser Widerstand am Zeigerausschlag auf einer Meßskala von 0 bis 100 im Normalfall bei 50 bis 65. Ist der Zeigerausschlag höher, könnte das Organ stark gereizt oder entzündet sein. Ist der Ausschlag geringer, ist das Organ „angeschlagen" und arbeitet nicht richtig. So läßt sich bereits in einem sehr frühen Stadium eine Organstörung feststellen, die dann mit der EAV therapiert werden kann. Bei der Behandlung erkrankter Organbereiche werden die entsprechenden Akupunkturpunkte durch mehr oder weniger schwache Stromstöße auf heilsame Weise gereizt, der Impuls setzt sich zum Organ fort. Je nach Diagnose und Stadium der Organerkrankung kann jedoch auch eine medikamentöse Behandlung eingesetzt werden oder eine Weiterbehandlung durch die Schulmedizin nötig sein.

Status:
Die Schulmedizin steht der EAV kritisch gegenüber, obwohl Voll für seine Entwicklung mehrfach ausgezeichnet wurde. Medizinisch gesehen ist das Verfahren jedoch (noch) nicht ausreichend beweisbar. Ärzte der Naturheilkunde und Heilpraktiker setzen das Verfahren zur Diagnosefindung, zur Therapie und zur Vorbeugung erfolgreich ein. Weitere Informationen ➜ Adressen.

Enzymtherapie

Begriffsdefinition:
Enzyme, früher auch Fermente genannt, sind lebenswichtige Eiweißmoleküle, die an fast allen Stoffwechselvorgängen beteiligt sind. Sie klinken sich an den verschiedenen Nahrungsbausteinen wie Eiweiß, Fett oder Kohlenhydraten an und machen diese für den Organismus verwertbar. Aus diesem Stoffwechsel gehen Enzyme unverändert hervor. Deshalb werden sie auch als „Bio-Katalysatoren" bezeichnet.

Ausführung:

Enzyme werden mit der Nahrung aufgenommen. Da sie jedoch sehr hitzeempfindlich sind, erhält der Körper die meisten Enzyme mit Obst und Gemüsegerichten, die als Rohkost gegessen werden. Menschen, die wenig Rohkost zu sich nehmen, können ein Enzymdefizit im Körper haben. Die Folgen sind ein schlechter Stoffwechsel und eine erhöhte Anfälligkeit für Infektionskrankheiten. Eine Enzymtherapie führt dem Körper tierische oder pflanzliche Enzyme in Medikamentenform zu. Die Zufuhr erfolgt oral oder enteral (durch den Darm). In der Schulmedizin wird eine Enzymtherapie z.B. bei Tumorerkrankungen, rheumatischen Erkrankungen oder zur Behandlung von Thrombosen eingesetzt. In der Naturheilkunde werden Enzyme zur Behandlung von Gefäßerkrankungen Atemwegserkrankungen, Magen-Darm-Erkrankungen und Erkrankungen der Bewegungsorgane eingesetzt.

Wirkungsweise:

So wie Enzyme dem Körper helfen, Nährstoffe aufzuspalten, helfen sie ihm auch, mit Krankheitskeimen und schädlichen Einflüssen fertig zu werden. Dringen Gifte, Bakterien oder Viren in den Organismus ein, schaltet sich die Immunabwehr ein: Sogenannte Freßzellen umschließen die Giftstoffe, nehmen diese in ihr Zellinneres auf und zerlegen sie mit Hilfe von Enzymen.

Enzyme sind auch an der Blutgerinnung beteiligt – sie verbessern den Blutfluß.

Bei Gelenkschmerzen beschleunigen Enzyme den Entzündungsrückgang und die Heilung.

Status:

Eine Enzymtherapie gilt in Schulmedizin und Naturheilkunde als wirksam und kann die Behandlung einiger Krankheiten unterstützen. Als Therapie darf sie nur unter ärztlicher Aufsicht durchgeführt werden. Gelegentliche Ein-

nahme von Enzympräparaten zum Ausgleich einer ungesunden Ernährung oder bei kleinen grippalen Infekten sind
erlaubt, sollten aber nicht als Regel gelten. Eine gesunde
Ernährung (→ Ernährungstherapien) ist immer ange-
brachter als die Einnahme von Präparaten.

Ernährungskuren

Ernährungskuren besitzen eine wichtige Bedeutung in der
Krankheitsheilung. Sie sind geeignet, den Organismus
zu entlasten und umzustimmen (→ Umstimmen). Es gibt
verschiedene Ernährungskuren, die vom Heilpraktiker oder
naturheilkundlich orientierten Arzt je nach Krankheitsbild
verordnet werden. Ihre Durchführung ist zeitlich begrenzt
und wird vom Arzt oder Heilprakitker überwacht. Die
gebräuchlichsten Kuren werden im Folgenden kurz vorgestellt:

Bircher-Benner-Diätkur

Diese Ernährungskur wurde von dem Schweizer Arzt Dr.
Maximilian Oskar Bircher-Benner (1867-1939) entwickelt.

Krankheitsanzeigen:

Verdauungsstörungen, Übergewicht, Herz-Kreislauf-Leiden, Stoffwechselerkrankungen, soll auch vor Krebs
schützen.

Ausführung:

Die Bircher-Benner-Diätkur entspricht dem Prinzip der Voll-
wertkost und bietet eine ausgewogene Ernährung. Die
Hälfte der täglichen Nahrung sollte aus naturbelassener
Pflanzen-Rohkost bestehen (Obst, Salat, rohes Gemüse).
Vor jeder Mahlzeit wird ein Salat gereicht. Auf tierische
Nahrung wird weitgehend verzichtet, tierische Produkte
wie Milch und Käse sind jedoch erlaubt. Eier sollten sel-

ten verzehrt werden, Brot und Nudeln werden als Vollkornprodukte gewählt. Die Kost wird statt mit Salz, Pfeffer und Gewürzen mit frischen Kräutern geschmacklich ergänzt. Durch die hohe Aufnahme von Ballaststoffen sättigt die Nahrung gut. Deshalb genügen in der Regel eine größere und zwei kleine Mahlzeiten pro Tag. Über den Tag verteilt sollte viel Wasser, frisch gepreßter Saft oder Kräutertee getrunken werden. Zuckerhaltige Getränke sind nicht erlaubt – sie können den Erfolg beeinträchtigen.

Achtung: Die Bircher-Benner-Diätkur eignet sich zur kurmäßigen Anwendung, aber auch zur längerfristigen Ernährungsweise.

Mayr-Kur

Diese Ernährungskur wurde von dem österreichischen Arzt Dr. Franz Xaver Mayr (1875-1965) entwickelt.

Krankheitsanzeigen

Rheuma, chronische Hautleiden, Erkrankungen von Magen, Darm, Leber und Gallenblase.

Durchführung:

Zunächst wird der Darm mit Hilfe von Glaubersalz oder einem Einlauf geleert. Dann kann am ersten Tag ein Teefasten durchgeführt werden. An den folgenden Tagen werden nur trockene Semmeln mit Milch oder Sauermilch verzehrt. Dabei ist nicht die Menge entscheidend, sondern der Eßvorgang selbst. Jeder Bissen der Semmel soll so gut durchgekaut werden, daß er sich im Mund bereits halb verflüssigt. Dann wird er mit einem Löffel Milch hinuntergeschluckt. Als Getränk kann tagsüber zusätzlich Orangensaft den Durst löschen, abends darf nur Kräutertee getrunken werden.

Achtung: Die Mayr-Kur sollte unter fachmännischer Aufsicht durchgeführt werden. Der Arzt oder Heilpraktiker kann zur Unterstützung der Kur durch die Bauchdecke Darmmassagen vornehmen.

Schroth-Kur

Diese Ernährungskur wurde von dem Laientherapeuten Johann Schroth (1798-1856) entwickelt.

Krankheitsanzeigen:

Allgemeines → Umstimmen, Entwässerung und Entschlackung, Senkung der Blutfettwerte.

Ausführung:

Die Kur besteht aus drei wesentlichen Elementen:

1. den Schroth-Packungen

2. den Trink- und Trockentagen (Dursttagen)

3. der Schroth-Kur-Diät, bei der fast nur kohlenhydrathaltige Nahrung verzehrt wird.

Die Schroth-Kur besteht aus einer dreiwöchigen Vorkur und einer fünf- bis achtwöchigen Hauptkur. Dann wird eine ein- bis zweiwöchige Kurpause eingelegt. Je nach Bedarf kann die Hauptkur danach wiederholt werden.

Während der Vorkur besteht die Ernährung in der Hauptsache aus altbackenen Semmeln, Gersten-, Hafer- und Reisbrei. In der ersten Woche darf der Patient soviel trinken, wie er will. Dann muß er die Flüssigkeitsaufnahme langsam reduzieren.

In der Hauptkur wird annähernd die gleiche Nahrung wie in der Vorkur aufgenommen, jedoch mit wenig Butter und Ei angereichert. Getrunken wird ein spezieller Kurwein, der mit Wasser gestreckt wird, oder Kräutertee. Trinktage und Dursttage, an denen keine Flüssigkeit aufgenommen wird, wechseln sich während der Hauptkur in fester Reihenfolge ab. Während der Vorkur und der Hauptkur werden Schroth-packungen als kalte Leib- und Lendenwickel angewandt.

In der Kurpause stellt der Patient seine Ernährung lang-sam wieder auf ausgewogene Vollwertkost um.

Es gibt auch die Möglichkeit, die Schroth-Kur als verkürzte Diät unter ärztlicher Aufsicht zu Hause durchzuführen. Vor-kur und Hauptkur dauern dann etwa sieben Wochen. Die Ernährung wird dabei um einige Nährstoffe ergänzt.

Achtung: Die originale Schroth-Kur wird in der Regel in Sanatorien oder Kliniken durchgeführt und bedarf der Überwachung des Arztes.

Nicht erlaubt ist die Kur bei Diabetes, Herzkrankheiten, Tuberkulose, Krebserkrankungen und Alkoholabhängig-keit.

Kartoffel-Kur (Waerland-Diät)

Diese Ernährungskur wurde von dem schwedischen Ernährungsforscher Are Waerland entwickelt.

Krankheitsanzeigen:
Übersäuerung des Organismus, Übergewicht.

Ausführung:
Die Kartoffel zeichnet sich durch einen hohen Gehalt an Stärke (→ Gesunde Ernährung, Kohlenhydrate), pflanz-lichem Eiweiß und Vitalstoffen aus. Deshalb bildet die Kar-toffel das Hauptnahrungsmittel während der Kartoffelkur. Sie sollen als gebackene Kartoffeln mit Schale (vorher gut abbürsten) verzehrt werden. Auch Pellkartoffeln sind erlaubt. Dabei wird empfohlen, das Wasser, in dem die Kartoffeln (ohne Salz) gegart werden, zusätzlich zu trin-ken. Über den Tag verteilt dürfen fünfmal 150 bis 200 Gramm Kartoffeln (ohne Salz) gegessen werden. Wenig

Salat (ohne Salz) und etwas Milch darf die Kartoffel-Kur auflockern.

Achtung: Aufgrund der einseitigen Ernährung sollte diese Kur nur in Absprache mit dem Arzt oder Heilpraktiker und nicht länger als zwei bis drei Tage durchgeführt werden.

Immundiät

Diese neue Diät wurde von der Ernährungsexpertin Jutta Poschet und Dr. med. Jürgen K. Juchheim entwickelt.

Krankheitsanzeigen:
erhöhte Anfälligkeit für Infekte durch schwaches Immunsystem, Übergewicht.

Ausführung:
Die Immundiät versucht, die Verdauungs- und Stoffwechselarbeit des Körpers zu erleichtern, indem sie ihm nicht eine Vielzahl verschiedener Nahrungsmittel gleichzeitig zumutet (was bei der gewohnten Ernährung meist der Fall ist). Deshalb teilt sie die Nahrungsmittel in Nahrungs-Familien ein. Beispiel: die Familie der Gräser umfaßt alle Getreidesorten. Jedes Nahrungsmittel aus einer Nahrungsfamilie darf nur jeden zweiten Tag verzehrt werden, ein und dasselbe Nahrungsmittel darf nur jeden vierten Tag verzehrt werden. So soll dem Körper ausreichend Gelegenheit gegeben werden, die verschiedenen Nahrungsmittel vollständig abzubauen, bevor sie wieder neu zugeführt werden. Der Organismus braucht weniger Kraft zur Verdauung und kann die „eingesparte" Kraft zur Stärkung des Immunsystems einsetzen. Mangelerscheinungen sind nicht zu befürchten, da durch das Rotationsprinzip eine ausgewogene Ernährung sichergestellt ist.

Achtung: Die Diät erfordert ein ausgiebiges Studium der Nahrungsmittel-Einteilung. Kenntnisse müssen durch entsprechende Fachbücher erworben werden.

Durch die streng getrennte Aufnahme einzelner Nahrungsmittel haben Allergiker die Möglichkeit, besser zu sondieren, auf welche Nahrungsmittel sie allergisch reagieren.

Ernährungstherapie

Die Ernährung besitzt eine grundlegende Bedeutung für die Gesunderhaltung und die Leistungsfähigkeit des Körpers. Deshalb empfiehlt die Naturheilkunde eine ausgewogene, möglichst naturbelassene Kost zur Krankheitsvorbeugung und verschiedene ➞ Diäten und ➞ Ernährungskuren zur Krankheitsheilung. Beide Maßnahmen fallen ebenfalls unter den Begriff Ernährungstherapien, werden aber unter den entsprechenden Stichwörtern gesondert behandelt. An dieser Stelle wird auf Ernährungsweisen eingegangen, die von „Großmutters Küche" abweichen und dem Körper im Sinne der Naturheilkunde dienen. Weitere Informationen zum Thema Ernährung lesen Sie im Kapitel ➞ Gesunde Ernährung.

Ausführung:
Viele Behandlungen, die der körperlichen Krankheitsheilung dienen, verlangen gleichzeitig eine zeitlich begrenzte Umstellung der Ernährung:

Schonkost bei Erkrankungen des Verdauungsapparates und zugehöriger Organe. Dabei handelt es sich um eine ballaststoffarme, leicht verdauliche Ernährung, die den Verdauungsapparat wenig belastet. Eine Variante stellt die laktovegetabile Schonkost dar, bei der vorwiegend pflanzliche Kost und Milchprodukte verzehrt werden.

Reduktionskost (siehe auch → Diät) zur Verringerung von Körpergewicht.

→ ***Ernährungs-Kuren*** (siehe vorheriges Stichwort). Diese Ernährungstherapien werden in Absprache und unter Aufsicht eines Arztes über einen relativ kurzen Zeitraum durchgeführt, da sonst Mangelerscheinungen auftreten könnten.

Zu den Ernährungsweisen, die über einen längeren Zeitraum ohne die Aufsicht eines Arztes durchgeführt werden können und die der Gesunderhaltung des Körpers dienen, gehört die vegetarische Ernährung, die sich in drei Formen einteilen läßt:

Ovo-Lakto-Vegetarier verzichten auf die Aufnahme von Fleisch, nehmen aber Eier, Milch und Milchprodukte zu sich.

Lakto-Vegetarier essen kein Fleisch und keine Eier, dürfen aber Milch und Milchprodukte verzehren.

Veganer verzichten ganz auf tierische Produkte und Produkte, die tierische Bestandteile enthalten.

Die vegetarische Ernährung geriet immer wieder in die Schußlinie, weil Ernährungswissenschaftler die Aufnahme von Fleisch – wenn auch in Maßen – empfahlen. Fleisch enthält Eiweiß und Fett sowie Vitamine und Mineralstoffe, die der Körper braucht. Neuere Studien dagegen zeigen, daß Menschen, die sich vegetarisch ernähren, selten an Übergewicht und Stoffwechselkrankheiten leiden. Auch das Risiko von Krebserkrankungen soll geringer sein. Deshalb gehört die vegetarische Ernährung heute zu den empfohlenen Ernährungsformen. Allerdings gilt dabei der Ovo-Lakto-Vegetarismus als der gesündere Ernährungsweg, da der reine Veganismus umfassende Kenntnisse der Ernährungslehre erfordert, um Mangelerscheinungen zu vermeiden.

Trennkost nach Dr. Howard Hay (Haysche Trennkost)
Bei dieser Ernährungsweise geht es darum, überwiegend
kohlenhydrathaltige Nahrungsmittel getrennt von den
überwiegend eiweißhaltigen Nahrungsmitteln zu verzehren. Der Grund liegt im Verdauungssystem: Während für
die Verdauung von Eiweiß Salzsäure und das Verdau-
ungsenzym Pepsin im Magen gebildet werden, funktioniert die Verdauung von Kohlenhydraten über das Enzym
Amylase, das bereits im Mundspeichel enthalten ist und
die Vorverdauung übernimmt. Die Bildung von Salzsäure
und Pepsin hemmen jedoch die Bildung von Amylase.
Deshalb können die Kohlenhydrate bei gleichzeitiger Aufnahme von Eiweiß nicht ausreichend aufgespalten werden. Werden jedoch Eiweiß und Kohlenhydrate getrennt
verzehrt, kann beides optimal verdaut und vom Körper
ausgewertet werden. Neben den eiweißhaltigen und koh-
lenhydrathaltigen Lebensmitteln gibt es noch die Gruppe
der neutralen Lebensmittel, die die Verdauungsprozesse
nicht stören. Sie können zu beiden Gruppen kombiniert
werden. Menschen, die sich im Sinne der Hayschen Trennkost ernähren, benötigen umfangreiche Kenntnisse über
Lebensmittel und ihre Zusammensetzung. Doch gerade
diese Kenntnisse und die Auswahl vollwertiger Lebensmittel, die der Trennkost zugrunde liegen, führen zu einer
gesunden, ausgewogenen Ernährung.

Neben diesen längerfristen Ernährungstherapien empfiehlt
die Naturheilkunde gesunden Menschen eine grundlegende, dauerhafte Umstellung der Ernährung auf **Vollwertkost,** denn sie versorgt den Körper mit sämtlichen
Nähr- und Vitalstoffen, die er braucht, um gesund zu bleiben.

Grundlegende Prinzipen der Vollwertkost sind:

▶ Pflanzliche Nahrungsmittel sollten möglichst naturbe-
lassen (roh) verzehrt oder so schonend wie möglich
gegart werden. Schonende Garformen für Gemüse
sind Dünsten und Dämpfen.

▶ Vorbehandelte Produkte wie geschälter Reis, raffinier-
ter Zucker, Auszugsmehl, Konservenobst und -gemü-
se, Fertig- und Instantprodukte werden ganz gemieden.

▶ Getreideprodukte wie z.B. Brot und Nudeln sollen aus
dem vollen Korn hergestellt werden. Ungeschälter Reis
oder Naturreis wird bevorzugt. Kartoffeln werden sehr
empfohlen, jedoch nicht als Kartoffelprodukte (Pom-
mes Frites, Fertigpüree).

▶ Fette sollten einen hohen Anteil von ungesättigten
Fettsäuren enthalten. Bevorzugt werden z.B. kaltge-
preßte Öle (→ Gesunde Ernährung, Fett).

▶ Fleisch, Fisch und Geflügel sollten in Maßen gegessen
werden.

▶ Zum Süßen wird statt Zucker Honig oder Ahornsirup
verwendet.

▶ Egal welche Ernährungsweise gewählt wird, wichtig ist
in jedem Fall auch ausreichendes Trinken (etwa zwei
Liter täglich). Bei gesunden Menschen ist Mineralwasser, Fruchtsaft mit Wasser und Kräutertee emp-
fehlenswert. Menschen mit Magen-Darmproblemen
können Heilwässer oder stilles Wasser und entsprechende Tees wählen. Die Aufnahme von zuckerhalti-
gen Säften und Limonaden sollte vermieden werden.

Wirkungsweise:

Der menschliche Körper braucht Kohlenhydrate, Eiweiß
und Fett sowie eine Vielzahl von lebenswichtigen Vitaminen, Mineralstoffen und Spurenelementen, damit er seine
Funktionen, Stoffwechselvorgänge und Regelkreise aufrechterhalten kann. Ein Nährstoff-Defizit macht ihn krank.

Die lebensnotwendigen Stoffe werden mit einer ausgewogenen Ernährung zugeführt. Es kann jedoch nicht vermieden werden, daß der Körper mit der Nahrung auch
schädliche und belastende (schwer verdauliche) Stoffe
aufnimmt, die er verarbeiten und wieder ausscheiden muß.
Um dem Körper die Arbeit zu erleichtern, sollte Nahrung
so ausgewählt werden, daß sie nährstoffreich ist, dabei
aber wenig belastend wirkt und schädliche Stoffe nur in
geringen Mengen enthält. Die Kraft, die der Körper bei der
Verdauungsarbeit und bei der „Schadstoffbekämpfung"
spart, kann er anderweitig in Leistung umsetzen. Beispiel:
Nach einem reichhaltigen, fettigen Essen wird der Mensch
müde, weil der Körper vermehrt Blut in den Verdauungstrakt zieht, um die Nahrung zu verarbeiten. Das Gehirn
wird dadurch weniger durchblutet und schaltet auf „Spar-
flamme". Nach einem leichten, nährstoffreichen Essen fühlt
sich der Mensch jedoch fit und gestärkt. Er kann schnell
wieder geistige und körperliche Leistung vollbringen.

Status:
Ernährungstherapien stellen in Schulmedizin und Naturheilkunde einen grundlegenden Teil der Krankheitsbehandlung dar. Dabei werden einzelne Therapien jedoch
verschieden bewertet und eingesetzt. Daß eine ausgewogene, vollwertige Ernährung der Gesunderhaltung des
Körpers dient, ist ebenfalls in beiden Bereichen unbestritten. Ernährungsberatungen finden deshalb sowohl auf
schulmedizinischer Ebene als auch im naturheilkundlichen
Bereich einzeln oder begleitend während einer Behandlung statt. Weitere Informationen ➜ Adressen.

F

Farbtherapie

Begründer:

Farben wurden schon im Altertum zu Heilzwecken eingesetzt: Entsprechende Aufzeichnungen gibt es von den
Inkas, Ägyptern, Indern und Chinesen. In neuerer Zeit
beschäftigten sich viele Wissenschaftler und Psychologen
mit der Macht der Farben. Dabei sind verschiedene Farbtherapien wie z.B. der Klinische-Lüscher-Farbtest nach
Professor Dr. Max Lüscher oder Farblichtbestrahlungen
und die Farbakupunktur entstanden. Hier wird jedoch nicht
jede einzelne Farbtherapie beschrieben, sondern auf Ausführung und Wirkung von Farben allgemein eingegangen.

Physikalische Farblehre:

„Nachts sind alle Schatten grau," weiß der Volksmund.
Damit hat er recht, denn ohne Licht gibt es keine Farben.
1666 entdeckte der Physiker Isaac Newton, daß sich
„weißes" Licht wie das Sonnenlicht in mehrere Farben auf-
spalten läßt. Wie ein Regenbogen deutlich zeigt, besteht
es aus Rot, Orange, Gelb, Grün, Blau und Violett. Diese
Farbskala wird wiederum in die Grundfarben Rot, Gelb
und Blau sowie in die Mischfarben Orange, Grün und Violett eingeteilt. Die Mischfarben entstehen dabei aus den
Grundfarben.

Licht breitet sich in Wellen aus (→ Lichttherapie). Dabei
hat jede Farbe innerhalb eines weißen Lichtstrahls eine
eigene Wellenlänge. Trifft ein Lichtstrahl auf einen Körper, kann dieser die Wellen von einzelnen Farben
schlucken (absorbieren) und nur eine oder mehrere Farb-
wellen zurückwerfen (reflektieren). Das menschliche Auge

sieht dann die reflektierten Wellen als Farbe. Absorbiert ein Körper alle Wellen, erscheint er dem Auge als Schwarz.

In der Physik werden Farben als eine Form von Energie gesehen, da auf den Wellen winzigste Energiepartikel (Photonen) schwimmen und jeder Farbstrahl, direkt ausgesendet oder reflektiert, eine eigene meßbare elektromagnetische Energie besitzt. Deshalb geht die Naturheilkunde davon aus, daß Farben eine energetische Wirkung auf den menschlichen Körper ausüben können.

Psychologische Farblehre:
Auch die Psychologie schreibt den Farben eine Wirkung auf Körper, Geist und Seele zu. Dabei werden die Farben in warme und kalte Farben eingeteilt. Warm und damit anregend wirken Rot, Orange und Gelb. Kalt und damit beruhigend wirken Grün, Blau und Violett. Weiß und Schwarz nehmen eine Sonderstellung ein: Während Weiß als rein und sauber empfunden wird, gilt Schwarz als bedrohlich und depressiv machend (das trifft nicht für den Bereich der Mode zu, dort ist Schwarz ein Dauertrend).

Psychologisch werden Farben als „Spiegel der Seele" gesehen. Bevorzugte Farben z.B. bei Kleidung und Wohnungseinrichtung geben Auskunft über die Persönlichkeit. Beispiele: Menschen, die gerne Rot tragen, werden als selbstbewußt und aktiv eingestuft. Menschen, die Grau oder Brauntöne bevorzugen, sind eher introvertiert oder passiv. Menschen, die Blau wählen, sind ausgeglichen, zurückhaltend, manchmal distanziert.

Viele Psychologen setzen individuelle Farbvorlieben zur Persönlichkeitsbeurteilung mit ein.

Farbtherapeuten gehen davon aus, daß jeder Mensch von einem unsichtbaren Farbfeld, der Aura, umgeben ist. Diese Aura kann durch die ➜ Kirlianfotografie sichtbar gemacht werden. Anhand einer solchen Aufnahme stellen Farbtherapeuten fest, welche Farbe im Übermaß vom Körper ausgesendet wird und welche Farbe nur wenig vorhanden ist. Daraus lassen sich Rückschlüsse auf die persönliche Kraft und auf mögliche Krankheitsrisiken schließen.

Allgemeine Farbzuordnung:

Rot
wirkt dynamisch, anregend und wärmend, beschleunigt die Pulsfrequenz, kann aber auch Aggressivität fördern.

Gelb
wirkt aufheiternd, macht fröhlich, regt Drüsenfunktion, Leberfunktion und Darmtätigkeit an.

Blau
wirkt beruhigend, entspannend, organisch und seelisch dämpfend, setzt den Blutdruck herab.

Grün
wirkt (mit hohem Blauanteil) ausgleichend, besänftigend, bringt Regeneration und Erholung, ist (mit hohem Gelbanteil) leicht anregend, baut seelische Stärken auf.

Orange
wirkt aufheiternd, fördert Stoffwechsel und Herzfunktion.

Violett
wirkt (mit hohem Rotanteil) inspirierend, aber es beeinflußt auch das zentrale Nervensystem und kann (mit hohem Blauanteil) entspannend wirken.

Ausführung:
Die gebräuchlichste Anwendung der Farbtherapie ist die Bestrahlung mit farbigem Licht. Dazu werden Filter vor eine spezielle Lampe gesetzt, die nur das gewünschte Farblicht durchlassen. Blaulichtbestrahlungen, also Bestrahlung mit kaltem Licht, helfen bei akuten Entzündungen, bei Schlafstörungen und Nervosität. Rotlicht-

bestrahlungen werden vielfach mit einer Wärmebestrahlung kombiniert. Sie werden bei Schmerzen, Verkrampfungen und rheumatischen Beschwerden eingesetzt. Gelblicht soll gegen Leberleiden und Hämorrhoiden helfen, Grünlicht wird bei Bronchialkatarrh und Gelenkrheuma verwendet. Gegen depressive Verstimmungen, die besonders häufig im Winter auftreten, helfen Lichtbestrahlungen, die dem Lichtspektrum der Frühjahrssonne entsprechen.

Bei der Farbakupunktur wird eine punktgenaue Stablampe mit Farbfilter auf die zu behandelnden Akupunkturpunkte gesetzt.

Farbreize, die über das Auge auf Geist und Seele wirken sollen, werden durch Kleidung und Wohnungseinrichtung vermittelt. So wird z.B. einem eher depressiven Menschen empfohlen, Wände seiner Wohnung in „fröhlichem" Gelb zu streichen, nervöse Menschen sollten ihre Einrichtung in Blau halten und kreativ arbeitende Menschen sollten sich mit Violett umgeben. Auch die Farbwahl der Kleidung kann Stimmungstiefs entgegenwirken. So soll an dunklen Regentagen ein roter Pullover durchaus aktivierend wirken.

Viele Farbtherapeuten empfehlen darüber hinaus, dem Körper fehlende Farben der persönlichen Aura durch eine „farbige Ernährung" zuzuführen. Fehlt etwa Blau, sollten blaue Lebensmittel bevorzugt gegessen werden, blau bestrahltes Wasser getrunken werden. Ein Zuviel an Farbe (etwa Rot) kann mit der Aufnahme der Komplementärfarbe (etwa Grün) kompensiert werden.

Wirkungsweise:
Die Wirkung von Farbbehandlungen ist nicht eindeutig erklärt. Es wird vermutet, daß Farben ihre Energie an den Körper abgeben, wenn sie auf seine Oberfläche treffen oder in ihn eindringen. Farbreize, die über das Auge ein-

dringen, werden zum Gehirn geleitet und sollen von dort aus auf bestimmte Regelkreise im Körper wirken.

Status:
Die Schulmedizin erkennt Farbtherapien nicht an. Ausnahme: Die Bestrahlung mit Rot- und Blaulicht, deren Wirkung als erwiesen gilt. Ganzheitlich orientierte Ärzte sowie Vertreter der anthroposophischen Medizin, viele Heilpraktiker und esoterisch orientierte Therapeuten setzen Farbtherapien heute jedoch wieder öfter ein, weil sie damit Heilerfolge erzielen.

Gewisse Farbtherapien eignen sich auch zur Selbstbehandlung. Darüber darf jedoch nicht vergessen werden, daß Farbtherapien eine bestehende Krankheit nur unterstützend heilen können. Eine Absprache mit dem Arzt ist erforderlich.

Fiebertherapie

→ Wärmetherapie

Fuß-Reflexzonen-Massage

Begründer:
Die Fuß-Reflexzonen-Massage wurde von der amerikanischen Diplom-Masseurin Eunice D. Ingham in den 40er Jahren entwickelt. Die Masseurin stützte sich dabei auf die 1913 veröffentlichte „Zonentherapie" des Arztes Dr. med. William H. Fitzgerald aus New York.

Die Fuß-Reflexzonen-Massage gehört zu den → Reflexzonen-Therapien.

Ausführung:

Die Fuß-Reflexzonen-Massage geht davon aus, daß sich an den Fußsohlen, auf dem Füßrücken und an den Seiten Punkte befinden, die den inneren Organbereichen zugehörig sind. Jeder Punkt hat dabei ein Zielorgan. Treten Schmerzen bei der Massage bestimmter Punkte auf, ist vermutlich das Zielorgan angegriffen oder in seiner Funktion gestört. Eine exakte Diagnose der Erkrankung kann der Fuß-Reflexzonen-Masseur jedoch nicht geben. Es muß ein Arzt hinzugezogen werden.

Umgekehrt kann eine Fuß-Reflexzonen-Massage bei bereits diagnostizierten Organstörungen kurzzeitig Schmerzen lindern und die medizinische Therapie, nach Absprache mit dem Arzt oder Heilpraktiker, unterstützen. Eine Behandlung besteht meist aus zehn Sitzungen.

Bei gesunden Menschen wirkt eine Fuß-Reflexzonen-Massage angenehm entspannend. Sie kann auch zur Vorsorge durchgeführt werden, um eine Organstörung frühzeitig zu erkennen und zu therapieren. Wer die wichtigen Fuß-Reflexzonen-Punkte genau kennt, kann auch selbst eine Fuß-Reflexzonen-Massage durchführen.

Wirkungsweise:

Der Schmerz, der beim Massieren einzelner Punkte auftreten kann, stammt von winzigen kristallinen Stoffwechselschlacken, die sich an diesem Punkt abgelagert haben. Die Massage regt den Blutkreislauf und den Fluß der Lymphe an, so daß die Ablagerungen abtransportiert werden können. Gleichzeitig werden die Selbstheilungskräfte des Körpers in Schwung gebracht und richten sich auf das entsprechende Zielorgan. Es kann sein, daß das Organ zunächst mit einer Verschlechterung des Zustandes reagiert – ein Zeichen dafür, daß die Massage anschlägt. Danach stellt sich jedoch schnell eine Besserung ein.

Status:
Die Fuß-Reflexzonen-Massage wird von ausgebildeten Therapeuten durchgeführt und hat sich bei der Behandlung von vielen Alltagsbeschwerden bewährt. Die Therapeuten dürfen jedoch keine Diagnose für eine mögliche Krankheit erstellen, auch wenn sie bei der Massage auf entsprechende Hinweise stoßen. Obwohl die Wirkungsweise der Fuß-Reflexzonen-Massage noch nicht eindeutig nachgewiesen ist, wird sie sowohl von Heilpraktikern, als auch von naturheilkundlich orientierten Medizinern eingesetzt.

G

Gesprächstherapie

Gesprächstherapien können eigenständige Therapieformen sein (z.B. als Psychotherapie oder → Selbsterfah-
rungsgruppe) oder Teil einer Behandlung darstellen (z.B.
bei der → Bach-Blüten-Therapie oder bei → Shiatsu).
Hier wird nicht auf einzelne Gesprächstherapien eingegangen, sondern Ausführung und Ziel allgemein beschrieben.

Ausführung:

Gesprächstherapien werden als Einzeltherapie oder
→ Gruppentherapie durchgeführt. Bei der Einzeltherapie
liegt meist ein individuelles, seelisches Problem vor, das
zu einer Lebenskrise führt. Der Patient trifft sich in regelmäßigen Abständen mit einem Psychologen, Psychotherapeuten oder psychologisch geschulten Therapeuten und
diskutiert mit ihm seine Probleme oder Beschwerden. Der
Therapeut hat dabei die Aufgabe, gemeinsam mit dem
Patienten dessen innere Konflikte und ihre Ursachen herauszufinden und an der Bewältigung zu arbeiten. Der Patient wird zur kritischen Selbstanalyse angeleitet und soll
dadurch lernen, Probleme in Zukunft aus eigener Kraft
zu lösen.

Bei der Gruppen-Gesprächstherapie treffen sich mehrere Patienten mit ähnlichen körperlichen oder seelischen
Problemen wie z.B. Suchtproblemen oder Angstgefühlen
(nach einem Überfall, einer Vergewaltigung etc.). Hier dient
die Gesprächstherapie dazu, sich Probleme „von der Seele zu reden", Erfahrungen auszutauschen und gemeinsam
neue Wege aus der Krise zu finden. Eine Gruppen-

Gesprächstherapie holt Patienten aus der Isolation, stellt ein Gemeinschaftsgefühl her und stärkt dadurch die innere Kraft, an der Heilung selbst mitzuarbeiten.

Wirkungsweise:
Unausgesprochene Probleme beschäftigen den Betroffenen unablässig. Es kann passieren, daß sich die Gedanken im Kreis drehen, so daß eine Lösung unmöglich erscheint, weil neue Denkansätze fehlen. Wer sich „Probleme von der Seele redet", wird zunächst von einem seelischen Druck befreit. Probleme, die ausgesprochen werden, können auch besprochen werden, so daß ein Ausweg aus der Krise wieder möglich erscheint. Der Therapeut gibt dabei neue Denkanstöße und Lösungsansätze. Er hilft dem Patienten, sich selbst zu helfen.

In der Gruppen-Gesprächstherapie werden genau diese Aufgaben erfüllt, jedoch gibt es hier nicht nur die hierarchiche Beziehung Patient-Therapeut, sondern zusätzlich noch die Ebene der Gleichgesinnten.

Status:
Die Gesprächstherapie stellt den wichtigsten Teil der Psychotherapien dar. Sie ist außerdem unerläßlich bei vielen Naturheilverfahren, da die Naturheilkunde immer auch nach einer seelischen Ursache für körperliche Beschwerden sucht.

Im medizinischen Bereich werden Gesprächstherapien ebenfalls zur Unterstützung der Körper-Behandlung eingesetzt, dabei arbeiten Ärzte und Psychotherapeuten in der Regel zusammen.

Gestalttherapie

→ Psychosomatische Medizin

Gruppentherapie

Gruppentherapien können ganz verschiedene themati-
sche Inhalte haben, auf die an dieser Stelle nicht einzeln
eingegangen werden kann. Hier wird vielmehr Ausführung
und Ziel des Oberbegriffs erklärt.

Ausführung:
Bei der Gruppentherapie treffen sich immer mehrere Patienten, die entweder an der gleichen Krankheit leiden, ähnliche seelische Probleme haben oder eine gemeinsame
Bewegungsform zu therapeutischen Zwecken durchführen. Deshalb können ➜ Körper- und Bewegungstherapien auch als Gruppentherapie bezeichnet werden.

Eine Gruppentherapie wird in der Regel von einem
(manchmal auch von mehreren) Psychologen oder phsy-
chologisch geschulten Therapeuten geleitet, die sich auf
den Inhalt der Gruppentherapie spezialisiert haben.

Gruppentherapiestunden können aus mehreren Teilen
bestehen – zum Beispiel aus einem aktiven Teil, in dem
Bewegung stattfindet, und einem passiven Teil, in dem die
Ergebnisse aus dem ersten Teil analysiert und ausgewertet werden. Es gibt auch Gruppentherapien, die nur auf
Gespräche mit gegenseitigem Erfahrungsaustausch
aufgebaut sind. Deshalb fallen die meisten Gruppentherapien gleichzeitig unter den Begriff ➜ Gesprächstherapie.

Der Leiter einer Gruppentherapie hat die Aufgabe, die
Gruppe zu „organisieren", so daß ein geregelter Thera-
pieablauf sichergestellt ist. Gleichzeitig soll er einzelne Personen innerhalb der Gruppe beobachten, fördern und fordern, damit die Gruppe homogen zusammenarbeiten
kann. Darüber hinaus muß er Gesprächsrunden leiten,
mögliche psychologische Erklärungen liefern und weiterführende Denkanstöße geben.

Wirkungsweise:

Viele physisch und psychisch Kranke leiden unter einer Isolation in der Gesellschaft. Ihre Krankheit macht sie zu Außenseitern, deshalb glauben sie: „Ich stehe allein mit meinem Problem". Die Folgen sind nicht selten Resignation und Selbstaufgabe, was eine Heilung unmöglich machen kann. In der Gruppentherapie treffen Patienten auf Menschen mit gleichem Schicksal. Sie fühlen sich verstanden, können Erfahrungen austauschen und finden Gleichgesinnte, die ihr Selbstvertrauen und ihren Willen zur Heilung stärken.

Gemeinsame Aktivität und der Erfahrungsaustausch zeigen neue Wege aus der Krankheit. Zudem übt die Gruppendynamik den heilsamen Druck aus, sich auch im Alltag nicht „durchhängen" zu lassen. Gerade bei Suchtkranken hat sich die Gruppentherapie bewährt, da sie ein starkes Gemeinschaftsgefühl vermittelt, das bei der Bekämpfung der Sucht psychischen Halt gibt.

Es gibt darüber hinaus Gruppentherapien, die die Angehörigen von Kranken ansprechen. Menschen, die ein Familienmitglied pflegen, müssen ihr eigenes Leben stark einschränken. Zusätzlich lastet der Verantwortungsdruck auf ihnen. Oft bringt sie das an den Rand ihrer Kraft. Eine Gruppentherapie hilft, Belastung und Verantwortung zu verkraften.

Status:

Gruppentherapien sind ein wichtiger Bestandteil der Psychotherapie. Sie haben sich auch als zusätzliches Element in einer medizinischen Behandlung bewährt, z.B. nach Unfällen, die eine Behinderung nach sich ziehen.

Die Teilnahme an einer Gruppentherapie ist freiwillig. Adressen nennt der behandelnde Arzt. Viele Adressen (z.B. Anonyme Alkoholiker) finden Sie in Ihrem örtlichen Telefonbuch.

Hautbürsten

Hautbürsten ist zwar keine eigenständige Therapie, gilt jedoch als gutes Mittel zur Anregung des Kreislaufs und zur Pflege der Haut, wenn es regelmäßig durchgeführt wird.

Ausführung:
Mit einem Massagehandschuh wird der ganze Körper in kreisenden Bewegungen sanft massiert. Begonnen wird am linken Unterschenkel, am Bein entlang aufwärts bürsten, es folgt das rechte Bein, dann linke Schulter und linken Arm behandeln, zur rechten Seite wechseln, zum Schluß Bauch, Brust und Rücken massieren. Frauen sollen beim Bürsten die empfindlichen Brustwarzen aussparen. Als Faustregel gilt: Immer zum Herzen hin massieren. Hautbürsten sollte am besten morgens auf trockener Haut durchgeführt werden.

Achtung: Menschen mit Hauterkrankungen sollten betroffene Stellen beim Hautbürsten aussparen. Empfindliche Haut sollte mit wenig Druck gebürstet werden, trockene Haut wird geschmeidig, wenn sie nach der Behandlung mit einer Körperlotion gepflegt wird.

Wirkungsweise:
Hautbürsten entfernt abgestorbene Hautschüppchen und läßt die Haut gepflegter aussehen. Es regt die Hautdurchblutung und den Stoffwechsel im Gewebe an. Es bringt den Kreislauf in Schwung, was besonders „Morgenmuffeln" und Menschen mit niedrigem Blutdruck zu einem aktiveren Start in den Tag verhilft. Regelmäßig ange-

wandtes Hautbürsten kann das Risiko von Herz-Kreislauf-Erkrankungen senken.

Status:
Hautbürsten ist als Schönheitspflege und Gesundheitsvorsorge bekannt und wird von Medizin und Naturheilkunde empfohlen.

Heilfasten

Begründer:
Das heute praktizierte Heilfasten entstand wahrscheinlich aus der alten Tradition vieler Religionsgemeinschaften, regelmäßige Fastentage einzuhalten. Der amerikanische Arzt Dr. Edward H. Dewey (1840-1904) gilt jedoch als Begründer, weil er das Voll- und Morgenfasten in die Naturheilkunde integrierte.

Ausführung:
Beim Heilfasten wird auf feste Nahrung ganz verzichtet. Statt dessen besteht die Ernährung aus Flüssigkeit. Dabei gibt es mehrere Arten, Heilfasten durchzuführen:

1. Es werden ausschließlich Tees und Heilkräuteraufgüsse getrunken, zusätzlich eventuell Mineralwasser oder stilles Wasser. Diese Art des Heilfastens ist völlig kalorienfrei.

   Es empfiehlt sich, auf körperliche und geistige Belastung zu verzichten, da der Körper seine Leistungsfähigkeit stark einschränkt. Besteht Leistungsdruck, kann es zu Erschöpfungszuständen und/oder Kopfschmerzen kommen. Das kalorienlose Heilfasten ist deshalb als Teil einer ➝ Kur oder während eines Urlaubs am sinnvollsten.

2. Es werden dreimal täglich 100 Gramm Obst- oder Gemüsesaft getrunken, die nicht mehr als 300 Kalorien enthalten sollten. Zusätzlich wird Mineralwasser oder stilles Wasser aufgenommen. Obst- und Gemüsesaft liefern dem Körper Vitamine, Mineralstoffe und Spurenelemente, so daß er seine Leistungsfähigkeit weitestgehend aufrecht erhalten kann.

3. Es gibt Heilfastenkuren, die neben Kräutertee und Wasser die Aufnahme einer sogenannten Fastensuppe erlauben – ein warmer Gemüsesud, der nährstoffarm ist, aber sättigend wirkt.

4. Zum erweiterten Heilfasten zählen ausgewählte → Ernährungskuren wie zum Beispiel die Schroth-Kur und die Mayr-Kur. Sie führen dem Körper mehr Nährstoffe und Kalorien zu und leisten einen wesentlichen Beitrag zum → Umstimmen des Stoffwechsels.

Heilfasten sollte bewußt und konzentriert durchgeführt werden, denn es hat nichts mit einer Schlankheitskur im üblichen Sinn zu tun. Beim Heilfasten geht es vielmehr darum, dem Körper eine „Verschnaufpause" von seiner täglichen Verdauungstätigkeit zu gönnen und ihm Gelegenheit zu geben, sich von Ballast aller Art zu befreien.

Begonnen wird eine Heilfastenkur mit der Entleerung des Darms. Dazu kann in warmem Wasser gelöstes Glauber- oder Passagesalz getrunken oder ein → Einlauf gemacht werden. In den ersten Tagen kann es zu einem seelischen Tief kommen, weil Körper und Geist sich in einer ungewohnten Situation befinden. Meist stellt sich jedoch schon am dritten Tag ein gewisses „Hochgefühl" ein – ein Zeichen dafür, daß der Mensch sich von innerem Ballast (im wahrsten Sinne des Wortes) befreit hat. Diese Euphorie verwandelt sich nach wenigen Tagen in ein körperliches Wohlgefühl mit seelischer Ausgeglichenheit. Damit ist das Ziel für den Heilfastenden erreicht. Abweichungen von diesem Ablauf sind normal und durch die persönliche Konstitution bedingt.

Heilfasten kann bei gesunden Menschen von einem Tag bis zu einer Woche dauern. Längeres Heilfasten (bis zu drei Wochen) sollte nur unter ärztlicher Aufsicht erfolgen. Nach einem mehrtägigen Heilfasten muß der Körper erst langsam wieder an die Nahrungsaufnahme gewöhnt werden. Deshalb sollte einige Tage Schonkost (➜ Ernährungstherapien) gegessen werden.

Wirkungsweise:
Durch den Nahrungsentzug ist der Körper gezwungen, die Energie, die er zum Aufrechterhalten seiner Funktionen benötigt, aus anderen Quellen zu gewinnen. Er greift also die körpereigenen Reserven an: Zunächst zieht er in Energie umwandelbare Kohlenhydrate aus Muskeln und Leber, dann gewinnt er Energie, indem er körpereigene Fettdepots verbrennt. Sichtbare Folge: Gewichtsverlust. Doch der Abbau von Körperfett ist nur eine (angenehme) Nebenwirkung. Beim Heilfasten kommt es vielmehr darauf an, daß der Körper die Kraft, die er vorher zur Nahrungsverarbeitung brauchte, jetzt einsetzt, um Gifte und Schlacken auszuschwemmen. Dabei ist die Flüssigkeitsaufnahme von drei Litern pro Tag sehr wichtig, denn Flüssigkeit bindet die Schadstoffe und hilft beim ➜ Ausleiten. Beim Heilfasten wird das Blut von Giftstoffen und Zellabbau-Produkten befreit. Es wird dünnflüssiger und kann besser zirkulieren. Probleme mit dem Blutdruck sowie die Fettwerte des Blutes normalisieren sich. Das ➜ Umstimmen des Stoffwechsels kann die Heilung ernährungsbedingter Krankheiten einleiten oder günstig beeinflussen. Auch die „Schäden" einer ungesunden Lebensweise können durch regelmäßiges Heilfasten behoben werden.

Status:
Heilfasten ist in Schulmedizin und Naturheilkunde gleichermaßen als wirksame Therapie anerkannt.

Heilpflanzenkunde (Phytotherapie)

Begründer:
Die Heilpflanzenkunde ist fast so alt wie die Menschheit selbst. Die ersten Aufzeichnungen über Heilpflanzen stammen aus vorchristlicher Zeit von den Sumerern (etwa 5. Jahrtausend v. Chr.). Auch Schriftrollen der Ägypter (um 1500 v. Chr.) und Aufzeichnungen der Griechen (z.B. Homers Ilias) belegen, daß die Heilkraft der Pflanzen im Altertum eine große Rolle spielte.

Das Wissen um die Heilpflanzen wurde von Generation zu Generation vererbt, vieles ging verloren, neues wurde erarbeitet, so daß die moderne Phytotherapie eine Mischung aus altem Wissen und moderner Forschung darstellt.

Ausführung:
Heilpflanzen müssen als Heilmittel aufbereitet werden. Für Verbraucher, die keine Kenntnisse über Anpflanzung, Pflege und Aufbereitung von Heilpflanzen besitzen, empfiehlt es sich, auf fertige Produkte zurückzugreifen.

Es gibt folgende Möglichkeiten, Heilpflanzen aufzubereiten:

1. *Frischpflanzensaft* wird aus der zerkleinerten Pflanze mit Hilfe eines Entsafters gewonnen. Er enthält die wasserlöslichen Wirkstoffe, Vitamine, Mineralstoffe, Zuckerstoffe und das pflanzliche Fasergerüst.

2. *Teemischungen* eignen sich für Abkochungen, Aufgüsse und Kaltauszüge. Die Zubereitung richtet sich nach der jeweiligen Pflanze und Anwendung (siehe Kapitel ➞ Selbsthilfe).

den entsprechenden Wirkstoff in größerer Konzentration enthalten.

Status:
Die Wirksamkeit von Heilpflanzen ist unbestritten und kann für viele Heilpflanzen wissenschaftlich nachgewiesen werden. Die für Phytotherapie zuständige Kommission des Bundesgesundheitsamtes hat für über 250 Heilpflanzen positiv wertende Charakteristiken erstellt. Sie sollen die Qualität der Pflanzen sichern und beschreiben außerdem Wirkungen, Nebenwirkungen und Kontraindikationen.

Weit verbreitet ist jedoch der Glaube, daß Heilpflanzen keine schädlichen Wirkungen hervorrufen können. Das ist falsch! Wichtig ist, vor der Einnahme von Heilpflanzenprodukten eine genaue Diagnose der Erkrankung vom Arzt oder Heilpraktiker erstellen zu lassen. Heilpflanzen enthalten nämlich hochwirksame Stoffe, die bei falscher Anwendung auch unerwünschte Nebenwirkungen hervorrufen können. Deshalb sollte sich eine Selbstverordnung auf den äußerlichen Gebrauch beschränken. Die Einnahme von konzentrierten Produkten und Säften ist mit dem Arzt oder Heilpraktiker abzuklären.

Homöopathie

von homöo [griech.] = ähnlich

Begründer:
Der deutsche Arzt Samuel Hahnemann (1755-1843) führte 1810 die von der üblichen Arzneimittellehre (Allopathie) abweichende Homöopathie ein.

Ausführung:
Die Homöopathie verabreicht im Krankheitsfall - im Gegensatz zur Schulmedizin - keine Gegenmittel, sondern pflanzliche, mineralische oder tierische Substanzen, die dem

Patienten und der Krankheit entsprechen. Es kann auch mit Nosoden gearbeitet werden. Das sind Substanzen, die aus krankem Zellgewebe gewonnen werden. Behandelt wird stets nach dem Grundsatz: „Ähnliches wird mit ähnlichem geheilt." Dabei werden keine hochdosierten Präparate verabreicht, sondern stark verdünnte (potenzierte) Mittel. Bei der Herstellung von homöopathischen Arzneimitteln spielen deshalb die Verdünnungs- und Potenzierungsschritte der Substanzen eine wichtige Rolle. Es gibt D-Potenzen (Dezimalpotenzen, Mischung 1:10) C-Potenzen (Centesimalpotenzen, 1:100) und LM-Potenzen (LM für 50.000). Beispiel für eine D-6-Potenz: Ein Tropfen eines Extrakts wird mit neun Tropfen einer Wasser-Alkohol-Lösung vermischt. So entsteht die D-1-Potenz. Ein Tropfen davon wird wiederum mit neun Tropfen Wasser-Alkohol-Lösung vermischt – die D-2-Potenz. Dieses Verfahren wird fortgeführt, bis die entsprechende D-6-Potenz erreicht ist.

Zur Diagnosefindung benötigt der homöopathische Arzt oder der Heilpraktiker viele Informationen über seinen Patienten, denn er behandelt nicht nur die Krankheit, sondern den ganzen Menschen. Er wird sich deshalb in einem ersten Gespräch die Lebensgeschichte, die Lebensumstände (Eß- und Schlafgewohnheiten, Streßbelastung, familiäre Situation) und die frühere Krankheitsgeschichte darstellen lassen. Erst dann wird er über eine ganz individuelle homöopathische Therapie mit entsprechendem Mittel entscheiden. Krankheit wird in der Homöopathie als Ungleichgewicht zwischen Körper, Geist und Seele gesehen. Deshalb ist die Therapie darauf ausgerichtet, die Ursache der Symptome zu behandeln und nicht nur die Symptome selbst zu beseitigen. Vielfach bringt eine homöopathische Behandlung zunächst eine Verschlechterung des Zustandes mit sich (Erst- oder Heilreaktion).

Dies ist jedoch ein Zeichen dafür, daß die Therapie anschlägt. Eine Besserung tritt danach schnell ein.

Wirkungsweise:
Die Homöopathie geht davon aus, daß eine Substanz, die imstande ist, eine Krankheit auszulösen, diese auch heilen kann. Durch das Potenzieren der Substanz wird sie jedoch so stark verdünnt, daß sie als Wirkstoff chemisch oft nicht mehr nachzuweisen ist. Die Homöopathie erklärt jedoch, daß die Substanz eine „Information" trägt, die durch den Potenzierungsvorgang noch verstärkt wird. Gelangt diese sogenannte Information in den Körper, nimmt er ihren Inhalt zum Anlaß, seine Selbstheilungskräfte zu mobilisieren. Biochemische Forschungen zeigten, daß Homöopathika tatsächlich Funktionen von Zellen beeinflussen können.

Die Homöopathie behauptet weiterhin, daß Krankheitssymptome Ausdrucksform einer gestörten Lebenskraft sind. Die Ursache für diese Störung kann durchaus im seelischen Bereich liegen. Deshalb muß der Homöopath bei der Diagnose die gesamte Lebenssituation einbeziehen, um die Ursache der Symptome zu finden. Erst durch Beseitigung der Ursache verschwinden die Symptome dauerhaft und die Lebenskraft kann wieder zu einem Gleichgewicht finden. So ist es auch erklärbar, daß Patienten mit gleichen Krankheitssymptomen unterschiedliche homöopathische Mittel verordnet bekommen, wenn die jeweiligen Ursachen in verschiedenen Bereichen liegen.

Achtung: Es gibt Krankheiten, bei denen der „sanfte Anstoß an die Lebenskraft" nicht reicht. Unfallverletzungen, schwere und akut lebensbedrohliche Krankheiten, Krebs und Krankheiten, bei denen ein lebenswichtiger Stoff ersetzt werden muß (z.B. Insulin bei Diabetes mellitus) sowie Krankheiten, für die es spezifische Arzneimittel gibt

(Geschlechtskrankheiten, Tuberkulose, Malaria), gehören nicht in homöopathische Behandlung.

Status:
Viele Schulmediziner werfen der Homöopathie vor, daß ihre Mittel nur einen Placebo-Effekt besitzen, da die hochpotenzierten Substanzen in den Homöopathika nicht eindeutig nachzuweisen sind. Doch die Heilerfolge der Homöopathie stehen dieser Behauptung entgegen. Außerdem wird die Homöopathie als sanfte Alternative bei Patienten immer beliebter, besonders wenn schulmedizinische Heilungsversuche erfolglos bleiben. Schon allein deshalb gewinnt die Homöopathie immer mehr an Bedeutung.

Für homöopathisch arbeitende Ärzte und Heilpraktiker gibt es unterschiedliche Ausbildungsprogramme. Sowohl der Schulmediziner als auch der Heilpraktiker können an einer entsprechenden Zusatzausbildung zum Homöopathen teilnehmen. Patienten sollten ihren Arzt oder Heilpraktiker fragen, ob er nur homöopathisch behandelt, oder ob er eine Ausbildung zum Homöopathen hat. Adressen von homöopathischen Ärzten gibt das Centrum für Klassische Homöopathie bekannt (➞ Adressen).

Hydrotherapie

von Hydros [griech.] = Wasser

Begründer:
Wasser gilt als eines der ältesten Heilmittel überhaupt. Bereits in der Antike wurden Wasserbehandlungen durchgeführt. Im Mittelalter geriet die heilende Wirkung in den Hintergrund, jedoch gewann sie im 17. Jahrhundert durch die Ärzte Dr. Sigmund Hahn (1664-1742) und seinen Sohn Dr. Johann Sigmund Hahn (1696-1773) wieder an Bedeu-

tung. Auch der schlesische Bauer Vinzenz Prießnitz (1799-1851) entwickelte in Eigenversuchen heute noch bekannte Heilverfahren mit Wasser. Dazu gehören Kaltwasserbehandlungen und der bekannte Prießnitz-Wickel (→ Selbsthilfe/Hausmittel). Einen großen Anteil an der heutigen Popularität der Hydrotherapien hat Pfarrer Kneipp (1821-1897), der die nach ihm benannte Kneipp-Therapie begründete.

Ausführung:
Als Hydrotherapie oder Wasserbehandlung können im weitesten Sinne alle Verfahren bezeichnet werden, die mit Wasser und im Wasser eine heilsame Wirkung erzeugen.

Dazu zählen alle Arten von Voll- und Teilbädern, Güsse, Wechselduschen, Waschungen, Wickel, Trinkkuren (→ Kuren), Unterwassermassage, Wassertreten und Bewegungstherapien, die im Wasser durchgeführt werden wie z.B. Wassergymnastik. Bei den Anwendungen kann das Wasser pur oder mit Zusatz genutzt werden. Diese Zusätze können natürlicher Art sein wie beim Meerwasserbad oder Solebad, oder künstlich zugegeben werden z.B. als Badezuätze oder als Geschmackszusatz im Trinkwasser.

Eine wichtige Rolle bei Wasseranwendungen spielt die Wassertemperatur. Sie kann heiß, lauwarm, kalt oder wechselnd sein, je nach Art der Anwendung.

Verwandte Wasseranwendungen sind auch → Colon-Hydro-Therapie, → Dampfbad, → Heilfasten, → Kältetherapien, → Kneipp-Therapie, → Sauna und → Wärmetherapien sowie die Wassergymnastik (→ Körper- und Bewegungstherapien).

Wirkungsweise:
Ohne Wasser gäbe es kein Leben, denn alle organischen Lebensformen bestehen zum größten Teil aus Wasser. Der

Wasseranteil im menschlichen Körper beträgt 50 bis 70 Prozent - je nach Alter und Geschlecht. Und nur mit Hilfe von Wasser kann er seine Funktionen aufrechterhalten:

Der Organismus benötigt Wasser als Lösungsmittel, um die Nahrung zu verarbeiten. Der Austausch von Nähr- und Abfallstoffen im Gewebe sowie die Sauerstoffversorgung von Zelle zu Zelle funktioniert über das Transportmittel Wasser. Wasser ist das wichtigste Reinigungsmittel – sowohl innerlich wie äußerlich. Und Wasser ist für den Temperaturausgleich und damit für die konstante Körpertemperatur verantwortlich.

Die äußere Anwendung von Wasser wirkt wie eine Reiz-Therapie, die den Organismus umstimmen kann:

Die Wassertemperatur (thermischer Reiz) und der Druck (physikalischer Reiz) sprechen die Nerven in der Haut an. Chemische Reize entstehen, weil Wasser die Haut aufquellen läßt und sie dadurch aufnahmefähiger wird für die Inhaltsstoffe (natürliche und künstliche), die im Wasser enthalten sind. So kann Wasser eine Tiefenwirkung auf den Organismus ausüben, die auflösend, ausleitend und kräftigend wirken kann.

Äußere Wasseranwendungen schaffen zudem körperlichen und seelischen Ausgleich. Dabei ist die Wassertemperatur entscheidend. Als Faustregel gilt: Warmes Wasser entkrampft und entspannt, kaltes Wasser regt an, wechselnde Temperaturen bringen den Kreislauf in Schwung, machen mobil und härten ab. Beim Schwimmen und bei anderen Bewegungstherapien im Wasser verleiht der Wasserdruck dem Körper Auftrieb. Das entlastet Wirbelsäule und Gelenke. Bewegungen, die gegen den Wasserdruck ausgeführt werden, stärken die Muskulatur und halten Haut und Bindegewebe straff und elastisch. Durch die Anstrengung wird die Atmung intensiviert und damit der gesamte Kreislauf angeregt.

Status:
Hydrotherapien stellen einen anerkannt wichtigen Teil von Schulmedizin und Naturheilkunde dar. Sie finden in allen Bereichen Anwendung und können vielfach auch zu Hause durchgeführt werden. Wer täglich circa zwei Liter Wasser trinkt und regelmäßig Bewegungstherapien im Wasser durchführt, kann ernährungsbedingten Krankheiten und Erkrankungen des Bewegungsapparates vorbeugen.

Hypnosetherapie

von hypnos [griech.] = Schlaf

Begründer:
Das seit Jahrtausenden bekannte Hypnoseverfahren bekam in diesem Jahrhundert durch Varietés und Jahrmärkte ein unseriöses Ansehen. Erst im letzten Jahrzehnt wurde sein Wert für die Heilkunde wiederentdeckt.

Ausführung:
Eine Hypnosetherapie eignet sich bei Erkrankungen, die als psychovegetatives Syndrom bezeichnet werden und ihre Ursache im seelischen Bereich bzw. im Unterbewußtsein haben. Die Erkrankungen drücken sich durch Schlaf- und Eßstörungen oder durch unbestimmte Angstzustände aus. Es kann auch zu konkreten Krankheitssymptomen wie Kopfschmerzen, Migräne, Allergien, Entzündungen des Darms und Bronchialasthma kommen. Diese Symptome können behandelt werden, kehren aber immer wieder, solange ihre Ursache nicht beseitigt ist.

Der ausgebildete Hypnose-Therapeut führt in einem Gespräch zunächst eine Symptom-Analyse mit dem Kranken durch, die in der Regel auf eine bestimmte Lebenssituation hindeutet. Diese Lebenssituation benutzt der Therapeut als „emotionale Brücke", mit deren Hilfe er den

Kranken in eine ähnliche frühere Situation zurückführt. Dazu engt er die Aufmerksamkeit ein, aktiviert die Vorstellungskraft und verändert die Körperwahrnehmung, bis der Patient in seine innere, bislang verborgene Welt „tritt". In diesem Entspannungszustand können verdrängte Erlebnisse, Erfahrungen und Gefühle aufgedeckt werden und in einen neuen seelischen Zusammenhang gebracht werden. Nach dem Aufwecken sollten Therapeut und Patient über das (Bild)Erleben während der Hypnose sprechen.

Die Hypnosetherapie besteht aus mehreren Sitzungen, bis der Patient sich wirklich dauerhaft besser fühlt.

Wirkungsweise:
Der Entspannungszustand während der Hypnose zeigt deutliche, körperliche Kennzeichen: Atemfrequenz, Blutdruck und Herzschlag gehen zurück. Die Produktion der Streßhormone Cortison und Adrenalin wird reduziert. Die Zahl der für das Immunsystem wichtigen „Killerzellen" in den weißen Blutkörperchen steigt. Verkrampfungen der Muskulatur in Bauch- und Atmungsorganen lösen sich. Während der Körper seine Funktionen drosselt, bleibt das Gehirn aktiv und reagiert auf Fragen, Formeln oder Befehle des Therapeuten. Der Therapeut kann nun Symptome ansprechen und heilsame Formeln im Unterbewußtsein des Kranken verankern. Diese bleiben auch nach dem Aufwecken im Unterbewußtsein haften.

Status:
Die klinische Schulmedizin steht der Hypnosetherapie noch unschlüssig gegenüber. Deshalb wird Hypnosetherapie nur in wenigen Schmerzkliniken und einigen Zahnarztpraxen angewandt. Dentalmediziner verringern durch Hypnose sowohl die Angst ihrer Patienten als auch die Dosis von Narkosemitteln. Dagegen hat die Psychoanalyse die Hypnosetherapie als festen Bestandteil integriert. Weitere Informationsstellen → Adressen.

Immuntherapie

immun [lat.] = unempfänglich

Begründer:
Bereits die altüberlieferte Erfahrungsheilkunde bediente sich bestimmter Verfahren zur Stärkung des Immunsystems – auch wenn das Wissen über das körpereigene Abwehrsystem noch gering war. Die neuen Erkenntnisse der Immunologie bestätigen viele dieser Verfahren und ergänzen sie durch neue Mittel und Therapien.

Ausführung:
Der menschliche Körper verfügt über ein Abwehrsystem (Immunsystem), das eindringende Krankheitskeime unschädlich machen kann und vor Infektionen aller Art schützt. Das Immunsystem kann jedoch durch körperliche und seelische Einflüsse geschwächt werden. Deshalb sollte es, z.B. nach schweren Krankheiten, Operationen oder in „stressigen Zeiten", durch Immuntherapien gestärkt werden. Immuntherapien können spezifisch oder unspezifisch wirken. Zu den spezifischen Immuntherapien gehören Impfungen, die jedoch der Schulmedizin vorbehalten sind. Dabei werden bestimmte Krankheitserreger wie Bakterien und Viren (in abgeschwächter oder abgetöteter Form), gegen die das Immunsystem spezielle Antikörper produziert, in den Körper eingebracht. Diese Antikörper können lebenslang im Körper bleiben, so daß das Immunsystem gleiche, tatsächlich eindringende Krankheitserreger sofort erkennt und unschädlich machen kann. Die Naturheilkunde bedient sich der unspezifischen Immuntherapien. Dabei geht es darum, das Immunsystem

allgemein zu aktivieren und zu stärken, damit es Infektionen wie Grippe, Schnupfen und Katarrh, chronischen Entzündungen, Allergien, Gicht und Erkrankungen des rheumatischen Formenkreises entgegenwirken kann.

Zu den unspezifischen Immuntherapien gehören eine ausgewogene, möglichst naturbelassene und vollwertige Ernährung (→ Ernährungstherapien), regelmäßige Wasseranwendungen der → Kneipp-Therapie sowie → Dampfbad- und → Saunabesuche. Aus der → Heilpflanzenkunde sind ebenfalls Mittel bekannt, die das Immunsystem stärken können. Bei erhöhter Ansteckungsgefahr von Erkältungskrankheiten können z.B. vorbeugend die Wirkstoffe des Roten Sonnenhuts helfen. Als natürliche Immuntherapie werden in bestimmten Fällen Enzympräparate (→ Enzymtherapie) verabreicht, z.B. vorsorglich vor oder nach einer Operation. Viele Naturheilkundler bevorzugen bestimmte → Zelltherapien, um das Immunsystem zu stimulieren. Neben diesen körperlichen Maßnahmen darf die geistig-seelische Komponente nicht vergessen werden. Wie jeder Mensch weiß, ist er in besonders belasteten Zeiten anfälliger für Krankheiten, nicht zuletzt deshalb, weil er durch äußeren Streß oder Probleme seinen Körper vernachlässigt. Deshalb sollte in Krisenzeiten viel Wert auf die Körperpflege und -versorgung gelegt werden. Bei Krankheiten, die eine besondere psychische Belastung mit sich bringen, kann auch eine entsprechende Psychotherapie im weitesten Sinne zu den Immuntherapien gezählt werden.

Wirkungsweise:
Naturheilkundliche, unspezifische Immuntherapien sollen dem Körper eine Art heilsamen Schock versetzen, so daß er seine Selbstheilungskräfte mobilisiert und sich von schädlichen Stoffen und Schlacken z.B. durch Methoden des → Ausleitens befreien kann. Das funktioniert aber nur, wenn alle anderen Körpersysteme intakt sind. Deshalb

unterstützt eine gesunde Ernährung das Immunsystem, indem sie den Organismus mit wichtigen Nährstoffen aufbaut. Wasseranwendungen trainieren die Blutgefäße, so daß der Stoffwechsel in Schwung kommt. Enzyme helfen dem Immunsystem bei der Aufspaltung von Krankheitskeimen, und die Wirkstoffe von Heilpflanzen unterstützen je nach ihrer speziellen Wirkungsweise.

Status:
Die meisten unspezifischen Immuntherapien werden von der Schulmedizin befürwortet. Sie bedient sich jedoch lieber eigener, spezifischer Immuntherapien, die nicht immer im Sinne der Naturheilkunde sind. Patienten sollten im Gespräch mit dem Arzt oder Heilpraktiker nach ihrer eigenen körperlichen Konstitution entscheiden, in welchem Umfang sie Immuntherapien nutzen möchten.

Inhalationen

Inhalation [lat.] = Einatmung

Inhalationen sind zwar keine eigenständige Therapie, gelten aber als schnelle Hilfe bei akuten Erkrankungen der Atemwege und festsitzenden Erkältungskrankheiten.

Begründer:
Inhalationen waren schon in der Antike bekannt und gelten als Teil der überlieferten Erfahrungsmedizin. Moderne Inhalationsbehandlungen mit speziellen Inhalationsapparaten und Aerosol-Zerstäubern ergänzen die bekannten und bewährten Hausmittel.

Ausführung:
Das bekannteste Inhalationsverfahren ist das Kopf-Dampfbad (→ Selbsthilfe), das bei Erkältungskrankheiten festsitzenden Schleim in Stirn- und Nasennebenhöhlen löst. Es kann mit Kräuterzusätzen oder ätherischen Ölen versetzt

werden. Auch beim Vollbad lassen sich heilsame Düfte und Dämpfe inhalieren, wenn entsprechende Essenzen zugegeben werden.

Eine sekundäre, aber wichtige Bedeutung spielen Brust-Einreibungen (→ Wickel) mit schleimlösenden und atembefreienden Salben. Bei akuten Erkältungskrankheiten werden sie auf der Haut verrieben und geben, durch die Körperwärme verflüchtigt, heilsame Dämpfe ab, die eingeatmet werden. In der praxisorientierten Inhalationsbehandlung werden spezielle Inhalationsapparate und Aerosol-Zerstäuber eingesetzt, die zur Anfallsvorbeugung und -behandlung bei allergisch bedingtem Bronchialasthma oder bei chronischem Bronchialkatarrh dienen.

Auch das Einatmen von medizinischem Sauerstoff bei → Sauerstofftherapien gehört zu den Inhalationstherapien. Im weitesten Sinne können auch Atemtherapien als Inhalation gewertet werden, wenn sie mit tiefen Atemzügen an frischer Luft verbunden sind. Ebenso zählen Kuren in einem Luftkurort mit mildem Reizklima zur Inhalationsbehandlung.

Wirkungsweise:
Tiefes Einatmen von heilsamen Dämpfen und Düften üben eine Reizwirkung aus, die bis tief in die Bronchien geht. Sie wirkt schleim- und krampflösend. Das Einatmen von heißem Wasserdampf befeuchtet die zu trockenen und bei Erkältungskrankheiten meist verklebten Schleimhäute der Atemwege. Dadurch fällt das Atmen leichter, angetrockneter Schleim wird aufgeweicht und kann abgehustet oder ausgeschnupft werden. Entzündungshemmende Zusätze (z.B. Kamille) im heißen Wasserdampf beschleunigen die Heilung. Nach dem gleichen Prinzip arbeiten auch mechanische Inhalationsgeräte. Hier befinden sich entkrampfende oder antiallergische Arzneimittel im Zerstäuber, die mit heißem Dampf oder mit Druck bis in die Bronchien geleitet werden.

Status:
Inhalationen werden in Naturheilkunde und Schulmedizin anerkannt und angewendet. Sie eignen sich zur Selbstbehandlung.

Irisdiagnostik

Begründer:
Schon der griechische Naturarzt Hippokrates glaubte, daß die Augen eines Menschen etwas über seine Erkrankungen verraten können. Als Begründer der heutigen Irisdiagnostik gilt jedoch der Arzt Ignaz von Péczely (1822-1922) aus Budapest, der 1881 sein erstes Werk über die Irisdiagnostik veröffentlichte.

Ausführung:
Die Irisdiagnostik versucht Krankheiten zu erkennen, indem sie den farbigen Teil des Auges, die Iris, genau „unter die Lupe" nimmt. Das Gewebe der Iris besteht aus Muskelfasern, Nervenbahnen, Gefäßen, Bindegewebe und winzigen drüsenähnlichen Gebilden. Schon mit bloßem Auge ist zu erkennen, daß sich von der Pupille aus strahlenförmige, feine Linien über die Iris ziehen. Ihre Dichte und die Ausbuchtungen zeigen die Vielschichtigkeit des Gewebes an. Dabei sind diese strahlenförmigen Linien beim gesunden Menschen relativ regelmäßig angeordnet.

Ärzte der Naturheilkunde und Heilpraktiker, die Irisdiagnosen durchführen, teilen die Iriden beider Augen in einzelne (gedachte) Felder ein. Dabei legen sie rundum 60 Teilstriche (Gradeinteilung) fest. Innerhalb dieser Einteilung befinden sich nach ihrer Ansicht Reflexzonen, die den einzelnen Organbereichen zugehörig sind. Zeigen sich nun Unregelmäßigkeiten im Gewebe, etwa durch eine starke Ausbuchtung oder besonders eng zusammenliegende Linien, kann der Therapeut mit Hilfe der Gradeinteilung Rückschlüsse darauf ziehen, ob das Organ, das in diesem Teil-bereich reflektiert wird, angegriffen ist. Auch eingelagerte atypische Pigmentflecken sowie wolkenartige Trübungen oder abweichend gefärbte Ringe um die ganze Iris kön-nen auf eine bestimmte organische Störung hinweisen.

Wird die erkannte Störung durch eine Therapie behoben, werden die Hinweisreihen in der Iris abgeschwächt.

Wirkungsweise:
Ignaz von Péczely vertrat die Theorie, daß das Auge durch viele Nervenbahnen mit dem Gehirn verbunden ist und über das Gehirn Kontakt zu den einzelnen Organberei-chen hat. Dieser Kontakt zeigt sich durch Reflexzonen in der Iris, die sich mit dem Zustand des Organs verändern können. Besonders angeborene oder erbliche Fehlfunk-tionen und Anlagen sollen in der Iris sichtbar sein. Péczely behauptete sogar, daß akute Störungen der Gesundheit (etwa Unfallverletzungen) sich ebenfalls im Auge wider-spiegeln. Diese Behauptung wird jedoch heute als unrich-tig angesehen.

Status:
Die Irisdiagnostik wird von der Schulmedizin nicht aner-kannt, obwohl Mediziner wissen, daß die Augen auf bestimmte Erkrankungen reagieren. Beispiel: Bei einer Leberentzündung ist das „Weiße" im Auge (Sklera) gelb verfärbt. Allerdings fällt dieser Tatbestand unter den medi-zinischen Begriff Augendiagnose (Physiognomie), die getrennt von der Irisdiagnose zu sehen ist. Auch Ärzte der Naturheilkunde und Heilpraktiker räumen ein, daß eine Iris-diagnose allein nicht ausreicht, um eine Krankheit exakt zu bestimmen. Sie eignet sich eher als Hinweisdiagnose. Weitere Diagnoseverfahren sind deshalb nötig. Die Iris-diagnose wird jedoch in vielen Fällen hinzugezogen, um einen besseren Eindruck von dem Patienten zu gewinnen und wertvolle Zusatzinformationen zu erhalten.

K

Kältetherapie

Begründer:
Kältetherapien gehören zu den Reiztherapien und sind Bestandteil überlieferter Erfahrungsmedizin. Mit Hilfe der Technik wurden sie jedoch umfangreich erweitert.

Ausführung:
Kältereize können auf verschiedene Weise erzeugt werden: Mit kühlem bis kaltem Wasser lassen sich Teilbäder, Güsse, Duschen und Waschungen durchführen. Dabei liegen die Kältereize über 0°C. Mit Eisbeuteln oder Eispackungen können schmerzende oder entzündete Körperstellen behandelt werden. Hierbei liegt der Kältereiz unter 0°C. Weitere Formen der Kältetherapie erfolgen durch künstlich erzeugte Kältemittel: Es gibt Kühlkissen, die in der Gefriertruhe aufbewahrt werden, Eissprays, die z.B. auf eine geprellte Körperstelle gesprüht werden, und rein medizinisch genutzte, hochkomplizierte Geräte, die (z.B. mit Hilfe von Stickstoff) Kälte bis zu minus 180°C erzeugen. Kältetherapien, die mit extremen Minustemperaturen arbeiten, werden auch Kryotherapie genannt.

Kältetherapien werden von Naturheilkunde und Schulmedizin in folgenden Bereichen eingesetzt: zur akuten Schmerzlinderung (z.B. bei Kopfschmerzen), zur Behandlung von Entzündungen, als erste Hilfe bei Brandwunden, zur Stärkung des Immunsystems (siehe → Hydrotherapie, → Kneipp-Therapie), zum Trainieren der Blutgefäße, zur Narkotisierung einzelner Haut- und Gewebepunkte (Vereisung) bei kleineren Operationen und in der Rheumabehandlung.

Kältetherapien werden jedoch immer nur partiell und kurzzeitig eingesetzt. Es darf nie zu einer Unterkühlung des ganzen Körpers kommen. Grundsätzlich gilt: Wer bei Kältebehandlungen nachhaltig fröstelt, sollte die Behandlung abbrechen und sich zunächst wieder aufwärmen.

Wirkung:

Die Nerven unter der Haut haben verschiedene Aufgaben: Manche dienen zur Schmerzübermittlung, andere reagieren auf äußere Reize wie Wärme, Kälte, Druck etc. Tritt ein Kältereiz auf die Haut, wird er vorrangig zum Gehirn gesendet. Er überdeckt sozusagen einen bestehenden Schmerzreiz und kann somit Schmerzen kurzzeitig lindern. Außerdem reagieren die Blutgefäße auf Kälte - sie ziehen sich zusammen, das heißt die Blutzirkulation im Bereich der Kältebehandlung geht zurück. Dieser Effekt hilft bei kleineren Verletzungen, Blutungen schneller zu stillen oder Blutergüsse nach Quetschungen und Prellungen zu verhindern, wenn der Kältereiz sofort eingesetzt wird. Trifft ein Kältereiz eine Reflexzone auf der Haut, kann sich die verminderte Blutzirkulation auch auf den zuständigen Organbereich ausdehnen. Das kann bei manchen Erkrankungen heilsam wirken.

Inwieweit Entzündungen mit Kälte behandelt werden, entscheidet der Arzt. Es gibt nämlich Entzündungen, die sich durch Kälteeinwirkung verschlimmern können. Gezielte Kältereize können das vegetative Nervensystem anregen. Der antreibende Sympathikus und das zugehörige Nervengeflecht werden dadurch in Schwung gebracht. Kälte- und Wärmereize, die im Wechsel angewendet werden, trainieren die Blutgefäße, weil sie sich durch den Temperaturunterschied zusammenziehen und ausdehnen. Dabei wird der ganze Kreislauf angeregt und der Stoffwechsel verbessert, was nicht zuletzt das Immunsystem stärkt. Extreme Kältereize, wie sie in der Kryotherapie eingesetzt werden, dienen dazu, krankes Gewebe zu zerstören. In der Kryochirurgie werden Kältereize eingesetzt, um Gewebe zu verbinden (z.B. bei Augenoperationen) oder zu verschließen (z.B. „Zukleben" durchtrennter Eileiter bei der Sterilisation).

Status:
Kältetherapien sind in Schulmedizin und Naturheilkunde gleichermaßen anerkannt und werden als eigene Therapie oder im Zusammenhang mit anderen Behandlungen eingesetzt.

Kinesiologie

Begründer:
Die Kinesiologie ist ein naturheilkundliches Diagnoseverfahren, das der amerikanische Chiropraktiker Dr. George Goodheart 1965 erstmals vorstellte. Es ist mit den Grundsätzen der ➡ Chiropraktik eng verwandt.

Ausführung:
Mit Hilfe der Kinesiologie soll die Energieverteilung im Körper des Patienten getestet werden. Dabei wird vorausgesetzt, daß Muskelschwächen in der einen Seite des Körpers zu Verspannungen der gleichen Muskelpartien in der anderen Körperseite führen können (Überkreuzreaktion).

Der Kinesiologe untersucht die Muskelfunktionen des Patienten, indem er beide Körperseiten in Bezug zueinander setzt, aber auch den Zusammenhang zwischen Muskeln und zugehörigen Organen testet. Stellt er Störungen fest, kann er darauf schließen, daß der Energiefluß im Körper ein Ungleichgewicht aufweist oder Organe angegriffen sind. Die Art der Störung kann auf eine entsprechende Krankheit hinweisen und muß durch weitere Diagnoseverfahren ermittelt werden. Zu Störungen kann es kommen, wenn der Patient unter seelischen Belastungen leidet, sich falsch ernährt oder der Organismus durch eine Krankheit angegriffen ist.

Mit Hilfe der Kinesiologie kann auch ermittelt werden, welche Stoffe (z.B. Nahrungsmittel oder Medikamente) für den Patienten nicht geeignet sind. Beispiel: Der Patient breitet beide Arme zur Seite aus. Nun versucht der Kinesiologe einen Arm (etwa den linken) gegen den Widerstand des Patienten herunterzudrücken. Er wird feststellen, daß der Widerstand groß ist. Dann gibt er dem Patienten einen schadhaften Stoff (z.B. eine Packung Zigaretten) in die rechte Hand. Der Patient führt die Zigaretten kurz zum Körper und streckt sie dann mit der rechten Hand wieder weg. Erneut versucht der Kinesiologe den linken Arm gegen Widerstand herunterzudrücken. In der Regel stellt er nun fest, daß der Widerstand bedeutend geringer geworden ist. Fazit: Der schadhafte Stoff in der rechten Hand schwächt die Muskeln des linken Armes. Nimmt der Patient jedoch auf gleiche Weise einen unterstützenden Stoff (z.B. ein vom Therapeuten ausgewähltes Heilmittel) in die rechte Hand, ist der Widerstand des linken Armes ungebrochen.

Wenn sich der Kinesiologe ein Bild von dem Zustand des Patienten gemacht hat, kann er mit den Methoden der Chiropraktik oder der Osteopathie versuchen, Störungen durch leichten Druck oder Massage der Muskeln zu beheben. In leichten Fällen wird er eine Besserung erzielen. Eine weitere Therapie kann jedoch zusätzlich nötig sein.

Wirkungsweise:
Nach der Lehre der traditionellen chinesischen Medizin fließt die Lebensenergie auf unsichtbaren Energiebahnen (Meridianen) durch den Körper. Dabei sind auch jeder Muskelgruppe bestimmte Meridiane zugeordnet. Ist die Muskelfunktion gestört, liegt ein Energiestau auf dem zugehöri-

gen Meridian vor. Dieser Energiestau wirkt sich auf den ganzen Körper – also auch auf die Organe – aus, da er ein Ungleichgewicht des energetischen Zustands herbeiführt.

Status:
Die Kinesiologie ist in der Schulmedizin praktisch noch unbekannt. In der Naturheilkunde wird die Kinesiologie als begleitendes Diagnoseverfahren angewandt, um Informationen über den energetischen Zustand des Patienten zu erhalten. Weitere Informationen → Adressen.

Kirlian-Fotografie

Begründer:
Die Kirlian-Fotografie wurde nach ihrem Erfinder Semjon Kirlian benannt. Der russische Elektriker entwickelte zusammen mit seiner Frau Walentina eine Kamera, mit der das unsichtbare Farbfeld (Aura), das jeden Menschen umgibt, sichtbar gemacht werden kann. Der Heilpraktiker Peter Mandel brachte durch seine Entwicklungen die Kirlian-Fotografie und die Forschung, die sich mit ihr befaßt, auf den heutigen, modernen Stand.

Ausführung:
Die Kirlian-Fotografie ist ein Hilfsmittel, das die → Aura-Soma-Therapie und die → Farbtherapien unterstützen kann. Sie arbeitet mit einer speziellen Kamera, die aus einer Aluminiumplatte besteht, über die ein elektrisches Hochfrequenzfeld geleitet wird. Darüber liegt eine Glasplatte, die den Film und eine schützende Folie trägt. Der Patient legt seine Hand auf diese Folie, und der Film wird allein durch die Farbenergie seiner Aura belichtet. Anhand des entstandenen Bildes läßt sich die Aura erkennen und deuten. Unschärfen, ausgeprägte Farben und nur mäßig vertretene Farben geben Aufschluß über die Persönlich-

keit und mögliche körperliche und seelische Krankheiten, die dann mit einer → Farbtherapie oder mit der
→ Aura-Soma-Therapie behandelt werden.

Risiken:
Die Diagnosemöglichkeit mit Hilfe der Kirlian-Fotografie
hängt von der richtigen Ausführung ab. Kleinste Fehler bei
der Aufnahmetechnik können ein verfälschtes Bild geben.
Deshalb sollten Krankheitsdiagnosen nie allein mit der Kirlian-Fotografie durchgeführt werden. Es besteht auch die
Gefahr, daß trotz einer richtigen Aufnahmetechnik Krankheiten nicht erkannt werden oder falsch gedeutet werden.
Ein Gegencheck durch den Arzt ist deshalb anzuraten.

Status:
Die Kirlian-Fotografie wird von der Schulmedizin nicht
anerkannt und ist auch in der Naturheilkunde umstritten.
Mit wachsender Beliebtheit der → Farbtherapien steigt
jedoch ihr Einsatz als Diagnoseverfahren. Verantwortungsvolle Farbtherapeuten verlassen sich jedoch nicht
allein auf die Kirlian-Fotografie und setzen zusätzliche Diagnosemöglichkeiten ein.

Kneipp-Therapie

Begründer:
Der Pfarrer Sebastian Kneipp (1821-1897) verhalf den
→ Hydrotherapien zu allgemeiner Anerkennung. Deshalb
wurde er auch der „Wasserdoktor aus Wörishofen"
genannt. Aus dem Grundwissen von Dr. Sigmund Hahn
und seinem Sohn Dr. Johann Sigmund Hahn sowie Vinzenz Prießnitz erarbeitete er ein umfassendes und wei-
terentwickeltes Wasserheilsystem mit kalten, warmen und
wechselnd temperierten Anwendungen. Die Therapie wurde nach ihm benannt.

Ausführung:

Zur klassischen Kneipp-Therapie gehören über hundert verschiedene Formen der Wasseranwendung, die hier nicht alle genannt werden können. Sie werden aber in Kneipp-Kurorten zur Vorbeugung und Heilung von Gesundheitsstörungen durchgeführt. Zu den wichtigsten Anwendungen gehören Bäder, Güsse, Waschungen, Wickel sowie Tau- und Wassertreten (➡ Selbsthilfe/Hausmittel). Die Behandlung mit Wasser allein reichte Kneipp jedoch nicht. Insgesamt gibt es fünf Komponenten (fünf Säulen), die die Kneipp-Therapie tragen:

1. *Hydrotherapien* Sie umfassen alle Anwendungen mit Wasser.

2. *Bewegungstherapie* Sie beinhaltet eine gemäßigte Form der Bewegung, zugeschnitten auf Alter und Gesundheitszustand des Patienten. Aktive Bewegungsformen können dabei durch passives Körpertraining (➡ Massage) unterstützt werden.

3. *Phytotherapie* (Heilpflanzenkunde) Kneipp vertraute den Heilkräften der Natur und setzte auf die Heilwirkung von ➡ Heilpflanzen zur Vorbeugung und Heilung.

4. *Diätetik* Darunter verstand Kneipp eine gesunde Ernährung im Sinne der Naturheilkunde und notwendige ➡ Diäten, je nach Erkrankung.

5. *Ordnungsprinzip* Kneipp legte Wert auf einen „geordneten" Lebensrhythmus mit regelmäßigen Abläufen und ausreichendem Schlaf.

Alle fünf Bereiche sollten während einer Kneipp-Kur und auch im täglichen Leben zum Tragen kommen, um den Menschen gesund zu erhalten oder zu heilen. Dabei lassen sich jeweils Teile der fünf Bereiche auf viele Erkrankungen so zuschneiden, daß Körper, Geist und Seele

(Ganzheitsprinzip) gleichermaßen gesunden und zu mehr Wohlbefinden gelangen.

Wirkungsweise:

Die Kneipp-Therapie bietet mit allen fünf Bereichen eine umfassende Palette von Reizen, die den Körper ➞ umstimmen sollen. Dabei greifen die Bereiche ineinander über und wirken in ihrer Gesamtheit erst effektiv. Die wichtigsten Umstimmungsreize gehen jedoch von den Wasseranwendungen aus. Deshalb gelangten sie vermutlich zum höchsten Bekanntheitsgrad. Ihre Wirkungsweise wird unter dem Stichwort ➞ Hydrotherapien beschrieben. Dabei spielen Kälte- und Wärmereize (➞ Kältetherapie, ➞ Wärmetherapie) eine große Rolle. Zusammenfassend läßt sich sagen, daß die Wasseranwendungen die Blutgefäße trainieren, den Kreislauf anregen und den Körper „abhärten". Auf diese Weise wird das Immunsystem gestärkt. Bewegungstraining unterstützt diesen Effekt, stärkt die Muskeln und führt zu einem besseren Sauerstoffaustausch im Organismus und in den Zellen. Bei den pflanzlichen Arzneimitteln, die Kneipp empfahl, handelt es sich um mild wirkende Heilkräuter, die die Selbstheilungskräfte anregen sollen. Sie können als Zusätze in der ➞ Hydrotherapie dienen (z.B. bei Bädern), aber auch die Ernährung ergänzen (z.B. als Tee). Die gesunde Ernährung dient dazu, den Körper mit wichtigen Nährstoffen zu versorgen und den gesamten Organismus leistungsfähig zu halten. Das Ordnungsprinzip schließlich sollte einen natürlichen Lebensrhythmus herstellen, den der Körper braucht, um Funktion und Regeneration optimal abzuwechseln. Kneipp wies damit damals schon darauf hin, daß der Körper einen eigenen Rhythmus besitzt, den die moderne Naturheilkunde als Biorhythmus (Ordnung der Lebensvorgänge) bezeichnet.

Status:

Die Wasseranwendungen der Kneipp-Therapie gehören zu den schulmedizinisch anerkannten und sehr wirksamen Methoden der Naturheilkunde. Sie sind Bestandteil vieler Kuren und können auch – in Teilen – als Selbstbehandlung zu Hause durchgeführt werden. Eine mehrwöchige Kneipp-Kur bei bestimmten Gesundheitsstörungen sollte ein Arzt ausarbeiten und kontrollieren. Die Vielfalt der Anwendungsmöglichkeiten muß optimal sondiert werden, da zuviel Therapie überfordern und unerwünschte Körperreaktionen hervorrufen kann. Deshalb ist für erkrankte Menschen die Absprache mit dem Arzt unumgänglich, gesunde „Kneippwillige" sollten sich ebenfalls vorher mit dem Arzt beraten.

Kuren

Begründer:
Kurbehandlungen waren schon in der Antike bekannt – damals bestanden sie jedoch hauptsächlich aus Bäderanwendungen, z.B. in Heilquellen. Heute gibt es ein breites Kurangebot, das auf ganzheitliche Therapie ausgerichtet ist und verschiedene Patientengruppen gezielt anspricht.

Ausführung:
Die Vielzahl der Kurangebote läßt sich wie folgt einteilen:

▶ Bäder-Kuren umfassen ein breites Angebot von Wasserbehandlungen mit Schwerpunkt Bad. Es gibt Hefe- und Trubbäder gegen Hautkrankheiten, hydroelektrische Bäder zur Anregung der Nervenfunktion, hypotonische Bäder gegen chronisch-entzündliche Krankheiten, Kohlensäure-, Sauerstoff- und Luftperlbäder, die das Herz-Kreislauf-System anregen, Fieber- und Schlenzbäder zur Entgiftung über die Haut sowie die bekannten Thermalbäder, Solebäder und Schwefelbäder mit verschiedenen Heilanzeigen.

▶ Diätkuren sind zum einen für Übergewichtige gedacht, die stark „abspecken" müssen, weil ihr Übergewicht körperliche Schäden hervorruft, und zum anderen für Untergewichtige, die dringend zunehmen müssen, damit ihr Körper zu neuen Kräften kommt und seine Funktionsfähigkeit wieder hergestellt wird. In beiden Fällen sind Diäten oder Ernährungskuren angeordnet, die unter ärztlicher Aufsicht durchgeführt werden müssen.

▶ Erholungskuren stärken bei allgemein schlechter Konstitution und dienen der Entspannung und Harmonisierung der Seele nach größeren Belastungen oder Lebenskrisen.

▶ Frauen-Kuren sind speziell auf die Behandlung von typischen Frauenleiden ausgerichtet und enthalten verschiedenste Anwendungen, die körperliche und seelische Probleme behandeln.

▶ Klima-Kuren bzw. Luft-Kuren finden in heilklimatischen Luftkurorten statt und bessern allein schon durch das Einatmen der Luft Erkrankungen der Atemwege, Allergien, Stoffwechselstörungen und nervöse Erschöpfungszustände.

▶ Kneipp-Kuren beinhalten Anwendungen der → Kneipp-Therapie mit entsprechenden Heilanzeigen.

▶ Mutter-und-Kind-Kuren sind für Frauen gedacht, die ihre Kinder nicht für längere Zeit betreuen lassen können und sie deshalb mit zur Kur nehmen müssen. Diese Kuren sind auf die Behandlung der Frauen ausgerichtet, beziehen die Kinder jedoch in das Geschehen mit ein.

▶ Rehabilitationskuren (Nachsorgekuren) sind nach schweren Erkrankungen oder Verletzungen angezeigt.

▶ Revitalisierungskuren sollen die Leistungsfähigkeit von Körper und Geist wiederherstellen, helfen jedoch auch gegen vorzeitige geistige und körperliche Alterserscheinungen, die auf Überlastung zurückzuführen sind.

▶ Sucht-Entziehungskuren helfen von einer Sucht loszukommen. Sie sind angezeigt bei Alkoholismus, Medikamentensucht, Drogensucht, Magersucht, Bulimie.

▶ Trinkkuren stellen meist eine begleitende Kurmaßnahme dar. Dabei werden mineralhaltige Heilwässer gegen Magen-, Darm-, Gallen-, Leber-, Nieren- oder Harnwegsleiden in großer Menge getrunken.

▶ Eine Sonderform ist die Behindertenkur, die behinderten Menschen einen Kuraufenthalt in einer behindertengerechten Einrichtung ermöglicht. Die Anwendungen sind auf die entsprechende Behinderung zugeschnitten.

Jede Kur hat einen speziellen Schwerpunkt, der die persönliche Erkrankung heilen soll. Es gibt Anwendungen, die in vielen Kuren gleichzeitig vorkommen, da sie das allgemeine Wohlbefinden unterstützen. Außerdem bietet fast jede Kur Zusatzangebote wie Massagen, autogenes Training, Mal- oder Tanztherapie, die diesen Schwerpunkt unterstützen oder ausgleichen. Allgemein haben Kuren das Ziel, die Patienten vom (oft belastenden) Alltag zu lösen, ihnen Ruhe und Zeit zu schenken, sich wieder auf sich selbst zu besinnen und dadurch zu mehr körperlichem, geistigem und seelischem Wohlbefinden zu gelangen. Die so herbeigeführte Erholungssituation hilft entscheidend mit, Erkrankungen schneller und nachhaltiger auszukurieren.

Wirkungsweise:
Kuren bringen immer eine Veränderung der Lebensumstände mit. Dadurch entfällt die Alltagsbelastung, der Pati-

ent kann sich neu orientieren und umstimmen. Dadurch findet oft eine „Neuorganisation" der Körperfunktionen statt. Die Seele gelangt zu mehr Ruhe, der Körper regeneriert sich, Herz-Kreislauf, Organe und das Immunsystem gelangen zu mehr Kraft.

Die speziellen Wirkungsweisen richten sich nach Art der Kur und den durchgeführten Anwendungen. In erster Linie kommen dabei die entsprechenden Heilanwendungen zum Tragen, die je nach Erkrankung verordnet wurden. So üben Wasseranwendungen oder ein Klimawechsel (Reizklima) heilsame Reize auf den Körper aus, die die verschiedenen Funktionen ankurbeln und die Selbstheilungskräfte wieder herstellen. Diätkuren oder Trinkkuren sind günstig für den Stoffwechsel und unterstützen den Körper bei der Entgiftung. Bei reinen Erholungskuren kann die „Seele baumeln" und neue Kraft „getankt" werden. Sie bessern nicht nur den mentalen, sondern auch den physischen Zustand. Bewegungstherapien während der Kur oder einfach nur der Aufenthalt an frischer Luft erhöhen die Sauerstoffaufnahme durch den Organismus und optimieren damit den Sauerstoffaustausch in den Zellen. Der Patient fühlt sich leistungsfähiger und sieht in der Regel auch „gesünder" aus. Meist ist es jedoch die gesamtheitliche Wirkung der durchgeführten Anwendungen, Ernährungsmaßnahmen, Bewegungstherapien und Ruhephasen, die den Patienten rundum gesunden läßt.

Status:
Heilkundige und Mediziner aller Richtungen stimmen darin überein, daß eine Kur eine wichtige Maßnahme zur Gesunderhaltung oder zur Heilung eines Menschen darstellt. Dabei ist es wichtig, daß eine Kur genau auf den Gesundheitszustand eines Patienten zugeschnitten wird. Die Verordnung der nötigen Anwendungen erfolgt durch den behandelnden Arzt. Die Durchführung der Anwendungen sowie die Überwachung des Gesundheitszu-

standes während der Kur erfolgt durch den Kurarzt und das medizinische Personal.

Die Kosten für eine stationäre Kur übernimmt die Krankenkasse bzw. die Versicherung. An den Unterbringungs- und Fahrtkosten einer ambulanten Kur kann sich der Versicherungsträger bis zu einer bestimmten Grenze beteiligen, muß es aber nicht. Eine vorherige Absprache mit dem Versicherungsträger ist erforderlich.

Lichttherapie

Begründer:
Die Lichttherapie ist eine Entwicklung der modernen Forschung. Verschiedene Biophysiker sowie Forschungsabteilungen großer Konzerne beschäftigen sich mit dem Einfluß des Lichts auf unseren Körper. Professor Fritz-Albert Popp aus Kaiserslautern ist einer von ihnen, der mit der Biophotonen-Theorie Aufsehen erregte.

Physikalische Lichtlehre:
Lichttherapie und Farbtherapie stehen in engem Zusammenhang, da weißes Licht wie das Sonnenlicht eine Bündelung der Farben Rot, Orange, Gelb, Grün, Blau und Violett ist. Die Aufspaltung von weißem Licht macht sich die → Farbtherapie zunutze. In der Lichttherapie wird vornehmlich weißes Licht und UV-Strahlung verwendet.

Licht breitet sich in Wellen im Raum aus. Dabei besitzt jeder Lichtstrahl eine meßbare, elektromagnetische Energie, weil er aus unzähligen kleinen Energiepartikeln (Photonen) besteht.

Deshalb wird Licht als eine Form von Energie angesehen, die auf den menschlichen Körper wirken kann.

Biophotonen-Theorie:
Professor Popp fand in langwierigen Versuchsreihen heraus, daß jede Zelle unseres Körpers Lichtenergie, also Photonen, aussendet. Diese werden Bio-Photonen (Bio [griech.] = Leben) genannt. Die Bio-Photonen bilden ein dichtes Kommunikationsnetz zwischen den einzelnen Zellen. Sie bestimmen die Funktion der einzelnen Zellen im

Zellverband in Abstimmung mit deren Gen-Programm. Das abgestrahlte Licht unseres Körpers ist insgesamt so schwach, daß es nicht sichtbar wird. Trotzdem ist die Strahlung so stark, daß jede einzelne Zelle weiß, worin ihre Aufgabe besteht. Wird die Bio-Photonen-Strahlung im Körper gestört, reagieren die Zellen irritiert. Das heißt, eine Krankheit steht bevor.

Die Industrie arbeitet daran, ein Gerät zu entwickeln, daß die Biophotonen-Strahlung des Körpers exakt messen kann. Mit einem solchen Gerät ließen sich auch Tumore frühzeitig erkennen, da sie eine stärkere Strahlung aussenden als gesundes Gewebe.

Ausführung:
Lichttherapie mit weißem Licht (ähnlich dem Lichtspektrum der Sonne) wird bei depressiven Verstimmungen eingesetzt, die hauptsächlich in der „dunklen Jahreszeit", also im Herbst und Winter, auftreten. Dabei setzen sich die Patienten morgens für etwa zwei Stunden vor eine Leuchtwand, die 2.500 Lux ausstrahlt. Schwer depressive Menschen werden täglich etwa eine halbe Stunde vor eine 10.000 Lux starke Lampe gesetzt. Zum Vergleich: Die Sonne erzielt an einem strahlenden Sonnentag etwa 30.000 Lux. Bei schweren Depressionen stellt die Lichttherapie eine gute Ergänzung zu klassichen Behandlungen dar.

Eine weitere Lichttherapie ist die punktuelle Bestrahlung mit künstlichem UV-Licht. Sie kann z.B. Nagelpilz bekämpfen. Richtig dosierte Sonnenbäder (dem Hauttyp und Bräunungsgrad entsprechend) oder Besuche eines Solariums können auch als Lichttherapie bezeichnet werden. Bei verschiedenen Hautkrankheiten wie der Schuppenflechte kann Sonnenlicht eine Besserung bringen.

Achtung: Sonnenbäder nie kurz nach dem Essen oder in der Mittagssonne durchführen. Aufgrund der vermehrten schädlichen Sonneneinstrahlung durch das Ozonloch ist die Benutzung eines Sonnenschutzmittels erforderlich.

Die Bestrahlung mit farbigem Licht wird unter dem Stichwort → Farbtherapien behandelt.

Wirkungsweise:
Sonnenlicht oder sonnenähnliches Licht hat verschiedene Wirkungen auf den Körper:

1. Es steuert die Hormonausschüttung der Zirbeldrüse im Gehirn. Bei Dunkelheit oder schwachem Licht produziert sie das Schlafhormon Melatonin, bei heller Lichteinstrahlung wird die Produktion von Melatonin gestoppt, dafür wird Adrenalin ausgeschüttet, das die Körperfunktionen aktiviert.

2. Sonnenlicht setzt im Körper Endorphine frei. Das sind sogenannte „Glückshormone", die fröhlich stimmen.

3. Sonnenlicht fördert die Durchblutung der Haut und kurbelt den Stoffwechsel an.

4. Die UV-Strahlen im Sonnenlichtspektrum fördern die Bildung von Vitamin D_3 im Organismus. Vitamin D_3 ist für das Knochen- und Zahnwachstum verantwortlich. Ein Mangel führt zur Verweichlichung der Knochen, Wirbelsäulenbeschwerden und Zahnverfall.

5. UV-Licht kann auf der Haut und im Organismus Viren und Bakterien abtöten.

6. Sonnenlicht regt die Durchblutung an und senkt das Risiko für Arterienverkalkung und Herzinfarkt, da es die Schilddrüse aktiviert, die über den Stoffwechsel beim Abbau von Gefäßfetten und Schlacken hilft.

Achtung: Bei allen guten Eigenschaften, die Sonnenlicht auf unseren Körper ausübt, darf nicht vergessen werden, daß das Sonnenlicht auch schädliche Strahlen enthält, die krank machen können. Bei ungeschütztem, längeren Aufenthalt in der Sonne ist die Gefahr eines Sonnenbrandes groß, und viele Sonnenbäder erhöhen die Gefahr von Hautkrebserkrankungen. Deshalb die Sonne immer wohl dosiert genießen.

Status:
Je mehr die Forschung über die Wirkung von Licht herausfindet und je mehr Geräte entwickelt werden, um Lichttherapien durchzuführen, desto höher wird die Akzeptanz und der Einsatz von Lichttherapien in Schulmedizin und Naturheilkunde. Lichttherapien gegen depressive Verstimmungen sind bereits anerkannt und werden in immer mehr Kliniken durchgeführt.

Logotherapie

→ Psychosomatische Medizin

Lymphdrainage

Begründer:
Die Lymphdrainage wurde von dem Physiotherapeuten Dr. phil. Emil Vodder und seiner Frau entwickelt. Sie darf nur von ausgebildeten Fachkräften ausgeführt werden.

Ausführung:
Die Lymphe ist ein besonderer „Saft" im menschlichen Körper: Sie besteht aus Gewebewasser und weißen Blutkörperchen und hat die Aufgabe, Schlacken und Krankheitsstoffe aus dem Gewebe aufzunehmen und abzutransportieren. Die Lymphe fließt auf Lymphbahnen. Diese beginnen blind im Gewebe, vereinen sich zu kleineren Bahnen und enden in den Hauptbahnen links und rechts im Körper. Im ganzen Lymphsystem gibt es Lymphkno-

ten, die die Lymphe auf ihrem Weg reinigen und mit Abwehrstoffen versorgen. Die Lymphe wird durch Muskelkraft durch den Körper befördert. Gerät der Lymphfluß ins Stocken, können Gefäße und umliegendes Gewebe aufquellen. Die therapeutische Lymphdrainage ist eine besondere Art der → Massage, die beim Ableiten der Lymphe hilft. Der Therapeut streicht dabei mit bestimmten Handgriffen die Lymphe aus dem betroffenen Gebiet heraus. Durch den äußeren Druck wird sie in funktionstüchtigere Lymphbahnen abgeleitet.

Achtung: Die therapeutische Lymphdrainage kann nur von ausgebildeten Fachkräften durchgeführt werden, da sie gewisse Risiken birgt: Lymphe darf niemals in andere gestaute Gebiete oder entzündetes Gewebe abgeleitet werden. Für Patienten, die an Herzasthma, Beinvenenthrombosen oder Schilddrüsenfehlfunktionen leiden, ist die Lymphdrainage nicht oder nur eingeschränkt erlaubt.

Eine Lymphdrainage kann durch entwässernde Medikamente oder Heilkräuteraufbereitungen unterstützt werden.

Neben der therapeutischen Lymphdrainage gibt es noch die kosmetische Lymphdrainage. Diese wird mit wesentlich weniger Druck ausgeführt und dient zum → Ableiten schwacher Stauungen vornehmlich im Gesicht und in den Beinen. Kosmetikerinnen, die diese Lymphdrainage durchführen, sollten ein entsprechendes Fachwissen erworben haben.

Wirkungsweise:
Es gibt verschiedene Gründe, die den Lymphfluß ins Stocken bringen können: Bewegungsmangel, eine angeborene Schwäche des Lymphsystems, eine Bindegewebsschwäche, eine Erkrankung der Nieren oder eine medizinische Behandlung, die zwar gegen die entsprechende Krankheit hilft, jedoch das Lymphsystem schädigt (z.B. Bestrahlungen gegen Krebs). Kann die Lymphe nicht

mehr fließen, ist der Austausch von Abwehrstoffen und Schadstoffen im Gewebe nicht mehr gewährleistet. Der Lymphfluß muß also wieder in Gang gebracht werden, damit der Stoffwechsel funktionieren kann. Die druckvollen, kreisenden und pumpenartigen Massagebewegungen der Lymphdrainage lösen Stauungen auf und lassen Schwellungen zurückgehen. Der Lymphfluß kommt wieder in Schwung. Dem Patienten wird empfohlen, darauf zu achten, daß die Ursache für den Stau zukünftig soweit wie möglich vermieden wird. Er sollte unter anderem für ausreichendes Muskeltraining sorgen, sein Bindegewebe stärken oder entwässernde Tees (z.B. Brennesseltee) trinken.

Status:

Die therapeutische Lymphdrainage ist eine anerkannte Behandlung. Sie muß vom behandelnden Arzt verordnet und von einem entsprechend ausgebildeten Therapeuten durchgeführt werden.

Magnetfeld-Therapie

Begründer:

Magnetfeld-Therapien wurden schon angewendet, als es noch gar keine pysikalisch begründete Magnetfeldlehre gab. Damals galten die Kräfte von Magneten noch als „kosmische Kräfte". Trotzdem benutzen Heiler im Altertum magnetisch aufgeladene Metalle, um Wunden zu heilen. Berühmte Naturärzte wie Hippokrates (um 460-377 v.Chr.), Galen (Claudius Galenus) (129-199) und später Paracelsus (1493-1541) hinterließen Schriften über die Heilwirkung von Magneten.

Heute arbeiten Medizin und Technik an der Entwicklung von Geräten, mit denen die Magnetfeldtherapie noch präziser und breit gefächert eingesetzt werden kann.

Ausführung:

Es gibt verschiedene Formen der Magnetfeld-Therapie:

1. Behandlung mit Magnetfolien, die auf die Haut geklebt werden. Diese Folien wirken sowohl gegen Muskelverspannungen (z.B. im Schulter-Nacken-Bereich) als auch gegen Schmerzen (z.B. beim Hexenschuß), bei schlechtheilenden Narben und bei Entzündungen im Unterleib.

2. Behandlung mit magnetischen Impulsfeldern, die keine gleichbleibende Magnetkraft aufweisen, sondern schwingen.

   Sie weisen „Kraftspitzen" (Spikes) und „Krafttäler" auf. Magnetische Impulsfelder werden eingesetzt, um Blutergüsse aufzulösen, ganze Muskelpartien zu lockern und chronische Schmerzzustände (z.B. bei Rheuma) zu lindern. Die Behandlung mit magnetischen Impulsfeldern ist jedoch seit kurzem umstritten, da die Schwankungen auch schädliche Wirkungen auf den Organismus erzielen können. Deshalb geht der Trend dahin, möglichst gleichbleibende Magnetfelder zu erzeugen.

3. Behandlung nach dem Magnetomedics-Verfahren. Dieses Verfahren wird vor allem bei Knochenbrüchen und Osteoporose eingesetzt. Dazu wird vor der Behandlung die Knochendichte festgestellt und nach dem jeweiligen Befund die Behandlungsdauer und die erforderliche Stärke der (gleichbleibenden) Magnetfelddurchflutung errechnet. Die Patienten sitzen während der Behandlung auf einem Spezial-Sessel, in den eine Applikatorspule eingelagert ist. Diese Applikatorspule kann mit Hilfe eines Computers exakt dosierte Magnetfelder erzeugen, die auf geschädigte Körperstellen abgegeben werden. Wissenschaftliche Untersuchungen ergaben, daß durch diese Magnetfeldtherapie die Knochendichte meßbar zunimmt, die Beweglichkeit gefördert wird und der Stoffwechsel angeregt wird.

Wirkungsweise:
Eine genaue Erklärung für die Wirkungsweise der Magnetfeld-Therapien gibt es noch nicht. Es läßt sich jedoch nachweisen, daß die Magnetfeldkraft bis tief unter der Haut meßbar ist. Folglich wirkt die Kraft tatsächlich auf den Organismus ein. Es wird vermutet, daß die Magnetkräfte den Sauerstoff-Stoffwechsel beeinflussen. Darüberhinaus könnten sie auf die Minerale und Spurenelemente einwirken, die an den Zellmembranen lagern und durch sie in die Zellen eindringen. Das könnte den Zellstoffwechsel verbessern, der vermutlich ebenfalls auf elektromagnetische Weise funktioniert.

Als sicher gilt, daß Magnetkräfte die Reflexzonen in der Haut reizen und diese Zonen den heilsamen Reiz an die inneren Organe weiterleiten (➝ Reflexzonentherapie).

Status:
Die Schulmedizin steht den Magnetfeld-Therapien kritisch gegenüber. Neuere Methoden wie das Magnetomedics-Verfahren werden jedoch als wirksam eingestuft und kommen langsam bei Ärzten und Klinken zur Anwendung. Weitere Informationen siehe ➝ Adressen.

Maltherapie
➝ Psychosomatische Medizin

Massage
Begründer:
Die ersten Aufzeichnungen über Heilmassagen sind etwa um 2600 v. Chr. datiert und stammen aus China. Auch die alten Griechen und Römer wandten bereits Massagegriffe zu Heilzwecken an. Da die christliche Religion sehr körperfeindlich eingestellt war, verschwand die Massagekunst im Abendland für lange Zeit. Erst im 18. Jahrhundert gelangten Körpertherapien und damit auch die Massage wieder zu neuem Ansehen. Seitdem gehört die Massage mit ihren vielfältigen Ausführungsmöglichkeiten wieder zu den wichtigsten Heiltherapien überhaupt.

Ausführungen und Ziele:
Moderne Massageformen sind Körpertherapien, die in verschiedenen Varianten und mit unterschiedlichen Zielen eingesetzt werden. Massagen können therapiebegleitend oder eigenständig durchgeführt werden.

Massagen, die als eigenständige Therapieformen gelten, werden unter den entsprechenden Stichwörtern gesondert beschrieben. Massagen, die eher therapiebegleitend durchgeführt werden, sind im Folgenden aufgeführt.

Klassische Massage (Physiotherapie)
Die klassische Massage kann auch als eine passive Bewegungstherapie bezeichnet werden, denn sie lockert, dehnt und beansprucht die Muskeln und erreicht dabei Ziele, die auch eine Bewegungstherapie erreichen will.

Bei der klassischen Massage beginnt der Therapeut mit sanften Streichungen des Rückens. Dabei ertastet er bereits Muskelpartien, die verspannt sind oder kleine „Muskelknoten" (Myogelosen) aufweisen. Dann massiert er Nacken, Schultern, obere Arme und Rücken mit speziellen Knet- und Gleitgriffen. Zwischendurch werden Muskeln immer wieder „ausgestrichen", es wird Druck mit Fingern oder Handballen ausgeübt und einzelnen Gewebe werden geklopft. Sanfte Streichbewegungen über den ganzen Rücken runden die Massage ab.

Die klassische Massage will Muskelverspannungen lösen, Bänder und Sehnen geschmeidig machen, die Durchblutung von Haut und tiefergelegenem Gewebe fördern und über Reflexzonen auf der Haut auch Organe heilsam beeinflussen.

Dabei hat sie nicht nur auf den Körper einen entspannenden Effekt, sie wirkt auch heilsam auf die Seele.

Die klassische Massage kann prophylaktisch durchgeführt werden, z.B. in besonders streßbelasteten Zeiten. Aber nur wenige Menschen leisten sich diese Entspannung auf eigene Kosten. Meist wird sie erst in Anspruch genommen, wenn der Arzt sie verschreibt. Dann liegen in der Regel Muskelverspannungen vor, die Rücken- oder Kopfschmerzen auslösen und damit auch eine psychische

Belastung darstellen. In diesem Fall genügt die klassische Massage als Teilkörpermassage, wie sie oben beschrieben wird. Bei Profi-Sportlern wird die klassische Massage als Ganzkörpermassage durchgeführt. Dabei werden auch Arme und Beine einbezogen. Die Massage erfolgt in der Regel vor oder nach Trainingseinheiten und Wettkämpfen. Sie hat den Zweck, die Muskeln auf die Belastung vorzubereiten oder sie nach der Belastung zu entspannen, um z.B. Krämpfen vorzubeugen.

Auch in manchen Reha-Behandlungen ist die klassische Massage als Ganzkörpermassage sinnvoll.

Die klassische Massage wird von ausgebildeten Masseuren durchgeführt. Die Kosten werden erstattet, wenn eine ärztliche Verordnung vorliegt.

Atemmassage

Die Atemmassage ist Bestandteil vieler Atemtherapien und vieler Bewegungstherapien, die sich mit der Atmung ausgiebig befassen. Bei der Atemmassage werden Massagegriffe und Atmung genau aufeinander abgestimmt. Sie beginnt mit streichelnden Bewegungen auf dem Rücken in Ausatmungsphasen. Dann folgen spezielle Griffe, die die Muskulatur entlang der Wirbelsäule lockern. Auch dabei achtet der Therapeut genau darauf, wie der Atem des Patienten fließt.

So wird zum Beispiel eine tiefe Einatmung nicht durch Massagegriffe gestört. Der Therapeut muß also auf den Atemrhythmus seines Patienten eingehen. Dadurch kann sich die Atemmassage ganz individuell gestalten. Anders als bei der klassischen Massage werden bei der Atemmassage auch Brustkorb und Zwerchfell sanft massiert. Dabei soll die Bauchatmung vertieft und reguliert werden. Ziel der Atemmassage ist, die Atmung generell zu vertiefen und damit die Sauerstoffzufuhr zu erhöhen (siehe auch (Sauerstoff-Therapien). Bei Asthma, chronischer Bronchitis und bestimmten Lungenleiden hat sich die Atemmassage bewährt, unter anderem weil sie die Angst vor der Atemnot mildert und Patienten vermittelt, wie sie sich bei akuter Atemnot verhalten sollen. Die Atemmassage wird von der Schulmedizin anerkannt. Die Kosten werden bei ärztlicher Verordnung in der Regel von den Kassen übernommen.

Bindegewebsmassage
→ Bindegewebsmassage

Fuß-Reflexzonen-Massage
→ Fuß-Reflexzonen-Massage

Intuitive Massage oder Partner-Massage
Die intuitive Massage ist sozusagen eine „freie Massage", die weder festgelegte Krankheitsanzeigen noch bestimmte Griffe erfordert. Sie wird auch nicht von einem Therapeuten durchgeführt, sondern von einem Partner, der ebensowenig physiotherapeutisch geschult ist wie der Massierte selbst (deshalb der Name Partner-Massage). Eine intuitive Massage bietet sich zum Abschluß einer → Bewegungstherapie an, kann aber auch in → Gruppentherapien mit unterschiedlichen Inhalten oder einfach zu Hause durchgeführt werden. Bei der intuitiven Massage geht es darum, reine Entspannung zu erzielen. Dazu soll der Massierende seiner eigenen Intuition vertrauen und Nacken, Schulter und Rücken des Partners so massieren, wie er selbst gerne massiert würde. Er sollte dabei jedoch auf Wünsche oder Abneigungen des Massierten eingehen. Eine intuitive Massage dauert etwa zehn Minuten (oder länger), dann werden die Rollen getauscht.

Die intuitive Massage dient der Entspannung, sie zielt jedoch auch darauf, Hemmungen abzubauen und Körperkontakt, der in unserer Gesellschaft eher vermieden wird, wieder herzustellen. Damit erreicht die intuitive

Massage nicht nur körperliche Ausgeglichenheit, sondern hilft auch seelisch den Mitmenschen zu öffnen. Die intuitive Massage ist keine anerkannte Therapie, wird aber im Rahmen anderer Therapien immer wieder empfohlen.

Lomi-Lomi

Diese kraftvolle Energiemassage stammt aus Hawaii und ist eine uralte Heilanwendung, die in ganz Polynesien verbreitet ist. Entwickelt wurde sie von Priestern, den sogenannten Kahunas, die mit dieser Massage den Körper entspannen und den Geist beflügeln wollten.

Heute stellt sich Lomi-Lomi als zwei oder vierhändige Synchron-Massage zur tiefenwirksamen Entspannung dar. Sie beginnt mit einem Ritual: Getrockneter Salbei wird angezündet und tief eingeatmet (→ Aromatherapie). Der Rauch soll böse Energien vertreiben und den Geist für die nachfolgende Behandlung frei machen. Dann beginnen die Therapeuten mit der Ganzkörpermassage. Mal fließen und streicheln die Hände über den Patienten hinweg, dann wieder kneten, drücken und kreisen sie mit kraftvollen Bewegungen. Es werden auch schon mal Ellbogen eingesetzt, um besonders tiefliegende Blockaden zu lösen. Negative Gefühle wie Streß, Wut und Verzweiflung sollen aus dem Körper getrieben werden. Nur so können sich die Muskeln entkrampfen und die Energien in jede Körperfaser strömen. Eine leise Hintergrundmusik (→ Musiktherapie) soll die Entspannung verstärken.

Eine Massagebehandlung dauert ein bis eineinhalb Stunden.

Sie kann eine tiefenwirksame Entspannung erzeugen, aber auch gegen Rückenschmerzen eingesetzt werden. Wichtig ist, daß der Therapeut in der Original Lomi-Lomi-Massagetechnik ausgebildet ist.

In den USA gilt Lomi-Lomi bereits als neuer Massage-Trend. In Deutschland ist sie noch relativ unbekannt und wird (noch) selten angeboten. Bei Heilpraktikern und auf Schönheitsfarmen kommt sie jedoch bereits zur Anwendung. Weitere Informationen über ALOHA Europe e.V., Telefon 06221/600734.

Lymphdrainage
→ Lymphdrainhage

Periost-Massage
Die Periost-Massage entstand aus den Massagetechniken der indischen → Ayurveda-Medizin und dem → Yoga. Sie gilt als Spezialmassage, die heilsame Reize auf die Knochenhaut (das Periost) des Brustbeins ausübt. Dadurch kann sie die Herztätigkeit und die Atmung günstig beeinflussen.

Die Periost-Massage darf nur von Fachkräften ausgeführt werden, denn sie verlangt eine Spezialtechnik, die genau erlernt werden muß. Da die Massage ziemlich schmerzhaft sein kann, wird sie heute nur noch selten verordnet, zumal es andere wirksame Methoden mit gleichem Ziel gibt. Sie kann jedoch bei Schmerzen im Brustkorb, bei seelisch bedingten Atemschwierigkeiten und bei Herzbeschwerden ohne organischen Befund gute Heilungserfolge erzielen.

Rolfing
→ Rolfing

Selbstmassage
Die Selbstmassage beinhaltet Massagegriffe aus verschiedenen Massageformen, die schnell und gezielt Wirkung erzeugen können. Dabei beschränkt sich die Selbstmassage auf Körperteile, die gut erreichbar sind. Massiert werden bestimmte Kopfpunkte (z.B. Kopfkrone, Schläfen, Nasenflügel), die Schultern, der untere Rücken, der obe-

re Brustkorb, der Bauch und die Füße. Dabei wird an den Stellen, an denen die Haut weniger Unterhautfettgewebe aufweist (Kopf, Brustkorb, Rücken und Füße), nur punktuell mit Fingerdruck gearbeitet; am Bauch kann geknetet werden, an den Schultern werden die Muskeln mit kreisendem Fingerdurck massiert und nach außen ausgestrichen. Die Selbstmassage kann schon nach wenigen Minuten Wirkung zeigen: z.B. kann die Konzentration erhöht werden, Verspannungen lockern sich, Kopfschmerzen werden gelindert. Die Behandlung setzt jedoch Kenntnisse über die einzelnen Massagepunkte voraus. Menschen, die sich für Selbstmassage interessieren, finden Anregungen in einschlägiger Fachliteratur.

Shiatsu
→ Shiatsu

Meditation

Meditation [lat.] = Nachdenken, Versenken

Begründer:
Die Meditation gehört in Asien, besonders in Indien, seit Jahrtausenden zur religiösen und philosophischen Tradition, die überwiegend den Männern vorbehalten ist. Sie dient dazu, den Geist zu „befreien" und zur „Erleuchtung" zu kommen. Fernöstliche Meditationsformen, die heute in der westlichen Welt populär sind, haben keine religiösen Zwecke. Sie sollen zwar immer noch der Besinnung dienen, sind jedoch auf die westliche Lebensform zugeschnitten und erfüllen viele weitere Aufgaben.

Ausführung:
Meditation hilft, vom Alltag abzuschalten, zur Ruhe zu kommen und Körper, Geist und Seele zu harmonisieren. Menschen, die meditieren wollen, sollten sich einen ruhi-

gen, nicht zu hellen Raum suchen und saloppe Kleidung tragen. Mögliche Störquellen (Telefon, Türklingel) sollten ausgeschaltet werden. Beim Meditieren wird eine sitzende Position mit untergeschlagenen Beinen eingenommen (Schneider- oder Yogasitz) und die Konzentration auf ein gewünschtes Thema, auf ein Bild oder auf eine Farbe gelenkt. Bei Ungeübten werden die Gedanken noch häufig abschweifen. Nach wenigen Minuten gelingt es jedoch meist, das gedankliche „Wirrwarr" zu ordnen und sich mit dem gewünschten Thema auseinanderzusetzen. Die Atmung sollte zu Beginn der Meditation leicht und regelmäßig ausgeführt werden. Das beruhigt den Körper. Auch eine leise, entspannende Musik kann die Konzentration fördern. Nach und nach wird die Umwelt vergessen, der Meditierende durchwandert in Gedanken seinen Körper, stellt dabei mögliche Verkrampfungen oder Verspannungen fest und versucht diese zu lösen. Dann setzt er sich gedanklich nur mit seinem gewählten Thema auseinander. Geübte fallen sogar in einen Trance-Zustand, der dem Entspannungszustand in einer Tiefschlafphase gleicht. Die konzentrierte Auseinandersetzung mit einem Problem kann neue Sichtweisen und Lösungsansätze aufzeigen. Daraus schöpft der Meditierende Kraft, die auch nach der Meditation erhalten bleibt. Er findet sozusagen seine „innere Mitte", gelangt zu Ruhe und Ausgeglichenheit.

Meditation kann allein oder in Gruppen durchgeführt werden. Ungeübte sollten sich eher einer Gruppe anschließen, da sie dort durch die Meditaionsphasen geführt werden und die Technik erlernen können. Eine solche Gruppen-Meditation hat sich besonders bei Psychotherapien und in Selbsterfahrungsgruppen bewährt, da ein anschließendes Gespräch einen Erfahrungsaustausch beinhaltet.

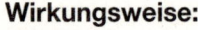

Wirkungsweise:
Meditation hat meßbare Auswirkungen auf den Körper:
Die Atmung vertieft sich. Dabei wird mehr Sauerstoff aufgenommen, der auch Organbereiche erreicht, die vorher
nur mäßig versorgt wurden. Die Gehirnwellen verändern
sich deutlich – sie zeigen eine Phase der Tiefenentspan-
nung an.

Die meditativen Auswirkungen auf den Geist stehen jedoch
im Vordergrund: Durch die Konzentration auf ein bestimmtes Thema lernt der Geist, die Umwelt auszuschalten.
Dadurch wird er frei, um andere Dinge wahrzunehmen
– z.B. Schmerzzustände, die durch Muskelverspannungen hervorgerufen werden und die im Alltag einfach über-
gangen werden. Der Geist nimmt diese Schwachpunkte
des Körpers auf und macht sie bewußt, damit auch nach
der Meditation gezielt an der Beseitigung dieser Störungen gearbeitet werden kann.

Der Geist kann auch in tiefere Bewußtseinsschichten vor-
dringen und verdrängte Probleme offenlegen, die unter
Umständen psychosomatische Krankheiten bedingen. Die
Meditation regt die seelischen und körperlichen Selbstheilungskräfte an und hilft, diese Probleme neu zu über-
denken und zu bewältigen.

Status:
Meditative Techniken werden in vielen Bereichen eingesetzt wie z.B. beim Yoga, beim autogenen Training und
in vielen anderen Entspannungstherapien. Naturheilkundlich orientierte Ärzte empfehlen Meditation darüber
hinaus bei nervös bedingten Beschwerden und bei Schlafstörungen. Auch die Psychotherapie setzt Meditation ein.
Die Schulmedizin würdigt die Erfolge jedoch selten und
nimmt Meditation kaum in ihr Behandlungsspektrum auf.

Moxibustion (Moxa-Therapie)

Begründer:

Die Moxibustion, auch Moxa-Therapie genannt, hat ihren
Ursprung im nördlichen China. Sie ist Bestandteil der traditionellen chinesischen Medizin und der Akupunktur ähnlich.

Ausführung:

Bei der Moxibustion werden ähnlich der Akupunktur
bestimmte Akupunkturpunkte gereizt, die auf den (unsichtbaren) Energiebahnen (Meridianen) des Körpers liegen.
Die Reizung erfolgt jedoch nicht durch Einstiche, sondern
durch Hitze. Die ursprüngliche Ausführung besteht darin, getrocknetes Beifußkraut in Kegelform auf die Haut
zu legen oder an Akupunkturnadeln zu befestigen und
anzuzünden. Wenn der Patient am Hautpunkt ein Hitze-
gefühl verspürt, versetzt der Therapeut den Kegel oder
die Nadel zum nächsten Punkt.

Jetzt gibt es jedoch ein modernes Gerät, das ähnlich wirkt,
die Methode jedoch bedeutend vereinfacht: die Moxa-
Lampe. Sie enthält ein Gestein, das mit Mineralien und
Spurenelementen beschichtet ist und mit einer Metall-
spirale elektrisch erhitzt wird. Dabei schmilzt die Beschich-
tung und sendet eine Partikelstrahlung punktgenau auf
die Haut.

Sowohl das alte wie auch das neue Verfahren hilft bei
Schmerz- und Erschöpfungszuständen, Schwellungen,
offenen Beinen, Gelenkleiden, Darmerkrankungen und
Neuralgien.

Wirkungsweise:

Der Wärme- oder Hitzereiz wird über die Meridiane zu den
entsprechenden Organbereichen oder Körperstellen geleitet, wo er ein Wohlgefühl erzeugt. Voraussetzung ist, daß
der richtige Akupunktur- bzw. Hautpunkt gewählt wird. Bei

der traditionellen Methode werden durch das Verbrennen der Beifußkraut-Kegel ätherische Öle frei (Aromatherapie), die durch Einatmung zusätzlich aufgenommen werden und das Wohlbefinden vergrößern. Achtung: Moxibustion sollte von einem ausgebildeten Therapeuten durchgeführt werden und ist zur Selbstbehandlung nicht geeignet.

Status:
Mediziner, die die Akupunktur anerkennen, wenden in der Regel auch die Moxibustion an und erzielen damit große Erfolge. Vielen Medizinern ist diese Methode jedoch noch nicht eingängig, da ihre Wirkung nicht wissenschaftlich erklärt werden kann.

Musiktherapie
→ Psychosomatische Medizin

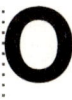

Orthomolekulare Medizin

Begründer:

Die Methode wurde in den USA entwickelt und von dem zweifachen Nobelpreisträger Linus Pauling in den 60er Jahren populär gemacht. Sie befaßt sich mit der zusätzlichen Einnahme von Vitaminen zur Nahrungsergänzung. Pauling, der 1994 im Alter von 93 Jahren starb, bezeichnete sich selbst als bestes Beispiel für die Wirksamkeit der Methode.

Ausführung:

Die orthomolekulare Medizin sieht in der zusätzlichen Gabe von Vitaminen eine Notwendigkeit und Möglichkeit, Körper und Organismus positiv zu beeinflussen und zu unterstützen. Vor der Verordnung der entsprechenden Präparate steht jedoch eine gründliche Untersuchung des Patienten. Dabei werden Blut, Urin, Stuhl, Speichel, Schweiß und/oder Haar auf ihren Vitamin- und Mineralstoffgehalt getestet. Ein weiteres Testinstrument ist das Blutzuckerprofil, mit dem eine Hypoglykämie (abnorm geringer Zuckergehalt des Blutes) festgestellt werden kann. Entsprechend der Testauswertung wird für den Patienten eine individuelle Vitalstoffzufuhr ausgearbeitet, die aus Vitaminen, Mineralstoffen und Spurenelementen bestehen kann. Die Dosierung bezieht auch eventuell vorliegende Erkrankungen (z.B. eine Infektion) mit ein und kann nach der Gesundung geändert werden.

Eine herausragende Stellung bei der Vitaminzufuhr nimmt das Vitamin C ein. Es wird zum Teil in wesentlich höherer Dosierung verordnet, als Ernährungswissenschaftler empfehlen. Die Zufuhr der Vitalstoffe erfolgt durch die tägliche Einnahme spezieller Präparate.

Die orthomolekulare Medizin will mit der Zufuhr von zusätzlichen Vitamindosen der heutigen Leistungsgesellschaft Rechnung tragen. Die Vitamine sollen aktiver, streß- und leistungsfähiger machen. Auch gegen Zivilisationskrankheiten (→ Gesunde Ernährung), Erkältungen und Herzbeschwerden werden sie eingesetzt. Außerdem sollen sie den Alterungsprozeß hinauszögern und vor Krebs schützen (siehe auch → Gesunde Ernährung, Antioxidantien).

Wirkungsweise:
Große Vitaminmengen sollen den Stoffwechsel maximal anregen und das Immunsystem stärken, damit es gegen eindringende Krankheitskeime besser gerüstet ist. Besonders die Vitamine C, E und Beta-Karotin sowie Selen können vor oxidativem Streß schützen, indem sie freie Radikale (agressive Sauerstoffmoleküle) im Körper abfangen, bevor diese auf die Zellen einwirken und sie schädigen können. Dieses „Abfangen" schützt vor vorzeitigen Alterserscheinungen und vor einigen Krebsarten. Außerdem sollen Vitamine die Schäden, die durch Rauchen, Alkoholkonsum und ungesunde Ernährung entstehen, minimieren. Der Körper ist zwar in der Lage, eigene Schutzmechanismen einzusetzen, ist aber laut orthomolekularer Medizin der steigenden Schädigung durch Umweltbelastung und Zivilisationskost auf Dauer nicht gewachsen.

Status:
Die Vitaminzufuhr durch Nahrungsergänzungsmittel und Medikamente ist in der Schulmedizin anerkannt. Die hohen Dosen, die von der orthomolekularen Medizin verordnet werden, werden jedoch als nicht erforderlich angesehen. Ärzte und Ernährungswissenschaftler warnen sogar vor einer Überdosierung (Hypovitaminose), die Krankheiten auslösen kann. Sie halten eine gesunde Ernährung bei

Gesunden und übliche Ergänzungsmittel im Krankheitsfall für ausreichend.

Osteopathie

Die Osteopathie ist Teil der Manuellen Medizin und verwandt mit der ➞ Chiropraktik. Vielfach wird sie sogar von
ihr verdrängt, da die Chiropraktik in Europa populärer ist
als die Osteopathie.

Begründer:
Ende des vorigen Jahrhunderts gründete der amerikanische Arzt Andrew Taylor Still die Schule der Osteopathie.
Seine Lehre umfaßte das Heilen mit speziellen Handgriffen an der Wirbelsäule. Die Osteopathie wurde schnell
populär und kann heute noch an einigen amerikanischen
Universitäten studiert werden. Der Abschluß des osteo-
pathischen Doktorgrades (D.O.) ist in den USA anerkannt.

Etwa zeitgleich wurde die ➞ Chiropraktik in den USA
begründet. Sie fand jedoch zunächst weniger Zuspruch,
da sie medizinisch „unhaltbarer" agierte. Die ➞ Chiropraktik wurde jedoch mehrfach korrigiert und weiterentwickelt, so daß sie heute in den USA ebenfalls anerkannt
ist und mehr Zuspruch findet als die Osteopathie.

Ausführung:
Die Osteopathie gleicht in vielen Punkten der ➞ Chiropraktik, geht jedoch wesentlich sanfter in der Behandlung
vor. Durch Abtasten und kreisende Bewegungen versucht
sie, Einfluß auf Muskeln, Nerven, innere Organe, Bänder
und Sehnen zu nehmen. Kennzeichnend ist die „Weich-
teiltechnik". Dabei werden verspannte Muskelgruppen
durch zunehmenden und nachlassenden Fingerdruck entspannt und längs und quer zur Faserrichtung gedehnt.

Wirkungsweise:
siehe ➞ Chiropraktik.

Status:
In England haben Osteopathen seit 1993 einen eigenen
Berufsstand. In Deutschland und vielen anderen Ländern
wurde die Osteopathie von der Chiropraktik verdrängt oder
ihr zugeordnet. Es gibt aber auch hier durchaus Therapeuten, die rein nach den sanften Methoden der Osteopathie therapieren.

Pränataltherapie

→ Psychosomatische Medizin

Psychosomatische Medizin

Die Psychosomatik versucht, die Bedeutung seelischer Vorgänge für Entstehung und Verlauf körperlicher Krankheiten zu erklären.

Die psychosomatische Medizin ist ein relativ junger Bereich der naturheilkundlich orientierten Medizin. Sie beinhaltet psychotherapeutische Heilverfahren, die versuchen, seelische Ursachen für körperliche Krankheitssymptome aufzudecken und zu behandeln. Die bekanntesten Heilverfahren der psychosomatischen Medizin werden im Folgenden vorgestellt:

Gestalttherapie

Die Gestalttherapie wurde Anfang des 20. Jahrhunderts von Max Wertheimer begründet und nach dem 2. Weltkrieg von dem Psychoanalytiker Fritz Perls ausgebaut. Perl erkannte, daß Menschen nicht immer bewußt und verantwortungsvoll handeln. Oft entspringen ihre Handlungsweisen einem inneren Drang. Sie tun etwas, weil sie es so gelernt haben, oder weil es von ihnen (scheinbar) erwartet wird, aber nicht, weil sie es selbst so wollen. Eine solche „Fremdbestimmung" kann seelische Störungen hervorrufen, die krank machen.

Die Gestalttherapie zielt darauf, daß der Mensch sich selbst jedoch fragt: Was will ich und warum will ich es so? Erst wenn er sich über die Gründe seiner Handlungsweise klar ist, kann er die Eigenverantwortung für seine Entscheidungen und sein Handeln übernehmen. Bis er jedoch soweit ist, muß er seine jetzigen, nicht abgeschlossenen Gefühlserlebnisse in Zusammenhang mit seiner Vergangenheit sehen. Erkennt er die Zusammenhänge zwischen Vergangenheit und Gegenwart, ergibt sich meist ein konkretes Bild – seine Gefühlswelt nimmt sozusagen „Gestalt" an. Zum Herausarbeiten dieser Zusammenhänge kann die Gestalttherapie die Bioenergetik (siehe → Körper- und Bewegungstherapie), die → Transaktionsanalyse, die → Mal- oder → Urschrei-Therapie zu Hilfe nehmen. Erkennt der Mensch die Zusammenhänge, die ihn „fremdbestimmen", kann er sie mit Hilfe des Therapeuten verarbeiten und zu einem selbstbestimmten Lebensablauf kommen.

Logotherapie
von logos [griech.] = Verstand

Die Logotherapie wurde von dem Wiener Therapeuten Viktor Frankl nach dem 2. Weltkrieg entwickelt.

Viele Menschen sind mit dem Verlauf ihres Lebens nicht zufrieden. Ein ungeliebter Beruf, Streß, Arbeitslosigkeit, Ehescheidung oder andere Lebenskrisen lassen sie am eigentlichen Sinn des Lebens zweifeln und aufgrund dieser Zweifel erkranken. Menschen, die sich in einer solchen Phase befinden, stehen an einem Wendepunkt in ihrem Leben. Sie suchen nach neuen Zielen, wissen aber nicht, in welche Richtung sie sich wenden sollen. Die Logotherapie hilft diesen Menschen, ihren persönlichen Lebenssinn zu finden.

Der Therapeut erarbeitet mit dem Patienten das ganze Spektrum seiner individuellen Möglichkeiten und unterstützt ihn auf der Suche nach neuer Bestimmung. Dabei wird jedoch kein konkretes Programm ausgearbeitet. Der Patient wird vielmehr dazu angeleitet, sich selbst zu fragen: „Was will ich? Was kann ich? Was macht mein Leben sinnvoller?" Mit der Beantwortung dieser Fragen entscheidet er selbst über seinen weiteren Lebensweg, der völlig unterschiedlich zu dem sein kann, den er bisher verfolgt hat. Sobald er neue Perspektiven gefunden hat, wird seine geistig-seelische Verfassung ausgeglichen, und seine körperlichen Beschwerden verschwinden.

Maltherapie
Die Maltherapie wird besonders dann eingesetzt, wenn Probleme im Unterbewußtsein Menschen seelisch und körperlich krank machen. Sie ist eine Methode zur Selbsterfahrung und hat sich auch bei Suchtkrankheiten bewährt. Therapeuten leiten die Patienten an, zu bestimmten Themen oder ohne Themenvorgabe Bilder zu malen oder Plastiken zu kreieren. Dabei steht nicht der künstlerische Ausdruck im Vordergrund – es wird vielmehr analysiert, was das Ergebnis dieser non-verbalen Ausdrucksform über die Persönlichkeit, über persönliche Empfindungen und Ängste verrät. Der Patient lernt sich durch die Analyse selbst kennen und kann an sich arbeiten.

Die Maltherapie wird unter anderem auch bei Krebsleiden angewandt. Hierbei versuchen die Patienten, ihrer Angst vor der Krankheit Ausdruck zu verleihen und befreien sich damit von dem seelischen Druck. Oft regen die Therapeuten dazu an, den Tumor zeichnerisch darzustellen und zu vernichten. Diese Übung gibt der Seele Kraft und stärkt den Willen zur Heilung.

Musiktherapie
Musik, gemeint ist das Zusammenspiel von Rhythmus, Ton und Klang, gehört zu den ältesten Heilmethoden rund um den Globus. Besonders Naturvölker benutzten schon

früh Musik, um sich in bestimmte Stimmungen oder Zustände zu versetzen. Musik ruft in jedem Menschen Reaktionen hervor. Sie kann aufheiternd oder beruhigend wirken, sie kann Eindrücke vermitteln, Erinnerungen wachrufen oder verschiedene Dinge suggerieren. Letzteres wird besonders eingesetzt, um Entscheidungen von Menschen zu beeinflussen. Beispiel: Marschmusik setzt ganze Menschenmassen in Bewegung und leitet sie (eventuell politisch) in eine Richtung, eingängige (Pop)musik im Kaufhaus soll die Kaufentscheidung positiv beeinflussen.

Die Musiktherapie arbeitet mit zwei Varianten: Zum einen bleiben die Patienten passiv und lassen Musik nur auf sich wirken, zum anderen werden sie aktiv und erzeugen selbst (mit Instrumenten oder Stimme) Musik.

Die passive Musiktherapie eignet sich dazu, mit Menschen in Kontakt zu treten, die sich nicht verständlich machen können. Sie wird bei autistischen, geistig und körperlich behinderten und verhaltensgestörten Menschen eingesetzt, da sie leichter den Zugang zu diesen Menschen findet als Worte, Blicke und Berührungen. Ist der Kontakt zu diesen Patienten hergestellt, kann eine weiterführende Behandlung eingeleitet werden. Die passive Musiktherapie kann auch andere Therapien unterstützen. So wird sie z.B. begleitend zu → Bewegungstherapien eingesetzt, unterstützt Entspannungsmethoden oder wirkt aufbauend bei Rehabilitationsmaßnahmen. Die passive Musiktherapie kann auch von jedem Menschen im Alltag selbst angewandt werden, indem er seinen Stimmungen oder Aktivitäten entsprechende Musik hört.

Bei der aktiven Musiktherapie geht es darum, Patienten ein Ausdrucksmittel zu verschaffen. Ganz ihrem momentanen Zustand entsprechend dürfen sie Musik erzeugen, z.B. um sich Aggressionen, Frust oder Trauer „von der Seele" zu musizieren. Der Therapeut kann jedoch bestimmte Vorgaben machen, die die Patienten erfüllen sollen. Die aktive Musiktherapie wird eingesetzt, um Patienten aus ihrer Isolation zu holen und Kontakte herzustellen. Sie kann Patienten auch für eine weitere Behandlung „öffnen" (Information ➜ Adressen).

Positives Denken
Die Strategie des positiven Denkens ist eine Entwicklung der modernen Psychotherapie. Sie entstand aus der Beobachtung, daß streßgeplagte und stark belastete Menschen zum Pessimismus neigen und ihre Lage dadurch noch verschlimmern. Das heißt, daß ihre negative Grundhaltung ihnen geistig und seelisch die Kraft entzieht, die sie für die Bewältigung der täglichen Aufgaben brauchen. Außerdem neigen Pessimisten dazu, Fehler bei sich selbst zu suchen. Sie halten sich schließlich für unzulänglich und werden durch den seelischen Druck krank. Bei labilen Menschen besteht die Gefahr, daß sie sich in eine Sucht zu flüchten.

Positives Denken will die negative Grundhaltung des Menschen ändern. Im Therapiegespräch wird der Therapeut zunächst versuchen, den Grundtypus seines Patienten zu analysieren.

Die einfache und spontane Beurteilung der Frage, ob ein Glas halb voll oder halb leer ist, sagt schon viel über seinen Grundtypus aus. Dann gilt es zu klären, ob der Patient generell dazu neigt, pessimistisch zu sein oder ob ihn seine momentane Lebenslage zur negativen Einstellung verleitet. Dieser Tatsache muß die Therapie Rechnung tragen.

Der Therapeut wird versuchen, verschiedene, erlebte Alltagssituationen und die Reaktion des Patienten darauf zu analysieren und ihm andere Reaktionsvorschläge anbieten. Nach und nach soll der Patient lernen, negative Situationen positiv zu erklären und schnell abzuhaken. Beispiel: Der Ehemann stochert mittags in seinem Essen herum, redet nicht viel und geht wortlos wieder zur Arbeit. Die Ehefrau macht sich Vorwürfe: Mein Essen schmeckt ihm nicht, meine Gesellschaft paßt ihm nicht...Sie könnte jedoch auch sagen: Er hat sicher Ärger im Büro. Na ja, vielleicht ist er heute abend wieder besser gelaunt. Ein schnelles positives Einordnen und „ablegen" der Situation würde sie geistig und seelisch weniger belasten, und sie hätte genügend Kraft für die weiteren Aufgaben des Tages. Auch wer sich z.B. vor einem Vorstellungsgespräch sagt: „Das schaffe ich sowieso nicht", wird so verkrampft sein, daß ihn der Chef für unfähig hält. Mit dem positiven Gedanken „Ich bin für den Job qualifiziert" würde der Bewerber sicherer auftreten und als kompetent eingeschätzt.

Im Wettkampf- und Hochleistungssport gehört positives Denken bereits zum mentalen Training. Ein Sportler, der sich durch einen Punktverlust während eines Spiels „herunterziehen" läßt, hat kaum Aussicht, das Spiel doch noch zu gewinnen. Er wird verkrampft und nicht mehr in der Lage sein, Energiereserven zu mobilisieren. Hakt er den Punktverlust geistig jedoch schnell ab, hat er neue Kraft zur Leistungssteigerung.

Die psychosomatische Medizin ist davon überzeugt, daß sich positives Denken erlernen läßt. In Therapiegesprächen wird der Patient aufgefordert, immer eine positive Erklärung für eine Situation zu suchen. Die einzelnen Erfahrungen im Alltag tragen dann nach und nach entscheidend zum Erfolg bei (das „learning by doing"-Prinzip). Therapeuten warnen jedoch davor, sich eine „rosarote Brille" aufzusetzen und alles nur positiv sehen zu wollen. Denn auch positives Denken verlangt nach einer Grundlage, auf die sich aufbauen läßt. Unrealistische Vorstellungen lassen sich selbst mit positiven Gedanken nicht verwirklichen.

Pränataltherapie

Die Pränataltherapie wurde von dem amerikanischen Therapeuten Robert St. John begründet und beschäftigt sich mit den Erlebnissen des ungeborenen Kindes im Mutterleib und mit dem Geburtsvorgang selbst. Robert St. John glaubte, daß negative, vorgeburtliche Eindrücke sowie der Geburtsvorgang das spätere Seelenleben beeinflussen können. Es können sich Angstzustände aufbauen oder Energieblockaden bilden, die das Leben latent beeinflussen und zu Krankheiten führen. Robert St. John fand heraus, daß eine Massage von bestimmten Reflexpunkten an Kopf, Händen und Füßen solche Blockaden auflösen und daß damit die Selbstheilungskräfte von Körper, Geist und Seele aktiviert werden. Um herauszufinden, ob Krankheitssymptome auf negative vorgeburtliche Ereignisse zurückzuführen sind, müssen Schwangerschafts- und Geburtsverlauf genau analysiert werden. Sind beide Komponenten als „normal" einzustufen, sollte nach einer anderen Ursache für bestehende Beschwerden geforscht werden.

Tanztherapie

Der Tanz hat weltweit viele Ausdruckformen und Ziele: Er kennzeichnet religiöse Riten der Naturvölker, kann aber ebenso Ausdrucksform der Lebensfreude in modernen Industriestaaten sein. Er findet in festgefügten Formationen statt oder gestaltet sich frei nach Intuition. Er kann Kunst bedeuten oder in „Hoppserei" ausarten. Mit jeder Form des Tanzes wird jedoch eine körperliche und eine seelische Wirkung erzielt.

Die Idee, den Tanz als Therapie zu nutzen, stammt aus den USA. Dort entwickelten fünf Tanzpädagoginnen unabhängig voneinander Möglichkeiten, mit seelisch gestörten und geistig behinderten Kindern und Erwachsenen tänzerisch zu arbeiten.

Die Tanztherapie wurde bekannt und ausgebaut. Bald wurde erkannt, daß Tanz auch gegen viele körperliche und seelische Störungen helfen kann, die sich im Alltag begründen.

Heute umfaßt die Tanztherapie eine Vielzahl von Möglichkeiten, Musik und Bewegung zu vereinen. Tänzerische Bewegungsformen und Ausdrucksmöglichkeiten werden ganz auf die Zielgruppe zugeschnitten. Die Wirkungsweisen sind entsprechend vielfältig: Der Tanz kann Menschen aus der Isolation holen und Kontakt herstellen (ähnlich der → Musiktherapie), er baut Hemmungen ab, wandelt inneren Druck in äußerliche Bewegung und gibt der Seele Möglichkeiten, Gefühle darzustellen. Die Bewegung beeinflußt den Stoffwechsel positiv, sie reduziert die Produktion von Streßhormonen und setzt Endorphine (Glückshormone) frei. Die Atmung wird vertieft, der Kreislauf kommt in Schwung, der Bewegungsapparat wird gestärkt. Tanztherapeuten verlangen keine Leistung, indem sie feste Tanzvorgaben machen, die z.B. im Formationstanz vorgeschrieben sind. Sie versuchen, ihren Patienten eine Ausdrucksform zu verschaffen, um sich von körperlichem und seelischem Druck zu befreien.

Transaktionsanalyse

Die Transaktionsanalyse wurde von dem amerikanischen Psychoanalytiker Eric Berne in den 50er Jahren begründet.

Sie beschäftigt sich mit der Fähigkeit eines Menschen, zwischenmenschliche Beziehungen (hier als Transaktionen bezeichnet) aufzubauen und aufrecht zu erhalten. Gelingt es einem Menschen nicht, dauerhafte Beziehungen zu pflegen, gerät er leicht in eine Art Isolation, weil er weder andere noch sich selbst akzeptieren kann. Mögliche Folgen sind Depressionen und Psychosen mit verschiedenen Krankheitssymptomen sowie Suchtkrankheiten.

Eric Berne ging davon aus, daß jeder Mensch durch drei Ich-Zustände bestimmt ist: Kindheits-Ich, Erwachsenen-Ich und Eltern-Ich. Einer oder mehrere Ich-Zustände sind immer am Sozialverhalten, das heißt am Aufbau von Beziehungen beteiligt. Beispiel: Wenn sich in einer Beziehung ein erwachsener Partner noch im Kindheits-Ich befindet und deshalb keine Verantwortung übernimmt, während der andere bereits im Erwachsenen-Ich lebt und Verantwortung für beide übernehmen muß, sind Konflikte vorprogrammiert. Die Beziehung wird scheitern, wenn der erste Partner nicht vom Kindheits-Ich ins Erwachsenen-Ich hineinwächst.

Die Transaktionsanalyse benutzt verschiedene Methoden, um die Ich-Zustände eines Patienten zu erkennen und ihm daraus resultierende Verhaltensmuster bewußt zu machen. Da das Sozialverhalten eines Menschen immer auch durch seine Erziehung oder durch Erlebnisse aus der Kindheit geprägt ist, muß er lernen, Erziehung und negative Erlebnisse zu verarbeiten und zu überwinden. Erst dann kann er – seinen individuellen Fähigkeiten entsprechend – lernen, Beziehungen einzugehen und aufrecht zu erhalten. Beispiel: Ein Kind, das die emotional schwierige Scheidung seiner Eltern miterlebt hat, kann eine gewisse Bindungsangst aufbauen. Es wird dann im Erwachsenenalter einer festen Bindung aus dem Weg gehen, um durch eine eventuelle Trennung nicht verletzt zu werden. Das „erwachsene Kind" muß also lernen, daß eine Bindung nicht zwingend eine Trennung einschließt, sondern daß eine Bindung durchaus haltbar sein kann, wenn beide Partner an ihr arbeiten.

Die Transaktionsanalyse will den Patienten helfen, nicht nur andere, sondern auch sich selbst als Persönlichkeit anzunehmen. Denn nur wer sich selbst liebt, hat die Fähigkeit andere zu lieben und macht auf Dauer die Erfahrung, von anderen gemocht zu werden.

Urschrei-Therapie

Die Urschrei-Therapie wurde durch dem amerikanischen Psychiater Arthur Janov populär, nachdem verschiedene Therapeuten an ihrer Entwicklung mitgearbeitet hatten.

Die Therapeuten gehen davon aus, daß mangelnde Liebe und Geborgenheit beim Baby und Kleinkind einen sogenannten „Urschmerz" auslösen, der jedoch mit zunehmendem Alter des Kindes verdrängt und vergessen wird. Dieser Urschmerz bleibt im Unterbewußtsein haften und stellt eine seelische Belastung dar, die die emotionale Entwicklung und das soziale Verhalten stört.

Die Urschrei-Therapie versucht, diesen Urschmerz aufzudecken und zu lösen. Der Patient wird zunächst in Einzeltherapie (Primärtherapie) behandelt. Durch → Hypnose und bestimmte Atemtechniken wird er in seine Kindheit zurückgeführt, so daß er die damalige Frustration wieder wahrnimmt. Der Patient befreit sich dann im Laufe der Behandlung von diesem Urschmerz, indem er ihn sich „von der Seele schreit". Durch das laute Schreien können Aggression und Frustration beseitigt werden. So wird der Weg zur Heilung frei.

Der Patient wird, sobald er den Urschmerz primär besiegt hat, in einer Gruppentherapie (Sekundärtherapie) weiterbehandelt.

Pulsdiagnostik

Begründer:
Die Pulsdiagnostik ist ebenso wie die → Zungendiagnostik Teil der traditionellen chinesischen Medizin. Sie wird in abgewandelter Form in der Schulmedizin verwendet.

Ausführung:

Der Therapeut ertastet mit Zeige-, Mittel- und Ringfinger drei verschiedene Punkte an der Arterie der Handgelenke und fühlt dabei den Puls in verschiedenen Tiefen. Geübte Pulsdiagnostiker können den Puls in etwa 30 verschiedene Kategorien einteilen, die sie mit Adjektiven wie kraftlos, schwach, schnell, drängend, unregelmäßig usw. beschreiben.

Diese Art der Pulsdiagnostik wird auch in der ➞ Ayurveda Medizin und bei der Akupunktur verwendet.

Der Schulmediziner hingegen tastet den Puls mit drei Fingern unterhalb des Daumens nur in einer Ebene und mißt die Pulsfrequenz (Schläge pro Minute).

Wirkungsweise:

Die chinesische und die ayurvedische Medizin erfaßt die Pulsqualität und schließt danach auf den energetischen Zustand des Patienten und auf mögliche Erkrankungen. Dabei gibt die Kraft in den Meridianen Aufschluß über die folgende Therapie.

Die Schulmedizin sieht den Puls als Spiegel der Herztätigkeit. Sie mißt die Pulsfrequenz, wodurch Rückschlüsse auf Herzrhythmus und Blutdruck möglich sind.

Status:

Die Pulsdiagnostik eignet sich nicht dazu, Krankheiten exakt zu diagnostizieren. Sie kann lediglich zusätzlich zu anderen Diagnoseverfahren eingesetzt werden, um wertvolle Zusatzinformationen zu gewinnen.

R

Radiästhesie

Zur Radiästhesie gehört die Kunst, mit Wünschelruten oder Pendeln Wasseradern aufzuspüren.

In der Naturheilkunde wird Radiästhesie jedoch als energetische Diagnosemethode eingesetzt. Als moderne Form der Radiästhesie ist die ➜ Elektroakupunktur nach Voll zu sehen.

Ausführung:

Therapeutisch arbeitende Radiästhesisten benutzen Ruten und Pendel, um den energetischen Zustand des Patienten zu messen. Je nach Ausschlag oder Schwingungsweite schließen sie auf Störungen im Körper, die auf Erkrankungen hinweisen können. Durch weitere Diagnoseverfahren kann die Ursache für diese Störungen, also die Erkrankung, ermittelt und eine entsprechende Therapie eingeleitet werden. Die Behandlung kann durch Naturheilmittel ergänzt werden. Dabei werden die entsprechenden Mittel ebenfalls mit Pendeln ausgewählt.

Während und nach der Therapie kontrolliert der Radiästhesist erneut den energetischen Zustand des Patienten und kann so den Umfang des Heilungserfolges feststellen. Je nach Art und Schweregrad der Erkrankung kann der Therapeut auf die Schulmedizin verweisen. Diese Verweisung liegt im Eigenverantwortungsbereich des Therapeuten.

Wirkungsweise:

Die Radiästhesie als Diagnose beruht auf der Sensibilität des Therapeuten. Der Patient sendet energetische Schwingungen aus, die von dem Therapeuten mittels Pen-

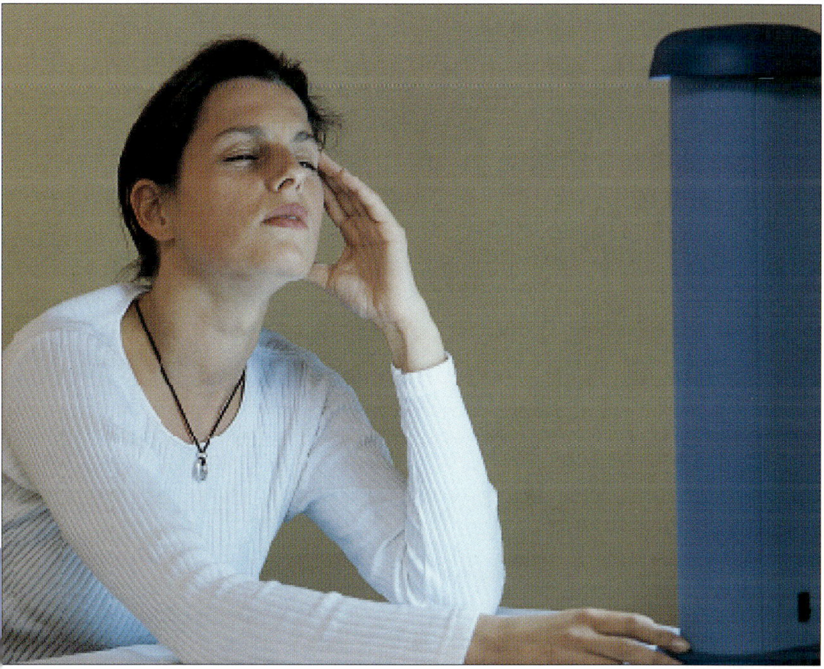

Lichttherapie

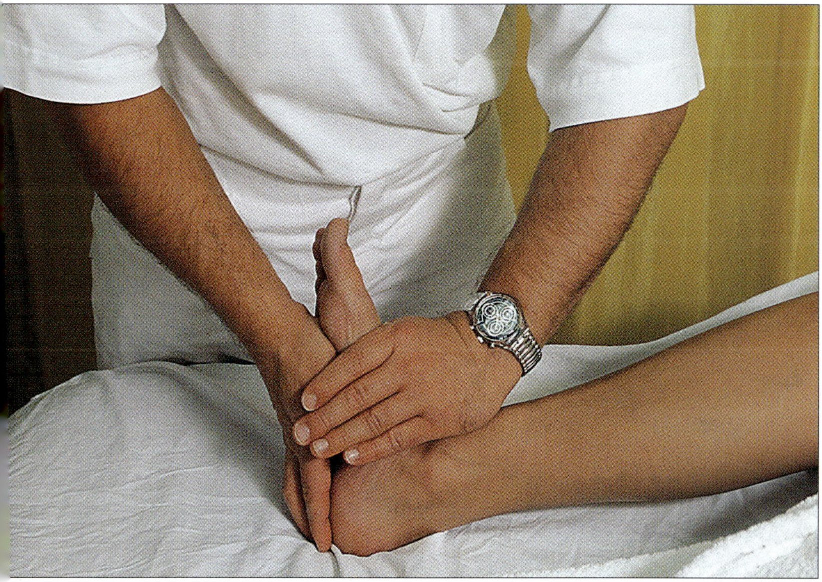

Lymphdrainage

V

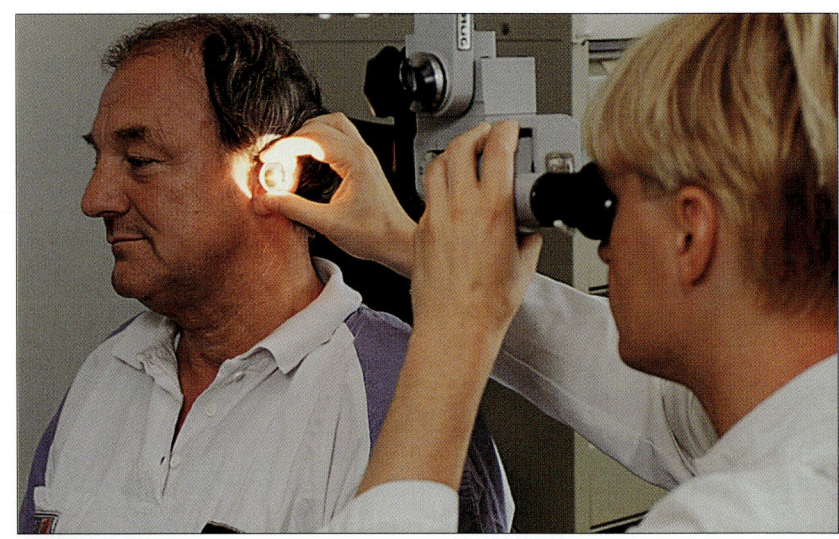

Ohrenschmerzen: Untersuchung

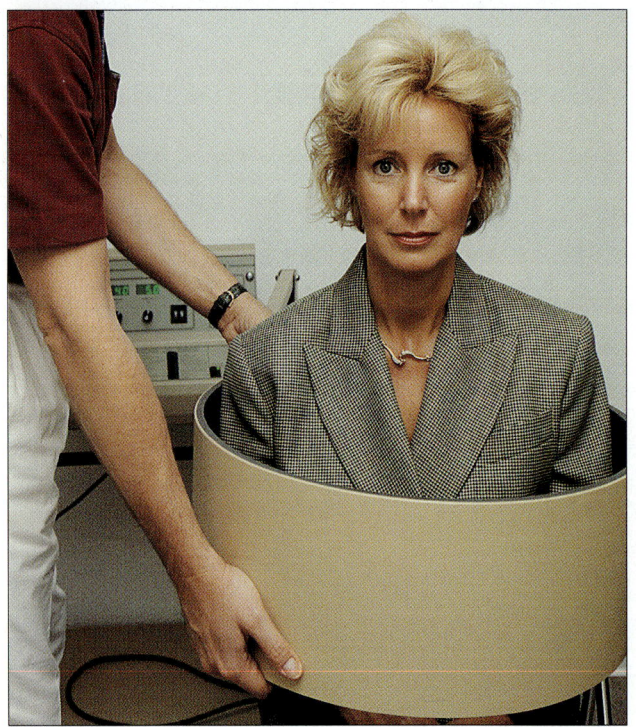

Magnetfeld-
Therapie

VI

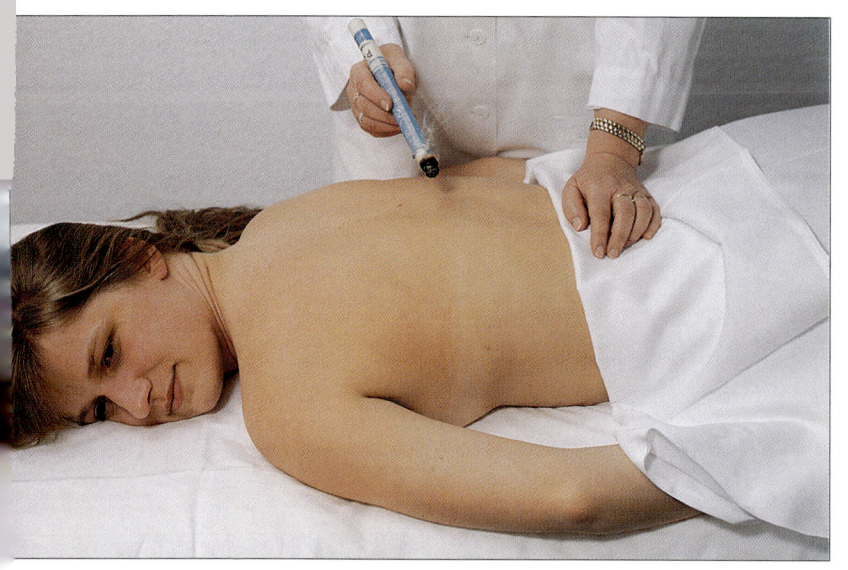

Moxibustion

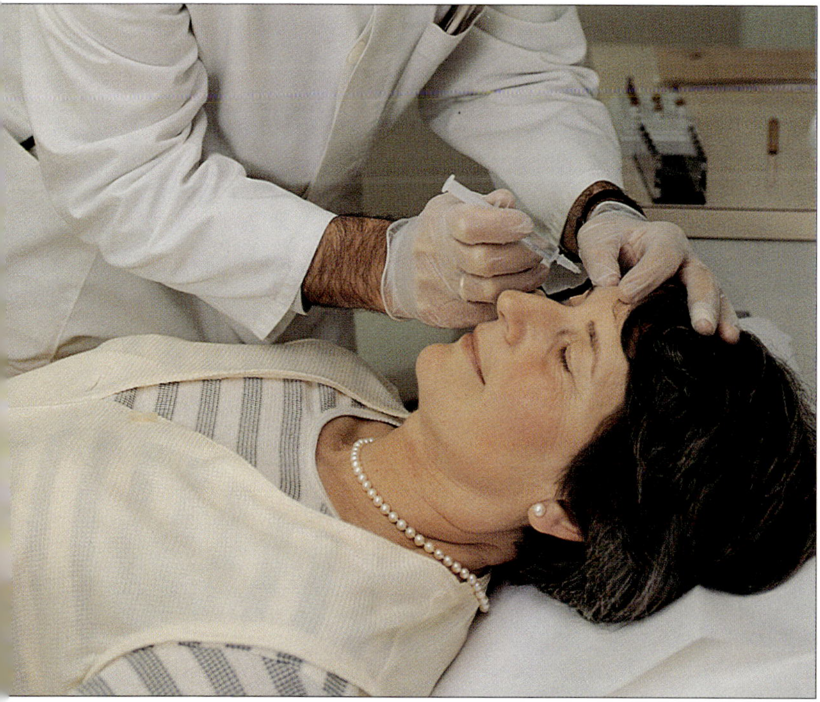

Neuraltherapie

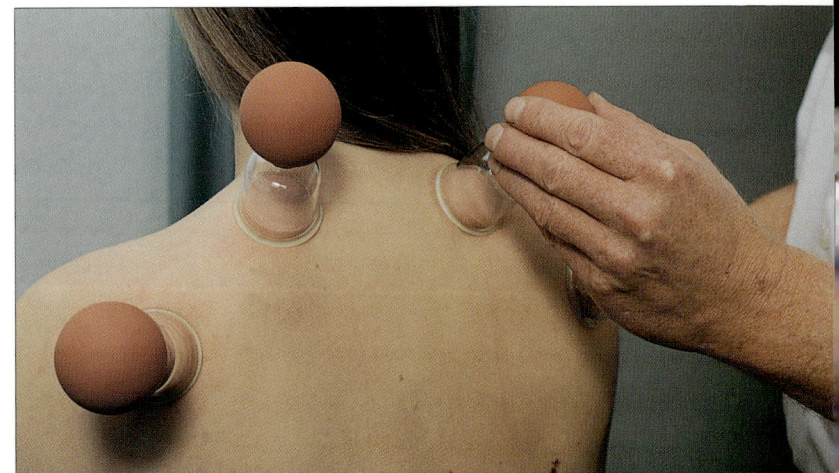

Schröpfen

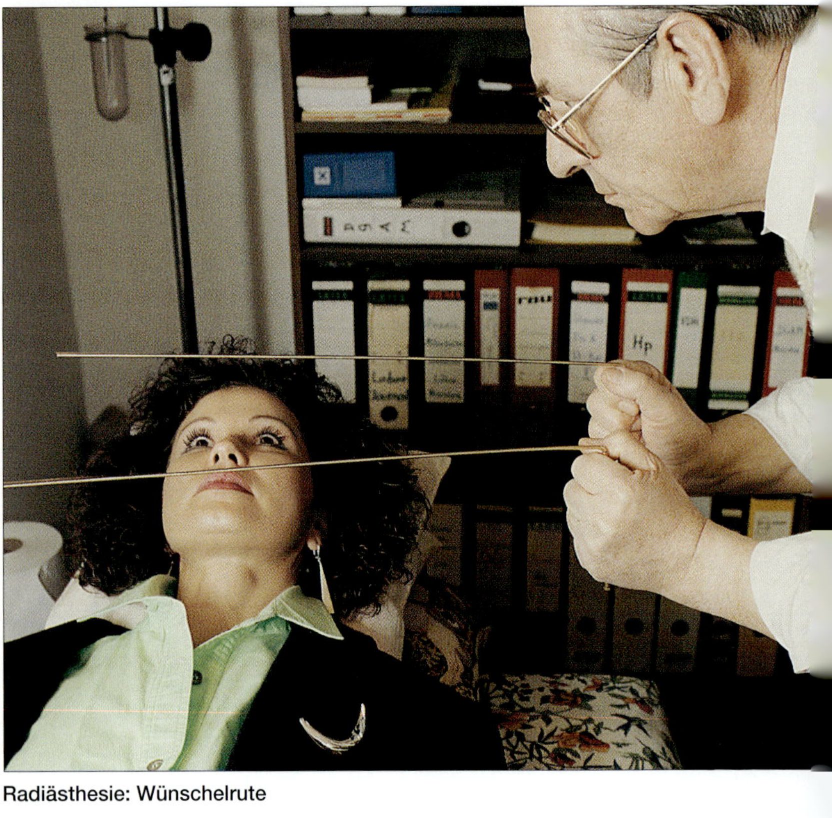

Radiästhesie: Wünschelrute

del oder Rute erfaßt und analysiert werden können. Anhand der Analyse kann er gezielt weitere Diagnosemöglichkeiten einsetzen, auf eine mögliche Erkrankung schließen und eine Therapie auswählen.

Status:
Die Radiästhesie ist in der Schulmedizin umstritten, weil ihre Wirkungsweise Schulmedizinern nicht eingängig erscheint. Schulmediziner warnen davor, daß Krankheiten nicht oder zu spät erkannt werden und sich dadurch verschlimmern.

Verantwortungsvolle Radiästhesisten benutzen die Radiästhesie jedoch nie als einzige Diagnosemethode. Daher wird der Vorwurf der Schulmediziner entkräftet.

Achtung: Es gibt Radiästhesisten, die nach okkulten Grundsätzen arbeiten. Sie wollen eine Krankheit mit Pendeln und Geräten heilen, die eine heilsame Strahlung absondern sollen. Diese Radiästesisten sind als unseriös zu bezeichnen und schaden dem Ruf der Radiästhesie in der Naturheilkunde.Weitere Informationen ➞ Adressen.

Reflexzonentherapie

Zu den Reflexzonentherapien gehören alle Verfahren, die durch die Reizung bestimmter Hautpartien innere Organe behandeln wollen. An dieser Stelle wird nur das Grundprinzip aller Reflexzonentherapien beschrieben.

Begründer:
Der menschliche Körper verfügt über Hautgebiete (Dermatome), die durch Nervenstränge und Blutbahnen mit inneren Organen verbunden sind. Das fand der englische Neurologe Dr. Henry Head (1861-1940) heraus, als er den menschlichen Rumpf systematisch erforschte. Er konnte bestimmte Hautzonen, die sich ausschließlich auf dem Rumpf befinden, den inneren Organen zuordnen. Dabei

müssen die Hautzonen nicht unmittelbar über den Organen liegen. Die entsprechenden Hautzonen wurden Headsche Zonen genannt.

Der amerikanische Arzt Dr. med. William H. Fitzgerald vertrat ebenfalls die Theorie, daß bestimmte Hautzonen mit den inneren Organen in Verbindung stehen. Er glaubte jedoch, daß die Verbindung durch das vegetative Nervensystem hergestellt wird. Anders als Head teilte er den menschlichen Körper von Kopf bis Fuß rechts und links in jeweils fünf Längszonen unterschiedlicher Breite ein. Störungen der inneren Organe sollten sich an allen Hautpunkten innerhalb dieser Längszonen bemerkbar machen. Diese Theorie bildete auch die Grundlage für die später entwickelte ➡ Fuß-Reflexzonen-Massage.

Die „Lagepläne" beider Theorien wurden im Laufe der Zeit durch weitere Hautzonen ergänzt. Da Dermatome den Zustand der Organe widerspiegeln (reflektieren) können, wurden sie allgemein „Reflex-Zonen" genannt. Heute ist die Reflexzonen-Therapie auch unter dem Begriff Segmenttherapie bekannt.

In der fernöstlichen Medizin sind Reflexzonen und -punkte seit Jahrtausenden bekannt. Die Verbindung von Hautzone und Organ wird dort jedoch mit Meridianverläufen erklärt. Das sind Energiebahnen, die unsichtbar durch den Körper führen

(siehe auch ➡ Akupressur).

Ausführung:
Die Störung eines inneren Organs kann sich durch eine Überempfindlichkeit der entsprechenden Reflexzone bemerkbar machen. Umgekehrt kann die Behandlung dieser Reflexzone auf das innere Organ wirken. Die Behandlung der Reflexzone erfolgt je nach Diagnose durch Reize wie Druck, ➡ Massage, Kälte, Wärme, mechanische

oder elektrische Reize. Auch ➝ Baunscheidtieren und
➝ Schröpfen sind Reflexzonentherapien.

Wirkungsweise:
Der Reiz, der auf die Reflexzone ausgeübt wird, setzt sich
über die Reflezonenbahnen zum Zielorgan fort und löst
dort heilsame Prozesse aus. Das Organ beginnt sich nicht
zuletzt mit Hilfe der Selbstheilungskräfte zu regenerieren.
In der fernöstlichen Medizin wird die Wirkung so erklärt,
daß sich entlang der Energiebahnen Stauungen bilden
können, die den harmonischen Energiefluß im Körper
stören. Durch die Behandlung der Reflexzonen werden
Stauungen aufgelöst, der Energiefluß kommt wieder zum
Gleichgewicht, Krankheitssymptome verschwinden.

Status:
Die Headsche Reflexzonen-Theorie ist wissenschaftlich
untermauert und wird schulmedizinisch anerkannt. Deshalb finden die Therapien, die sich mit den Reflexzonen
des Rumpfes beschäftigen (verschiedene ➝ Massageformen, ➝ Kälte- und ➝Wärmetherapien), die Zustimmung der Schulmedizin. Reflexzonentherapien, die auf der
Theorie von Fitzgerald beruhen (wie die ➝ Fuß-Reflexzonen-Massage, die von Hanne Marquardt ergänzt wurde) werden schulmedizinisch (noch) nicht anerkannt.

Fernöstliche Reflexzonentherapien sind schulmedizinisch
nicht anerkannt, weil der wissenschaftliche Beweis für die
Wirksamkeit fehlt. Da die Naturheilkunde mit diesen Therapien jedoch gute Erfolge erzielt, werden sie bei Patienten immer beliebter.

Rolfing

Begründer:

Rolfing wurde von der amerikanischen Chemikerin Ida Rolf begründet und nach ihr benannt. Ida Rolf ging davon aus, daß die ideale aufrechte Haltung des Menschen durch seelische Belastungen und Probleme verlorengeht. Sie entwickelte Rolfing, um die aufrechte Haltung wieder herzustellen.

Ausführung:

Bei der idealen Körperhaltung läßt sich eine (gedachte) senkrechte Linie von der Krone des Kopfes durch Hals, Körper und Beine bis zu den Fersen ziehen, die den Körper etwa in der Mitte durchläuft. Fehlhaltungen weichen von dieser Linie ab: Der Kopf kann nach vorne gekippt sein, die Hals- und Brustwirbelsäule kann stark gerundet sein (Rundrücken), ein ausgeprägtes „Hohlkreuz" drückt zugleich den Bauch heraus und kippt das Becken nach hinten. Diese Fehlhaltung belastet auch die Sehnen und Bänder in den Beinen.

Zu Beginn einer Rolfingbehandlung analysiert der Therapeut zunächst die Körperhaltung und stellt Fehlhaltungen und deren Auswirkungen fest. Dann beginnt er mit der Massage, die eine Art tiefe → Bindegewebsmassage darstellt, jedoch auch Sehnen, Muskeln und das knochennahe Gewebe einbezieht. Massiert wird mit Fingern, Knöcheln, Fäusten und Ellbogen. Der ganze Körper wird kräftig „durchgewalkt", was mitunter auch schmerzhaft sein kann. Dabei soll nicht nur die körperliche Fehlhaltung korrigiert werden, sondern auch der „Seelenpanzer" geknackt werden, damit der Patient psychisch aufgerichtet wird.

Die Behandlung wird von einem ausgebildeten Rolfingtherapeuten durchgeführt und besteht aus mehreren Sitzungen.

Wirkungsweise:

Beim Rolfing geht es darum, die Muskulatur beweglich zu machen, damit verhärtete Fehlhaltungen korrigiert werden können. Mit der Aufrichtung des Körpers soll jedoch auch eine Aufrichtung der Seele verbunden werden, denn in der Seele sieht der Rolfing-Therapeut die Ursache für die Ver- krümmung des Körpers. Er versucht also, durch die Mas- sage Gefühle auszulösen, die mit seelischen Problemen zusammenhängen. Kommen diese verdrängten Gefühle an die Oberfläche, können sie analysiert und verarbeitet werden. Erst wenn die Seele frei von Belastungen ist, kann der Körper wieder zu seiner Idealhaltung zurückkehren, die sich heilsam auf den ganzen Organismus auswirkt. Rolfing-Therapeuten werden deshalb nicht nur in der Mas- sagetechnik geschult, sondern erhalten zusätzlich eine psychologische Unterweisung.

Die Methode hat sich bei psychosomatisch bedingten Erkrankungen bewährt, wird aber auch bei angeborenen oder erworbenen Haltungsfehlern eingesetzt.

Status:

Rolfing ist eine ganzheitliche Körpertherapie, die sich in der Naturheilkunde etabliert hat. Schulmediziner nehmen Rolfing kaum zur Kenntnis, weil ihnen der Zusammenhang von Massage und Psychotherapie nicht eingängig erscheint und die wissenschaftliche Beweisbarkeit fehlt.

S

Sauerstoff-Therapie

Sauerstoff ist für das Leben auf der Erde ebenso wichtig wie Wasser. Ohne Sauerstoff wäre es unserem Körper unmöglich zu existieren, denn Sauerstoff ist für die Gesundheit und die permanente Erneuerung der Körperzellen verantwortlich. Sauerstoff kommt in der Luft als Molekül mit zwei Atomen vor. Die chemische Bezeichnung ist O_2 (O für griech. Oxygenium).

Wir nehmen den Sauerstoff mit der Atmung auf. Deshalb kann Bewegung an frischer Luft, die für eine verstärkte Atmung sorgt, schon als Sauerstoff-Therapie gesehen werden. Die moderne Naturheilkunde kennt jedoch effektivere Methoden, die verschiedene Sauerstoff-Therapien möglich machen.

1. Sauerstoff-Mehrschritt-Therapie (SMT)

Diese Therapie wurde von dem Physiker Prof. Dr. Manfred von Ardenne aus Dresden entwickelt. Sie besteht aus 15 bis 18 Sitzungen von etwa zwei Stunden. Jede Sitzung umfaßt drei Behandlungs-Schritte: Zuerst bereitet ein Trank aus Mineralwasser, Vitaminen und Magnesium den Organismus vor. Er soll das Blut für den Sauerstoff aufnahmefähiger machen. Als zweiter Schritt werden etwa 7500 Liter frischer Sauerstoff über eine Nasensonde inhaliert, und als dritter Schritt soll der Patient eine Bewegungstherapie ausführen, damit der Kreislauf angeregt wird und der Sauerstoffaustausch in den Zellen vermehrt stattfindet.

Die SMT erzielt gute Erfolge bei Krankheitssymptomen, die durch mangelnde Sauerstoffaufnahme auftreten. Dazu gehören nervöse Erschöpfungszustände, erhöhte Anfälligkeit für Infektionskrankheiten, Herzrhythmusstörungen, chronische Bronchitis sowie Durchblutungsstörungen in den Beinen.

2. Ozontherapie

Ozon ist ein Edelgas und eine Sonderform des Sauerstoffs. Es handelt sich dabei um ein Molekül mit drei Atomen (O_3). Unverdünnt ist Ozon ein hochgiftiger Stoff, in verdünnter Form tötet er jedoch Keime ab und kann zur Desinfektion genutzt werden. Diesen antibakteriellen und antiviralen Effekt macht sich die Ozontherapie zunutze. Zur äußerlichen Anwendung wird Ozon mit medizinischem Sauerstoff verdünnt und direkt auf die Haut gebracht. So lassen sich verschiedene Hautkrankheiten, Entzündungen oder schlecht heilende Wunden behandeln. Zur innerlichen Anwendung kann Ozon mit Wasser und Sauerstoff verdünnt werden und als Mundspülung gegen Zahnfleischentzündungen wirken. Ozon kann jedoch auch (in verdünnter Form) direkt in Arterien oder Muskeln injiziert werden oder als Infusion in die Vene gebracht werden. Naturheilkundeärzte beobachteten schnelle Besserung schmerzhafter Durchblutungsstörungen. Auch Neuralgien, Allergien und Asthma lassen sich mit der inneren Ozontherapie behandeln. Viele Therapeuten verabreichen ein Ozon-Sauerstoff-Gemisch als Einlauf. Er soll die Zellatmung verbessern und die Heilung von Darmgeschwüren fördern. Achtung: Wie Ozon im Körper genau wirkt, ist wissenschaftlich noch nicht exakt bewiesen. Man weiß jedoch, daß sich die Ozonmoleküle an den roten Blutfarbstoff anhängen. Dieser Effekt kann zu einem Pfropf führen, der die Butgefäße verstopft. Deshalb raten viele Schulmediziner von der innerlichen Anwendung der Ozontherapie generell ab. Der Einsatz der Ozontherapie bei Herzpatienten, bei Patienten mit Organblutungen und Schwangeren ist ohnehin verboten.

3. Hämatogene Oxydationstherapie (H.O.T.)
Diese Therapie fällt in den Bereich der Eigenblutbehandlungen und wird unter ➡ Eigenblut-Therapie beschrieben.

4. Oxyvenierungstherapie
Diese Therapie wird auch Sauerstoff-Infusionstherapie genannt und wurde von dem Arzt Dr. H.S. Regelsberger begründet. Während dieser Therapie wird dem Patienten über mehrere Wochen eine tägliche Dosis medizinisch aufbereiteter Sauerstoff per Infusion in die Armvene verabreicht. Die Oxyvenierungstherapie hat sich vor allem bei der Ménière Krankheit bewährt, die durch Schwindelanfälle, Ohrensausen und Schwerhörigkeit gekennzeichnet ist. Sie bessert aber auch Durchblutungsstörungen in den Beinen und läßt Krampfadergeschwüre schneller abheilen.

5. Hyperbare Sauerstoff-(Überdruck-)Therapie
Diese Therapie wird nur klinisch angewandt und hilft bei akuten Störungen, etwa nach einem Dekompressions-Unfall (Taucher-Krankheit), Kohlenmonoxydvergiftungen, Gasbrand und bei Luftembolie. Seit einiger Zeit wird sie auch zur besseren Abheilung größerer Wunden und zur Nachbehandlung bei Hauttransplantationen eingesetzt.

6. Anwendungen mit gelöstem Sauerstoff
Sauerstoff kann in Wasser gelöst werden und z.B. als Sauerstoff-Perlbad den ganzen Körper erfrischen. Bäder mit Sauerstoff regen den Kreislauf an und verbessern die Durchblutung. Sie wirken auf die Haut und sorgen für eine effektivere Entschlackung des Gewebes. Packungen mit gelöstem Sauerstoff wirken partiell auf die Haut und regen den Stoffwechsel an. Diese Anwendungen können auch im Sinne der ➡ Reflexzonentherapie ausgeführt werden

und eignen sich hervorragend zur Stärkung und Erhaltung der Gesundheit.

Status:
Die künstliche Zufuhr von Sauerstoff wird in der klinischen Medizin in Notsituationen (künstliche Beatmung) angewandt. Naturheilkundliche Sauerstofftherapien werden jedoch kritisch gesehen, da ihre Wirkung in vielen Fällen noch nicht wissenschaftlich nachgewiesen ist. In dieser schulmedizinischen Haltung ist ein gewisser Widerspruch zu sehen, der sich jedoch nach dem Grundsatz der wissenschaftlichen Beweisbarkeit nicht lösen läßt. Außerdem sehen Schulmediziner in der Anwendung einiger Sauerstoff-Therapien gewisse Risiken und lehnen sie deshalb ab, obwohl Heilpraktiker und Ärzte der Naturheilkunde mit Sauerstoff-Therapien große Erfolge erzielen.

Sauna

Saunaanlagen erlebten in den letzten 20 Jahren einen großen Zulauf, weil saunieren als allgemeine Gesundheitsvorsorge anerkannt wurde. Die Industrie trug diesem Trend Rechnung, indem sie Saunen mit Zusatzausstattungen versah: Es gibt mittlerweile z.B. Bio-Saunen mit gemäßigtem Klima, Licht-Saunen, die mit farbigem Licht auf die Stimmung einwirken wollen (→ Farbtherapie), Aroma-Saunen, die mit Duftaufgüssen die Seele positiv beeinflussen wollen. In diesem Kapitel wird jedoch nur auf die klassische Form des Saunierens (Finnische Sauna) eingegangen, da es als Gesundheitsvorsorge mit erwiesener Wirkung ausreicht.

Ausführung:
Im Gegensatz zum Dampfbad ist die Sauna ein Schwitzbad mit heißem, trockenem Klima. Die Temperatur beträgt bis zu 90°C, die Luftfeuchtigkeit zwischen drei und zehn

Prozent. Sie kann jedoch durch Aufgüsse kurzfristig erhöht werden.

Besucher sollten zunächst ihren Körper reinigen und abtrocknen. Kalte Füße können im warmen Fußbad außerhalb des Schwitzraums erwärmt werden. Dann folgt ein erster Schwitzgang, der nicht länger als 15 Minuten dauern sollte. Achtung: Wer sich schon nach 5 Minuten unwohl fühlt, verstärktes Herzklopfen oder Atembeschwerden verspürt, sollte den Schwitzgang sofort beenden.

Während des Schwitzgangs kann eine sitzende oder eine liegende Position eingenommen werden. Wer den Schwitzgang im Liegen durchführt, sollte sich kurz vor dem Hinausgehen hinsetzen, damit sich der Kreislauf wieder an die aufrechte Position gewöhnen kann. Nach dem ersten Schwitzgang muß der Körper mit kühlem bis kaltem Wasser abgekühlt werden. Dazu kann man ins Tauchbecken steigen, die Dusche oder einen Schlauch benutzen. Um dem Körper einen Kälteschock zu ersparen, empfiehlt es sich, von den Beinen an aufwärts zu kühlen. Nacken und Kopf sollten nicht vergessen werden, da sich sonst ein Wärmestau bildet. Nach der Abkühlung folgt die erste Entspannungsphase. Sie sollte mindestens so lang sein wie der Schwitzgang, besser etwas länger. Schwitzgang, Abkühlung und Entspannungsphase können noch ein oder zweimal wiederholt werden, wobei die letzte Entspannungsphase mindestens eine halbe Stunde betragen muß, damit der Körper Zeit hat, die Temperatur wieder ganz auszugleichen, und sich der Kreislauf beruhigen kann.

Es ist sinnvoll, Saunabesuche regelmäßig durchzuführen, etwa einmal in der Woche, damit ein gewisser Trainingseffekt auf den Körper erzielt wird und die Wirkungsweise effektiv bleibt.

Wirkungsweise:
Mit der Sauna lassen sich kosmetische und gesundheitliche Wirkungen erzielen. Die kosmetische Wirkung bezieht
sich auf die Haut. Durch die hohe Temperatur und das
Schwitzen erweitern sich die Poren, Talg und überschüssiges Hautfett fließen ab, wobei sich auch abgestorbene
Hautschüppchen lösen. Die Haut wird zudem besser
durchblutet und erscheint nach der Sauna klar, glatt und
rosig.

Die gesundheitliche Wirkung gestaltet sich umfangreicher.
Sauna ist eine ➞ Wärmetherapie, die beim Schwitzgang
den Kreislauf beschleunigt, die Gefäße erweitert, die
Durchblutung fördert und die Nieren zu erhöhter Tätigkeit anregt. So können Schlacken und Schadstoffe direkt
über die Haut und später auch über den Verdauungstrakt
ausgeleitet werden. Die Überwärmung des Körpers stärkt
die Immunabwehr, was in erster Linie vor Erkältungskrankheiten schützen kann. Die nachfolgende Abküh-
lungsphase reduziert die Kreislauftätigkeit, die Blutgefäße
ziehen sich schnell wieder zusammen. Das übt bei Wie-
derholung von Schwitzgang und Abkühlung einen Trainingseffekt auf die Blutgefäße aus und senkt das Risiko
von Herz-Kreislauf-Schwäche und Gefäßerkrankungen.

Achtung: Für Patienten mit Herzkrankheiten, Kreislauf-
störungen oder Gefäßkrankheiten sind Saunabesuche
nicht geeignet – es sei denn, der Arzt rät dazu. Auch Menschen mit erweiterten Äderchen im Gesicht und an den
Oberschenkeln sollten auf Sauna besser verzichten, da es
das Problem verschlimmern könnte.

Status:
Die Sauna ist eine schulmedizinisch und naturheilkundlich
anerkannte Einrichtung zur Stärkung der Konstitution und
Erhaltung der Gesundheit. Es sollten allerdings gewisse
Hygieneregeln beachtet werden wie das Tragen von

Badesandaletten (außerhalb des Schwitzraums) und die Benutzung von Handtüchern (innerhalb des Schwitzraums), um Pilzerkrankungen vorzubeugen.

Schröpfen

Das Schröpfen ist eine unspezifische Reiztherapie, die dem → Aderlaß und der → Blutegelbehandlung ähnlich ist. Durch die moderne Medizin geriet das Schröpfen in den Hintergrund, wird jedoch von Heilpraktikern und naturheilkundlich orientierten Ärzten von Fall zu Fall noch eingesetzt.

Ausführung:
Es gibt zwei Methoden des Schröpfens: das unblutige „trockene" Schröpfen und das blutige Schröpfen.

Beim unblutigen Schröpfen werden dem Patienten kleine Glasglocken (Schröpfköpfe) auf bestimmte Hautreflexzonen an Rücken oder Bauch aufgesetzt. Da die Schröpfköpfe zuvor luftleer gepumpt wurden, saugen sie sich sofort auf der Haut fest und ziehen Haut und Gewebe durch den Unterdruck etwas in das Glas hinein. Die Hautstellen im Glas färben sich blaurot, was auf eine Blutansammlung schließen läßt. Die Schröpfköpfe haften bis zu 30 Minuten auf der Haut, dann werden sie entfernt. Zurück bleiben kleine Blutergüsse, die nach wenigen Tagen verschwinden.

Beim blutigen Schröpfen wird ebenso verfahren, jedoch wird die Haut vor dem Aufsetzen der Schröpfköpfe leicht angeritzt, so daß das angesammelte Blut austreten kann. Die Wunden müssen nach dem Abnehmen der Schröpfköpfe steril verbunden werden.

Achtung: Schröpfen, vor allem blutiges Schröpfen, eignet sich nicht für Menschen, die an der Bluterkrankheit (Hämophilie) leiden und für Patienten mit Eisenmangel-Anämie.

Wirkungsweise:

Schröpfen ist eine Methode zum → Ableiten, → Ausleiten und → Umstimmen. Beim unblutigen Schröpfen
bilden sich an den Saugstellen Substanzen im Blut, die
das körpereigene Abwehrsystem zu vermehrter Tätigkeit
anregen sollen. Außerdem übt das Schröpfen heilsame
Reize auf die Reflexzonen aus, die zu den Organen wei-
tergeleitet werden. Beim blutigen Schröpfen wird die Blutmenge im Körper geringfügig verringert, was den Blutdruck herabsetzen kann und die Gefäße entlastet. Dieser Effekt wirkt jedoch nur kurzfristig, weil die verlorene
Blutmenge vom Körper neu gebildet wird.

Status:

Schröpfen ist ein anerkanntes, schulmedizinisches Verfahren, das wie der → Aderlaß heute von Ärzten kaum
noch praktiziert wird. Modernere Behandlungsmethoden
haben das Schröpfen verdrängt. Heilpraktiker und Ärzte
der Naturheilkunde setzen das Schröpfen ebenfalls seltener als Allein-Therapie ein. Zur Unterstützung anderer
therapeutischer Maßnahmen kommt es jedoch noch zur
Anwendung.

Shiatsu

Begründer:

Shiatsu (zu deutsch: Fingerdruck) ist eine Massage, die
Anfang des 20.Jahrhunderts in Japan entstand und Teile
der chinesischen Heilmassagen „An-ma" und „Do-In" enthält.

Lehrmeister Wataru Ohashi brachte Shiatsu von Japan
in die USA und nach Europa. Er leitet mehrere Ausbil-
dungszentren in New York und auch in Deutschland.

Ausführung:
Der Shiatsu-Therapeut ertastet zunächst die inneren Organe und erspürt, wie sie auf seine Ansprache reagieren. Dabei stellt er fest, ob Organe gereizt oder entspannt sind. Dann beginnt er mit der Druckpunktmassage entlang der Meridiane. Das sind (unsichtbare) Energiebahnen im Körper, die der fernöstlichen Heilkunde zugrunde liegen (siehe auch Akupressur). In der Regel wird die Massage an den Füßen begonnen und aufwärts durchgeführt. Die Reflexzonen gereizter Organe finden besondere Beachtung, da hier Energiestauungen vorliegen können, deren Auflösung sich wohltuend auf die inneren Organe auswirken können. Die Massage endet mit einer Ruhephase, in der der Patient entspannen darf und der Massage geistig und seelisch „nachspüren" soll. Die Wirkung der Massage kann mit leiser, ruhiger Musik im Hintergrund gefördert werden (→ Musiktherapie).

Viele Shiatsu-Therapeuten schließen im Sinne des Ganzheitsprinzips an Massage und Ruhephase ein Gespräch an, in dem sie mit dem Patienten über sein körperliches und seelisches Befinden sprechen. Sie teilen dem Patienten mit, welche „Schwachpunkte" sie im Körper gefunden haben und erörtern mit ihm, ob es dafür seelische Ursachen gibt. Dadurch hat der Patient die Möglichkeit, sich und seinen Körper besser kennenzulernen, seelische Probleme aufzudecken und an ihrer Bewältigung zu arbeiten.

Wirkungsweise:
Die fernöstliche Medizin geht davon aus, daß der menschliche Körper von Energiebahnen, den Meridianen, durchzogen ist. Dabei unterscheidet sie zwölf Haupt - und acht Nebenmeridiane. Bei gesunden Menschen fließt die Lebensenergie gleichmäßig durch alle Meridiane. Bildet sich jedoch aus irgendeinem Grund eine Blockade, gerät der Energiefluß ins Stocken. Die Folge: Der Mensch wird

seelisch und körperlich krank. Die Shiatsu-Massage zielt darauf, solche Stauungen aufzuspüren und durch gezielte Klopf- oder Drucktechniken aufzulösen. Sind die Stauungen beseitigt, kann die Energie wieder gleichmäßig und harmonisch fließen, Krankheitssymptome verschwinden und die psychische Verfassung wird ausgeglichen. Deshalb eignet sich Shiatsu besonders bei psychosomatisch bedingten Krankheiten, wirkt aber auch prophylaktisch in Zeiten erhöhter Streßbelastungen. Shiatsu kann entspannen und erfrischen zugleich. Es regt den Blutkreislauf und den Lymphstrom (➞ Lymphdrainage) an und beschleunigt den Abtransport von Schadstoffen.

Status:
Shiatsu ist Schulmedizinern noch relativ unbekannt, wird aber durch den großen Anklang bei Patienten immer populärer.

Die Ganzkörper-Massage sollte nur von ausgebildeten Shiatsu-Therapeuten durchgeführt werden.

Symbioselenkung

Symbioselenkung wird auch bakterielle Symbioselenkung genannt, da sie sich um den Ausgleich der Bakterienstämme im Körper bemüht.

Bakterien können Krankheiten verursachen. Es gibt jedoch auch Bakterien, die für den Körper lebensnotwendig sind. Insbesondere Milchsäurebakterien, sogenannte Laktobazillen, sorgen in den Schleimhäuten der Verdauungsorgane und in der Scheide dafür, daß der erforderliche Säurewert (pH-Wert) im Körper ausgeglichen bleibt. Dieser Säurewert hält krankheitserregende Bakterien fern bzw. hemmt ihre Aktivität.

Im gesunden Körper leben verschiedene Bakterien harmonisch miteinander. Sie bilden eine Symbiose (= Zusammenleben zum gegenseitigen Nutzen) untereinander, aber auch mit dem Menschen, ihrem „Wirt". Besonders wichtig ist die Symbiose im Darm: Dort bilden Bakterienstämme und andere Mikroorganismen die Darmflora, die empfindlich auf jede Störung reagiert. Wird die Darmflora angegriffen, z.b. durch eine Ernährungsumstellung, durch Streß oder durch die Einnahme von Antibiotika, gerät das Gleichgewicht durcheinander. Dann liegt eine Dysbiose vor; der Körper wird krank. Es kommt zu Verdauungsstörungen, Durchfall, Blähungen oder Verstopfung.

Ausführung:
Die Symbioselenkung versucht, eine Dysbiose zu beheben, indem sie vermehrt gesunde Laktobazillen und deren Untergruppen zuführt. Dazu wird der Allgemeinzustand des Patienten festgestellt. Im Labor werden Stuhlproben auf ihren Bakteriengehalt untersucht. Je nach Befund werden spezielle Milchpulverpräparate zusammengestellt, die der Patient über einen längeren Zeitraum einnehmen muß. Mit Hilfe dieser Präparate kann sich die Darmflora regenerieren und die Dysbiose wieder in eine Symbiose umgewandelt werden.

Wirkungsweise:
Keime im Trinkwasser oder in der Nahrung können dazu führen, daß schädliche Bakterien in der Darmflora überhand nehmen. Dann schaffen es die „gesunden" Bakterien nicht mehr, die „ungesunden" zu vernichten. Folge: Der Mensch wird krank.

Auch die manchmal zwingend notwendige Einnahme von Antibiotika kann die Symbiose stören, weil Antibiotika alle Arten von Bakterien im Körper zerstören, gesunde und ungesunde. Folge: Die Krankheit wird geheilt, aber es treten Probleme in der Darmflora auf. Ein weiterer Störfaktor für die Darmflora sind Abführmittel. Sie schwemmen mit dem Stuhl auch gleich die wichtigen Bakterienstämme aus, so daß sich die Verdauungstätigkeit von allein nicht mehr regeln kann. Ein Teufelskreis beginnt...

Die Zuführung von Laktobazillen baut die Darmflora auf, so daß eine gesunde Symbiose wieder hergestellt werden kann. Diese Behandlung allein reicht jedoch nicht. Langfristig sollte der Patient seine Ernährung umstellen (→ Ernährungstherapie), damit die Symbiose auf natürlichem Weg erhalten bleibt. Heilpraltiker und Ärzte der Naturheilunde gehen davon aus, daß viele Krankheiten ihre Ursache im Darm finden, auch wenn sie auf den ersten Blick nichts mit dem Darm zu tun haben. Deshalb ist es besonders wichtig, den symbiotischen Zustand der Darmflora zu erhalten (vergleiche → Colon-Hydro-Therapie).

Status:
Die negativen Auswirkungen von Antibiotika, operativen Eingriffen und Strahlenbehandlungen sind der Schulmedizin bekannt, werden aber oft unterschätzt. Deshalb wird die Symbioselenkung zwar anerkannt, jedoch wenig ausgeführt. Die Naturheilkunde mißt der Behandlung der Darmflora einen wesentlich höheren Stellenwert bei. Sie beschäftigt sich intensiver mit diesem Thema und sucht bei vielen Erkrankungen die Ursache im Darm. Damit erzielt sie nicht nur große Erfolge in der Krankheitsbehandlung, sondern trägt durch Aufklärung und Ernährungsberatung zur Gesunderhaltung und zum Wohlbefinden der Patienten bei.

T

Tanztherapie

→ Psychosomatische Medizin

Thalassotherapie

Thalassos [griech.] = Meer

Begründer:
Heilsame Bäder im Meerwasser wurden schon von den alten Griechen genossen. Der griechische Philosoph Platon war überzeugt, daß „Meerwasser alle Leiden abwäscht".

Als Ursprungsland der modernen Thalassotherapie ist jedoch Frankreich bekannt. Entlang der Küste, von der Bretagne bis zur Côte d'Azur, entwickelten sich zahlreiche Kurzentren, die auf Meerwasserbehandlungen spezialisiert sind.

Ausführung:
Die Thalassotherapie läßt sich als Bäderkur durchführen, kann aber auch mit Meersalz- und Algenpräparaten zu Hause angewandt werden. Meersalz entzieht der Haut im Gewebe gespeichertes Wasser und lagert dafür Mineralien und Spurenelemente ins Gewebe ein. Die Haut wird durch das Bad gestrafft, und der Stoffwechsel wird angeregt. Bei regelmäßiger Anwendung lassen sich Durchblutungsstörungen, Hauterkrankungen, Rheuma- und Herzbeschwerden lindern. Darüber hinaus wirken Meersalzbäder enorm anregend, besonders wenn sie als

Sprudelbad durchgeführt werden. Der Kreislauf kommt in Schwung, der Patient fühlt sich danach wesentlich vitaler.

Begleitend zur Bäderbehandlung können Algenpackungen für Gesicht, Dekolleté oder den ganzen Körper (als Schlammbad) gemacht werden. Das zeigt einen sichtbaren (Schönheits-)Effekt, wirkt sich jedoch anregend bis ins Bindegewebe aus. Zusätzlich können Algen den Körper von innen stärken – mit Hilfe einer Trinkkur (Algentee) oder der Einnahme von Nahrungsergänzungsmitteln mit Algenextrakt.

Wirkungsweise:
Bäder mit Meersalz straffen die Haut, weil der Fettstoffwechsel in den Zellen angeregt wird und dadurch Fettpölsterchen abgebaut und Schlacken abtransportiert werden. Das wirkt gegen Cellulite, Akne und Schuppenflechte.

Algen haben die Fähigkeit, dem Meerwasser Nährstoffe, Mineralstoffe und Spurenelemente zu entziehen. Magnesium, Eisen, Jod, Kalzium und Vitamine werden in ihrem inneren gespeichert. Selbst wenn Algen getrocknet sind, bestehen sie noch zu 20 Prozent aus stoffwechselfreundlichem Eiweiß und zu 30 Prozent aus wertvollen Mineralstoffen. Bei der Aufnahme von Algenprodukten (Konserven, Tee, Kapseln oder Pulver) helfen diese Inhaltsstoffe, den Körper mit wertvollen Wirkstoffen zu versorgen. Darüber hinaus regen Algenprodukte die Tätigkeit der Nieren an, entlasten den Darm, helfen den Körper zu entgiften und stärken somit das Immunsystem.

Status:
Die Heilkraft der Thalassotherapie ist wissenschaftlich untermauert. Trotzdem wird eine Thalassotherapie in französischen Kurzentren selten genutzt, weil die Zusatzkosten (Fahrtkosten, Unterbringung, Verpflegung) recht hoch sind. Die Thalassotherapie für zu Hause wird gesunden Menschen zur Vorbeugung empfohlen, Kosten für die

Präparate werden von den Versicherungsträgern jedoch nicht übernommen. Patienten mit Hautkrankheiten oder Schilddrüsenerkrankungen sollten die Behandlung mit ihrem Arzt absprechen.

Transaktionsanalyse

→ Psychosomatische Medizin

Umstimmen

Das Umstimmen von Körper, Geist und Seele erfolgt durch Reize von außen. Deshalb werden umstimmende Therapien auch Reiztherapien genannt, die dann zur Regulation der Körperfunktionen führen.

Ausführung:
Es gibt eine Vielzahl von umstimmenden Therapien, die alle ein Ziel haben: Körper, Geist und Seele in die richtige Richtung zu lenken, also weg von der Erkrankung. Beim Umstimmen des Geistes wie zum Beispiel in Lebenskrisen helfen Gesprächstherapien. Beim Umstimmen der Seele wie zum Beispiel in depressiven oder stressigen Phasen hilft die Musiktherapie. Sie übt durch Klänge und Töne eine aufheiternde oder eine beruhigende Wirkung aus. Auch ein Spaziergang durch die Natur kann die Seele positiv beeinflussen. Dann erfolgt der Reiz über das Auge, indem schöne Landschaften oder Flora und Fauna eine bildhafte aufheiternde Wirkung auf die Seele ausüben, sie beruhigen und ihr neue Kraft schenken.

Das Umstimmen des Körpers kann je nach Ziel durch verschiedene Reize erfolgen. Geeignete Therapien sind Bäder (→ Hydrotherapien, → Kneipp-Therapie, → Thalassotherapie), → Hautbürsten, → Baunscheidtieren, → Eigenblut-Therapien und → Schröpfen. Dabei wirken die Reize mal äußerlich, mal greifen sie in den Organismus ein. Auch eine → Ernährungstherapie kann den Körper umstimmen. Dabei kann die Umstimmung kurzfristig über eine → Diät erfolgen oder langfristig und dauerhaft über eine Ernährungsumstellung.

Die Auswahl des Umstimmungsverfahrens sollte nach der vorliegenden Erkrankung erfolgen und dem Reaktionstyp des Patienten entsprechen. Dabei kann es passieren, daß sich der Zustand des Patienten zunächst verschlechtert (Erstreaktion oder Heilreaktion). Das ist jedoch ein Zeichen dafür, daß der Körper auf die Reiztherapie reagiert. In der Regel tritt nach der Erstreaktion eine schnelle Besserung und Heilung ein.

Wirkungsweise:
Reiztherapien wirken unspezifisch auf den Körper ein. Sie richten sich nicht gegen spezielle Krankheitserreger, sondern wollen das gesamte Abwehrsystem des Körpers auf Trab bringen. Alle Regelkreise, die zum Abwehrsystem gehören, müssen zu verstärkter Tätigkeit angeregt werden wie z. B. der Blutkreislauf und der Lymphfluß. Es geht auch darum, den Stoffwechsel zu aktivieren und Schadstoffe auszuleiten. Sind die Selbstheilungskräfte erst wieder aktiv, wird der Körper besser mit Krankheiten fertig. Eine Ernährungstherapie stärkt das Abwehrsystem, indem sie den Organismus entlastet, ihn aber gleichzeitig mit notwendigen Nährstoffen versorgt. So können die Regelkreise noch effektiver funktionieren.

Status:
Die Schulmedizin setzt Therapien zum Umstimmen meist bei chronischen Erkrankungen ein, die sich nur schwer direkt beeinflussen lassen. Dabei bedient sie sich nicht immer der gleichen Maßnahmen wie die Naturheilkunde, sondern behandelt mit eigenen, manchmal chemischen Mitteln. Nicht alle naturheilkundlichen Umstimmungstherapien sind schulmedizisch anerkannt. Das könnte sich jedoch mit dem Fortschreiten der Ganzheitsmedizin (Paradigmenwechsel) ändern.

Urschrei-Therapie
→ Psychosomatische Medzin

Wärmetherapie

Wärmetherapien werden auch Thermotherapien genannt.

therm [griech.] = warm

Begründer:
Wärmetherapien gehören zu den Reiztherapien (➝ Umstimmen) und sind Bestandteil überlieferter Erfahrungsmedizin. Mit Hilfe der Technik wurden sie jedoch erweitert und können noch umfangreicher eingesetzt werden. So ist es heute bereits möglich, Krebsgeschwulste mit Hilfe der Thermografie (Wärmemessverfahren) zu diagnostizieren, da Krebsgewebe eine höhere Temperatur aufweist als das umliegende Gewebe.

Ausführung:
Es gibt zwei Arten von Wärmetherapien:

1. Fiebertherapie
Sie ist eine natürliche Wärmetherapie, die der Körper selbst auslöst. Er versucht mit dem Fieber eingedrungene Krankheitserreger zu bekämpfen und abzutöten. Deshalb sollte gegen Fieber nur vorgegangen werden, wenn es zu hoch ansteigt und einen inneren „Hitzschlag" verursachen kann. Fiebersenkende Maßnahmen sind ➝ Ableiten mit Waden-Wickeln oder die Einnahme/Anwendung von chemischen Präparaten wie z.B. Fieberzäpfchen.

Die Naturheilkunde kennt die künstliche Fiebertherapie, bei der mit Hilfe von Medikamenten Fieber erzeugt wird. Sie wird eingesetzt, wenn der Körper des Patienten nicht in der Lage ist, Fieber als Selbstheilungsprozeß auszulösen.

Wie die Erfahrung jedoch gezeigt hat, ist die Therapie nicht ohne Risiko. Das künstlich erzeugte Fieber setzt die Wärmeregulation des Körpers außer Kraft, so daß der Körper sich gegen die Überhitzung selbst nicht mehr wehren kann. Steigt das künstlich erzeugte Fieber zu hoch, gerät der Patient in ernste Gefahr. Aufgrund dieses Risikos wird die künstlich erzeugte Fiebertherapie nur noch selten angewandt.

2. Überwärmungstherapie

Diese Therapie nutzt alle Wärmereize, die von außen auf den Körper einwirken können. Dazu gehören Voll- und Teilbäder in warmem Wasser, ➡ Sauna, Wärmflaschen, Infrarot-Lampen, wärmende Packungen (z.B. Fango), durchblutungsfördernde Salben, spezielle Pflaster und die Schwitzkur im warmen Bett.

Die Überwärmung kann sich dabei auf den ganzen Körper beziehen oder nur partiell eingesetzt werden. Bei bestimmten Krankheiten ist es sinnvoll, den ganzen Körper warm zu halten. Bei akuten Schmerzen oder einigen Entzündungen reicht es, den Wärmereiz auf die betroffene Stelle zu begrenzen.

Wärmetherapien eignen sich hervorragend zur Selbstbehandlung zu Hause. Mit einer Wärmflasche können krampfartige Beschwerden z.B. im Unterleib gelindert, mit einer Infrarot-Lampe verspannte Rückenpartien bestrahlt werden. Auch die Schwitzkur im eigenen Bett kann helfen, Infekte schneller zu überstehen.

Achtung: Sollten Schmerzen trotz Wärmebehandlung bestehen bleiben oder wiederkehren, muß ein Arzt konsultiert werden.

Die Wärme, die von außen auf den Körper gebracht wird, setzt den körpereigenen Temperaturausgleichsmechanismus (im Gegensatz zur künstlichen Fiebertherapie) nicht

außer Kraft. Deshalb können Wärmetherapien – in einem
angemessenen Rahmen – unbedenklich angewandt werden.

Wirkungsweise:
1. Die Fiebertherapie will durch die innere Überwärmung
des Körpers eine Erhöhung der Stoffwechseltätigkeit
erreichen und Krankheitskeime abtöten. Die negative
und gefährliche Folge ist, daß Herz und Kreislauf stark
belastet werden und bei einer Temperatur von 42°C im
Körperinneren Gewebe geschädigt werden kann. Deshalb wird diese Therapie nur in Ausnahmefällen eingesetzt.

2. Äußere Überwärmungsreize wirken nur auf oberfläch-
liches Körpergewebe, sie dringen nicht bis in den Kör-
perkern vor. Deshalb sind sie weniger belastend für
Herz und Kreislauf. Die äußeren Wärmereize erweitern
die Blutgefäße und fördern die Durchblutung der Haut,
der Muskeln und der Organe. Dadurch können sich
schmerzhafte Verkrampfungen lösen.

Bestimmte Nerven in der Haut nehmen den Wärmereiz
auf und leiten ihn zum „Schmerzzentrum" des Gehirns weiter. Dort wird aufgrund der Wärmereize das Schmerz-
empfinden stark herabgesetzt, so daß der Patient eine
Schmerzlinderung verspürt. Diese ist mit einem Entspannungszustand verbunden, der sich nicht nur auf den
Körper, sondern auch auf die Seele ausdehnen kann. Partiell eingesetzte Wärmereize helfen gegen Menstruationsbeschwerden, Muskelverspannungen, Neuralgien, Gelenk-
rheumatismus und einige Entzündungen (Arzt fragen!).
Eine Überwärmung kann auch Teil einer anderen Therapie sein. Sie kann z.B. die Muskeln für eine Massage vor-
bereiten.

Wird der ganze Körper (z.B. bei einer Schwitzkur) erwärmt,
versucht er seine natürliche Körpertemperatur zu erhal-

ten. Er sondert Wasser über die Haut ab, um sie zu kühlen, das heißt er schwitzt. Mit dem Schwitzen werden schädliche Stoffe und Krankheitserreger ausgeleitet. Der Volksmund nennt diesen Effekt „sich gesund schwitzen". Solche Schwitzkuren eignen sich zur Bekämpfung von grippalen Infekten und Erkältungskrankheiten.

Überwärmungstherapien werden auch in der Krebsbehandlung eingesetzt, da sich einige Krebszellenarten als hitzeempfindlich erwiesen haben. Diese Hyperthermiebehandlung ist jedoch nur im Anfangsstadium einer Krebserkrankung möglich.

Status:
Wärmetherapien sind in Schulmedizin und Naturheilkunde gleichermaßen anerkannt und werden als eigene Therapie oder im Zusammenhang mit anderen Behandlungen eingesetzt.

Wasseranwendungen

→ Hydrotherapien und → Kneipp-Therapie

Z

Zelltherapie

Begründer:
Wer als der eigentliche Begründer der Zelltherapien zu sehen ist, ist nicht genau nachvollziehbar. Bereits im 19. Jahrhundert stellten die russischen Ärzte Filatow und Woronow Ansätze zur Zelltherapie auf. Populärer wurde die Methode jedoch erst Anfang des 20. Jahrhunderts, als der deutsche Chirurg Prof. Dr. H. Küttner in der Injektion von Zellpräparaten eine Alternative zur Organ-Transplantation sah. Als eigentlicher „Vater" gilt der Schweizer Chirurg Prof. Dr. Paul Niehans, der 1931 einer Patientin während einer Operation erstmals eine mit Kochsalz verdünnte Zellflüssigkeit in den Brustmuskel spritzte – und ihr damit das Leben rettete.

Ausführung:
Die bekannteste Zelltherapie ist die Original-Frischzellen-Therapie nach Niehans. Verwendet werden dabei frische Zellen tierischer Herkunft: Organe und Gewebeteile ungeborener oder neugeborener Lämmer und Kälber werden mikroskopisch zerkleinert und mit einer Kochsalzlösung aufgeschwemmt. Das Herstellungsverfahren erfolgt unter strengsten hygienischen Vorkehrungen, denn Verunreinigungen des Präparates können für den Patienten lebensbedrohlich sein.

Der Patient erhält mehrere Injektionen dieser Zellen-Kochsalz-Lösung (kurz Zellflüssigkeit genannt) in den Gesäßmuskel. Dabei kann sich die Injektion aus Zellen mehrerer tierischer Organe zusammensetzen. Die Zusamensetzung erfolgt nach dem gewünschten Ziel der Behandlung und richtet sich gleichzeitig nach dem Gesundheitszustand des Patienten. Nach einer Zellflüssigkeitsinjektion wird der Patient für zwei Tage unter klinische Beobachtung gestellt, um Komplikationen auszuschließen oder mögliche allergische Schockreaktionen (anaphylaktischer Schock) sofort zu behandeln.

Es ist auch möglich, die Zellen im luftleeren Raum zu trocknen (= Trockenzellen) oder bei minus 196°C schockzufrieren (= Gefrierzellen). Diese beiden Zellprodukte sind lagerfähig und sollen ebenso wirkungsvoll sein wie frische Zellen.

Inzwischen ist es auch möglich, den Zellen Eiweiß zu entziehen. Das senkt bei der Behandlung das Risiko einer allergischen Reaktion des Patienten. Deshalb ist nach dieser Zelltherapie kein klinischer Aufenthalt nötig. Der Patient sollte lediglich Anstrengungen in den folgenden Tagen vermeiden.

Relativ neu ist das Verfahren, aus der menschlichen Plazenta (Mutterkuchen) Zellsubstanzen zu entnehmen und medizinisch aufzubereiten. Anhänger dieser Therapie fordern, diese Substanzen in einer Zellbank zu lagern und Mutter und Kind bei Bedarf zur Verfügung zu stellen. Die Idee dahinter: Die Plazenta enthält wichtige Zellbausteine, Nährstoffe, Wachs- und Schutzsubstanzen, die als Ersatzgewebe dem Körper dienen können, ohne daß Nebenwirkungen zu befürchten sind.

Eine Sonderstellung in der Zelltherapie nimmt die Injektion von Thymusextrakten (aus der Kälber-Thymusdrüse) ein. Die Aufgaben der menschlichen und tierischen Thymusdrüse sind noch nicht ganz erforscht. Man weiß jedoch, daß die Thymusdrüse beim Kind zum Wachstum beiträgt und später die weißen Blutkörperchen auf ihre Abwehrfunktion im Körper „trainiert". Injektionen von Thymusextrakten sollen deshalb das körpereigene Abwehrsystem stärken und kranken Organen bei der Regeneration helfen. Thymusextrakte sind mittlerweile als Injektion und als Dragées verfügbar.

Zelltherapien wurden bei ihrer Einführung schnell zum „Jungbrunnen" erhoben, weil Patienten sich nach einer Frischzellenkur vitaler fühlten und annahmen, daß frische Zellen den Alterungsprozeß aufhalten können, indem sie alte Zellen einfach ersetzen. Diese Vorstellung ist widerlegt. Kein ernsthafter Therapeut wird eine Zelltherapie als Verjüngungsmittel bezeichnen. Sie wirkt zwar vitalisierend, kann den Alterungsprozeß jedoch nicht aufhalten.

Wirkungsweise:
Der menschliche Körper besteht aus etwa 70 Milliarden Zellen, die sich in jungen Jahren schnell und ständig erneuern. Mit zunehmendem Alter funktioniert der Zellstoffwechsel jedoch schleppender. Die Zellen können sich nicht mehr so schnell erneuern, deshalb treten typische Alterungserscheinungen und -beschwerden auf.

Die Naturheilkunde bietet verschiedene Möglichkeiten, den Zellstoffwechsel zu unterstützen: z.B. durch → Umstimmen, → Eigenblut-Therapie, → Sauerstoff-Therapie oder eben durch Zelltherapien. Dabei geht sie davon aus, daß frische Zellen, die in den Organismus gebracht werden, durch die Blutbahnen genau zu dem Organ wandern, aus dem sie kommen. Spritzt man also tierische Zellen aus dem Herzen, wandern diese zum menschlichen Herzen, spritzt man Zellen aus dem Hirn, wandern diese zum menschlichen Gehirn usw. Diese Annahme ist schwer zu beweisen, aber Prof. Dr. Alfred Kment, Ordinarius für Physiologie an der tierärztlichen Hochschule Wien, bestätigte diese These durch wissenschaftliche Versuchsreihen. Biochemiker glauben dagegen, daß die eingespritzten Zellen im Körper in ihre Bestandteile zerlegt werden und allenfalls als Bausteine das Zielorgan in seiner Funktion unterstützen können.

Zelltherapien wollen ein angegriffenes Organ durch frische Zellen regenerieren, damit es seine volle Funktionsfähigkeit wieder aufnehmen kann. Außerdem sollen die Abwehrkräfte des Körpers gestärkt und damit die Selbstheilungskräfte geweckt werden.

Achtung: Schulmediziner warnen davor, daß mit den tierischen Zellen auch mögliche Krankheitserreger in das Blut des Menschen gelangen können. Das gilt besonders für Zell-Fertigpräparate, die im Ausland hergestellt werden. Die Übertragbarkeit von Tierseuchen ist noch nicht ausreichend genug erforscht, um das Risiko ganz auszuschließen.

Status:
Zelltherapien werden von der Schulmedizin nicht anerkannt, eher sogar wegen der bestehenden Risiken abgelehnt. Ihre Wirksamkeit sei, so Schulmediziner, nicht erwiesen, und die Risiken ständen in keinem Verhältnis zum Nutzen. Das Bundesgesundheitsamt in Berlin hat 1987 sogar Warnhinweise bezüglich der Zelltherapien veröffentlicht und 1988 wurden zelltherapeutische Fertigarzneien (diese haben nichts mit der Frischzellenkur zu tun) in Deutschland verboten.

Zelltherapeuten stellen ihre Behandlungserfolge den Aussagen der Schulmediziner entgegen, doch sie werden kaum beachtet. Deshalb wird der Streit wohl noch so lange andauern, bis die Naturheilkunde einen endgültigen, wissenschaftlichen Beweis für die Wirksamkeit der Zelltherapien erbracht hat (weitere Informationen ➜ Adressen).

Zungendiagnostik

Begründer:
Die Zungendiagnostik ist ebenso wie die ➜ Pulsdiagnostik Bestandteil der traditionellen chinesischen Medizin, wird in abgewandelter Form aber auch in der Schulmedizin angewandt.

Ausführung:
In der chinesischen Medizin wird die Zunge in verschiedene Areale eingeteilt. Jeder Bereich soll dabei einen Organbereich widerspiegeln. Stellt der Therapeut fest, daß nur ein bestimmtes Areal der Zunge verändert oder belegt ist, schließt er daraus, daß das entsprechende Organ angegriffen ist.

Der Schulmediziner achtet bei der Diagnose auf den Gesamtzustand der Zunge und auf die Art des Belags. Er diagnostiziert keine Einzelerkrankung, sondern schließt auf den Allgemeinzustand des Patienten.

Wirkungsweise:
Die Chinesische Medizin geht davon aus, daß die Zunge über das vegetative Nervensystem mit den einzelnen Organbereichen verbunden ist und sich Störungen auf der Zunge zeigen. Wissenschaftlich bewiesen ist diese Annahme nicht.

Status:
Die Zungendiagnostik eignet sich nicht dazu, Krankheiten exakt zu diagnostizieren. Sie kann lediglich zusätzlich zu anderen Diagnoseverfahren eingesetzt werden, um wertvolle Zusatzinformationen zu gewinnen.

Krankheiten und Beschwerden

So unterstützen Sie die Selbstheilungskräfte Ihres Körpers

In diesem Kapitel finden Sie die häufigsten Krankheiten und Beschwerden. Sie erfahren die zur Zeit bekannten Ursachen und mögliche Therapien. Bei der Behandlung beschränken sich die Ausführungen auf mögliche naturheilkundliche Anwendungen. Dabei wird unterschieden in Selbsthilfe und therapeutische Hilfe. Unter letzterer wird die Behandlung durch einen Heilpraktiker oder einen naturheilkundlichen Arzt verstanden. Zu Beginn der Behandlungsvorschläge wird jeweils darauf hingewiesen, wenn Naturheilkunde allein keinen Heilungserfolg versprechen kann und schulmedizinische Hilfe notwendig ist. Eine naturheilkundliche Selbstbehandlung oder die Behandlung durch einen Heilpraktiker sollte hier nur unterstützend und in Abstimmung mit dem Arzt erfolgen.

A

Abgeschlagenheit

Müdigkeit, Leistungsschwäche

Ursachen:
Überanstrengung nach schwerer körperlicher oder geistiger Arbeit, zu kurzer oder schlechter Schlaf, eine beginnende Krankheit, Streß, unregelmäßiger Lebenswandel (z.B. wegen Schichtarbeit), psychische Belastungen.

Behandlung:
Das kann der naturheilkundliche Therapeut tun:
▶ klassische Ganz- oder Teilkörpermassagen (→ Massagen)
▶ → Shiatsu-Massage
▶ → Akupressur der Nackenpunkte.

Das können Sie selbst tun:
▶ Bewegung an frischer Luft
▶ warmes Vollbad mit entspannenden Badezusätzen (→ Selbsthilfe/Bäder, Badezusätze)
▶ Baldrian- oder Johanniskrauttee trinken
▶ ausreichender Schlaf
▶ Entspannungspausen mit beruhigender Musik
▶ → autogenes Training
▶ → Yoga
▶ → Meditation.

Abszeß

oder Furunkel, Eiteransammlung infolge einer Infektion mit Mikroorganismen

Symptome:
Je nach Lage des Abszesses kann es zu Schmerzen kommen, bei größeren Abzessen zu Fieber mit Schüttelfrost, Schweißausbrüchen und Übelkeit. Kleinere Abszesse machen sich meist durch Hautrötungen, Druck- oder Berührungsempfindlichkeit und/oder klopfende Schmerzen bemerkbar.

Ursachen:
Infektion kleinster Hautrisse und Wunden zumeist durch Bakterien oder Pilzsporen (Staphylo- und Streptokokken, Escherichia coli). Häufigste Ursache für aber nur sehr selten auftretende Leberabszesse sind Amöben (einzellige tierische Parasiten).

Behandlung:
Achtung! Eine schulmedizinische Behandlung ist unbedingt notwendig!

Das können Sie unterstützend selbst tun:
► heiße Auflagen und Lehmauflagen (→ Selbsthilfe/ Wickel, Auflagen)
► Luft- und Sonnenbäder
► Kamille-Vollbad (→ Selbsthilfe/Bäder, Badezusätze)
► Tee aus Borretschblättern, Bittersüßstengeln, Blutweiderichspitzen und Sauerampferwurzeln zu gleichen Teilen mischen (→ Selbsthilfe/Tee)

Afterbeschwerden

Schmerzen, Jucken oder Brennen in der Aftergegend sind den Betroffenen meist peinlich und werden deshalb verschwiegen. Afterbeschwerden können Feigwarzen hervorrufen oder auf Darmerkrankungen hinweisen.

Symptome und Ursachen:

Afterschrunden: kleine Einrisse der Afterschleimhaut, verursacht durch harten Stuhlgang. *Afterentzündung:* Rötung, Schwellung, Nässen und Brennen, verursacht durch mangelnde Hygiene. *Analfissuren:* geschwürige Risse in der Anuswand, verursacht durch harten und trockenen Stuhl. *Afterjucken:* verursacht durch Pilze und ➞ Hämorrhoiden, Madenwürmer oder ➞ Ekzeme. Afterfistel: verursacht durch Entzündungen in der Aftergegend.

Behandlung:

► *Afterschrunden:* heilen von selbst, zur Unterstützung Wundsalbe auftragen.

► *Afterentzündung:* Wundsalbe auftragen.

► *Analfissuren:* heilen von selbst, ballaststoffreiche Ernährung, viel trinken.

► *Afterjucken:* lassen die Beschwerden nicht nach, sollten Sie einen Arzt aufsuchen.

Akne

Chronische Hauterkrankung, die vor allem im Gesicht, im oberen Dekolleté- und Rückenbereich auftritt. Frauen und Männer sind - anders als allgemein angenommen - gleich stark betroffen.

Symptome:

Auf der Haut bilden sich kleine schwarze Punkte, sogenannte Mitesser. Durch eine Entzündung der Talgdrüsen entwickeln sich rote Pusteln, Eiterpickel und Zysten, die beim Abheilen Narben hinterlassen können.

Ursachen:

Störung oder Veränderung des Hormonhaushalts. Deshalb tritt Akne auch am häufigsten während der Pubertät auf. Darmerkrankungen und eine Störung der Schilddrüse sowie eine Kontakt- (z.B. Kosmetika) oder Lebensmittel-Allergie können weitere Ursachen sein.

Behandlung:
Achtung! Eine schulmedizinische Behandlung ist unbedingt notwendig!

Das können Sie unterstützend selbst tun:
- ▶ gesunde Ernährung
- ▶ Verzicht auf Süßigkeiten, fette Speisen, scharfe Gewürze, Alkohol und Nikotin
- ▶ Hautreinigung mit Kamillentee (→ Selbsthilfe/Tee)
- ▶ Gesichtsdampfbad (zwei Eßlöffel Kamillenblüten und einen Eßlöffel Rosmarinblüten mit einem Liter Wasser übergießen, → Selbsthilfe/Bäder)
- ▶ → Aromatherapie (fünf Tropfen Thymianöl in eine Tasse warmes Wasser geben, betroffene Stellen mehrmals täglich damit betupfen).

Angina pectoris

Alarmsignal für einen möglichen Herzinfarkt

Symptome:
anfallsartig einsetzende, Sekunden bis Minuten anhaltende Schmerzen im Brustkorb, die besonders in den linken Arm, in den Unterkiefer und Rücken ausstrahlen können; häufig auch ein Engegefühl im Brustkorb mit Atemnot, Schweißausbrüchen, rasendem Puls und Todesangst.

Ursachen:
mangelhafte Durchblutung des Herzmuskels meistens bedingt durch eine Erkrankung der Herzkranzgefäße. Auslöser können körperliche Anstrengungen, seelische Erregung, extreme Temperaturen, übermäßiger Alkohol-, Nikotin- oder Koffeingenuß sowie Stoffwechselstörungen sein.

Behandlung:
Achtung! Eine schulmedizinsche Behandlung ist unbedingt notwendig!

Das können Sie unterstützend selbst tun:
→ Ruhigstellung, sofort den Arzt rufen.

Angst

Angstzustände sind krankhaft, wenn sie häufig und ohne erkennbaren Grund auftreten.

Weitere Symptome:
Antriebsschwäche, Herz- und Atembeschwerden.

Ursachen:
seelische Krankheiten wie Depressionen oder Neurosen, Herzleiden, Drüsenstörungen.

Behandlung:
Achtung! Eine schulmedizinsche Behandlung ist unbedingt notwendig!

Das können Sie unterstützend selbst tun:
▶ → autogenes Training
▶ → Aromatherapie (fünf Tropfen Orangenblütenöl ins Badewasser geben).

Appetitlosigkeit

Symptome:
teilweise oder ganz fehlende Eßlust, Widerwillen gegen Nahrung, Ekel vor bestimmten oder allen Speisen.

Ursachen:
verschiedene Krankheiten wie Infektionen, Magen- oder Gallenblasenleiden, Blutarmut sowie psychische Belastungen.

Behandlung:

Das können Sie selbst tun:

▶ Tees (→ Selbsthilfe/Tee) und Arzneimittel aus Enzian, Pomeranze, Schafgarbe, Tausendgüldenkraut und Wermut. Den Tee jeweils eine halbe Stunde vor dem Essen trinken.

Arteriosklerose

Häufigste krankhafte Verengung der Arterien, die sich in einer chronisch fortschreitenden Verhärtung und Verdickung der Gefäßwände durch Einlagerungen von Fett äußert. Die Durchblutung wird gestört.

Symptome:

körperlicher und geistiger Leistungsabfall, Gedächtnisschwäche, Schwindel, Kopfschmerzen, Kribbeln in den betroffenen Extremitäten. Folge einer Arteriosklerose können eine → Angina pectoris, ein Herzinfarkt, ein Schlaganfall und → Durchblutungsstörungen in den Beinen sein.

Ursachen:

natürliches Altern, hoher Cholesterinspiegel, hoher Blutdruck, Diabetes mellitus, Rauchen.

Behandlung:

Achtung! Eine schulmedizinsche Behandlung ist unbedingt notwendig!

Das können Sie unterstützend selbst tun:

▶ zwei zerstoßene Knoblauchzehen in einer Tasse Milch fünf Minuten kochen lassen und diese Mischung täglich warm trinken

▶ Güsse (→ Selbsthilfe)

▶ Waschungen (→ Selbsthilfe)

▶ kalte Armbäder (→ Selbsthilfe/Bäder)

▶ Wechselfußbäder am Abend (→ Selbsthilfe/Bäder)

> ▶ Mistel-Tee (→ Selbsthilfe/Tee)
> ▶ Knoblauch-Präparate
> ▶ viel Bewegung
> ▶ Verzicht auf Nikotin und fettreiche Speisen.

Arthritis

Gelenkentzündung

Symptome:
Gelenkschmerzen und - schwellungen, Überwärmung, Rötung, manchmal auch Fieber, später können Gelenkdeformationen, Arthrosen, Herz- und Nierenschäden auftreten.

Ursachen:
Osteoarthritis: natürliche Abnutzung, Stoffwechselstörungen, Erbanlage; *rheumatoide Arthritis:* Zerstörung der Gelenke durch das eigene Immunsystem (Auslöser sind unbekannt); *serumnegative Arthritis:* häufige Begleiterscheinung von Psoriasis (Schuppenflechte) und Erkrankungen des Verdauungstraktes; *infektiöse Arthritis:* bakterielle Infektion oder als Begleiterscheinung übertragbarer Infektionskrankheiten wie Mumps, Röteln oder Windpocken.

Behandlung:
Achtung! Eine therapeutische Behandlung ist unbedingt notwendig!

Das kann der naturheilkundliche Therapeut tun:
> ▶ → Bewegungstherapie
> ▶ → Ernährungstherapie
> ▶ → Akupunktur
> ▶ → Fußreflexzonenmassage

Das können Sie unterstützend selbst tun:
> ▶ Fasten (→ Selbsthilfe)

▶ Tee aus Weidenrinde, Klettenwurzel, Mariendistel, Geißbart, Löwenzahnwurzel, Brennessel, Bärentraubenblättern, Labkraut und Schafgarbe zu gleichen Teilen (⟶ Selbsthilfe/Tee)

Arthrose

Gekenkabnutzung

Symptome:
Anfangs nur leichte und ziehende Gelenkschmerzen, die aber mit der Zeit stärker werden, Morgensteifheit, später Gelenkschwellungen, Versteifung.

Ursachen:
grundsätzlich noch unbekannt; als begünstigend gelten Bewegungsmangel, stetige Fehl- oder Überbelastung, häufige Feuchtigkeit und Kälte.

Behandlung:
Achtung! Eine therapeutische Behandlung ist unbedingt notwendig!

Das kann der naturheilkundliche Therapeut tun:
▶ ⟶ Bewegungstherapie
▶ Krankengymnastik
▶ ⟶ Massagen
▶ ⟶ Wärmetherapie
▶ ⟶ Kältetherapie.

Das können Sie unterstützend selbst tun:
▶ Ernährungsumstellung (viel Gemüse, Vollkornprodukte)
▶ bei Übergewicht abnehmen
▶ Bettruhe
▶ heiße Öl-Wickel (⟶ Selbsthilfe/Wickel, drei Eßlöffel Speiseöl erhitzen und damit das Wickeltuch tränken).

Asthma

Anfallsartig auftretende Atemnot. Zwei Arten werden unterschieden: Asthma bronchiale (Verkrampfung der kleinen Bronchien, die das Ausatmen verhindert) und Asthma cardiale (Lungenstauung infolge einer Herzschwäche, verbunden mit einer Verengung der Bronchien).

Symptome:
Atemnot, Husten, trockenes Rasseln, zäher oder dünnflüssiger Auswurf.

Ursachen:
Allergien, Infektionen, Herzinsuffizienz.

Behandlung:
Achtung! Eine schulmedizinische Behandlung ist unbedingt notwendig!

Das kann der naturheilkundliche Therapeut unterstützend tun:
▶ Atemtherapie.

Das können Sie unterstützend selbst tun:
▶ Armwickel (→ Selbsthilfe/Wickel)
▶ bei akutem Anfall stündlich einen Teelöffel frischen Zwiebelsaft mit etwas braunem Zucker einnehmen
▶ die Brust mit Fichtennadelöl einreiben.

Augenreizung

Symptome:
leicht gerötete und gereizte Augen, geschwollene Lider.

Ursachen:
Überanstrengung (z.B. durch langes Lesen, Fernsehen oder Autofahren), Kälte, Sonne oder Wind.

Behandlung:

Das können Sie selbst tun:

▶ Augenspülung (➔ Selbsthilfe) mit einem Aufguß von Rosmarinblüten

▶ Kompresse aus einem Kornblumenaufguß auf die Augen legen

▶ Umschläge (➔ Selbsthilfe/Wickel) mit Fencheltee und Honig, mehrmals wiederholen.

B

Bandscheibenvorfall

Eine der als „Stoßdämpfer" zwischen den Wirbeln liegende Bandscheiben drückt auf den Nervenstrang.

Symptome:
heftige Schmerzen vor allem bei Bücken, Aufrichten, Drehen oder Heben. Die Schmerzen können bis ins Gesäß oder gar die Knöchel ausstrahlen. Auch Lähmungserscheinungen sind möglich.

Ursachen:
Alterung, Fehl- oder Überbelastung der Bandscheiben, mangelnde Bewegung; Riß des Faserringes der Bandscheibe, ihr Gallertkern tritt aus.

Behandlung:
Achtung! Eine schulmedizinische Behandlung ist unbedingt notwendig!

Das kann der naturheilkundliche Therapeut tun:
- ► → Chirotherapie
- ► → Massagen
- ► → Wärmetherapie
- ► → Akupunktur
- ► → Schröpfen
- ► → Neuraltherapie
- ► Krankengymnastik.

Das können Sie unterstützend selbst tun:
- ► 38°C heißes Vollbad (→ Selbsthilfe/Bäder)
- ► betroffenen Bereich mit Franzbranntwein oder Kampferspiritus einreiben

▶ nicht zu lange sitzen
▶ regelmäßig schwimmen, vor allem rückenschwimmen.

Bettnässen

Enuresis. Nächtliches Bettnässen ist bei Kindern bis zu fünf Jahren normal. Danach sind die Nervenbahnen zwischen Großhirn und Schließmuskel so weit entwickelt, daß das Kind seine Blasenfunktion auch unbewußt kontrollieren kann.

Symptome:
willentlich nicht kontrollierbarer Harnabgang während der Nacht, zum Teil auch am Tag.

Ursachen:
selten eine Entzündung der Harnwege oder eine Fehlbildung der Harnorgane, häufig seelische Belastungen durch Streit in der Familie, neue Geschwister, Schul- oder Kindergartenprobleme.

Behandlung:
Das kann der naturheilkundliche Therapeut tun:
▶ Familientherapie.

Das können Sie selbst tun:
▶ → autogenes Training.

Bindehautentzündung

Konjunktivitis. Entzündung der Augenbindehaut

Symptome:
Augenbrennen und -jucken, Sandkorn-Gefühl im Auge, Lichtempfindlichkeit. Die Bindehaut ist gerötet, geschwollen und morgens verklebt.

Ursachen:
Reizung der Augen durch Luftzug, Rauch, Dämpfe und
Staub, Infektion durch Viren oder Bakterien, Begleiter-
scheinung oder Frühzeichen anderer Krankheiten wie
→ Grippe, → Masern, → Windpocken oder→ Heu-
schnupfen.

Behandlung:
*Achtung! Eine schulmedizinische Behandlung ist
unbedingt notwendig!*

Das können Sie unterstützend selbst tun:
▶ Augenwaschungen (→ Selbsthilfe) mit Augentrosttee
    (→ Selbsthilfe/Tee) oder Fenchelwasser
▶ Quarkwickel (→ Selbsthilfe/Wickel/Wickelrezepte)
▶ stündlich Euphrasia-Augentropfen einträufeln
▶ Storchenschnabel oder Weinrebe über Nacht auf die
▶ Augen legen, mit einem Tuch oder Schal fixieren
▶ Meidung von grellem Licht, langem Lesen, Fernsehen
    und langen Bildschirm-Arbeiten.

Blähungen

Symptome:
Völlegefühl, aufgetriebener Leib, abgehende Winde, Aufstoßen, Rumoren im Bauch, Leibschmerzen, manchmal
sogar Herz- und Atembeschwerden.

Ursachen:
übermäßige Gasansammlung im Darm durch blähende
Speisen (z.B. Kohl, Gurkensalat, Hülsenfrüchte, Zwiebel),
kohlensäurehaltige Getränke, nervöses Luftschlucken bei
Aufregung oder Streß, Störungen der Darmflora oder man-
gelnder Magensäure, Pilzinfektion.

Behandlung:
Die Beschwerden vergehen meist von selbst. Lindernd helfen

▶ eine Tasse Pfefferminz-, Fenchel- oder Salbeitee
▶ Heublumensack (→ Selbsthilfe) auf die Darmgegend legen
▶ Meidung von Industriezucker.

Blasenentzündung

Zystitis oder Blasenkatarrh

Symptome:
ungewöhnlich häufiger Harndrang, Brennen oder Schmerzen beim Wasserlassen. Begleiterscheinungen sind Kopfschmerzen, Übelkeit, Appetitmangel, allgemeine Schwäche und eine belegte Zunge. Der Urin ist meist trübe, flockig und kann aufgrund einer angegriffenen Schleimhaut auch blutig sein.

Ursachen:
Infektionen mit Bakterien, Viren, Chlamydien oder Pilzen, eine Schwächung der lokalen Abwehrkraft durch häufige kalte Füße, Nässe oder Zugluft. Besonders gefährdet sind Diabetiker und Frauen während der Schwangerschaft, bei Ausfluß aus der Scheide, bei Gebärmutter- oder Blasensenkung.

Behandlung:
Bei einer Infektion ist eine schulmedizinische Behandlung unbedingt notwendig!

Das kann der naturheilkundliche Therapeut tun:
▶ Verschreibung homöopathischer Medikamente.

Das können Sie unterstützend selbst tun:
▶ Trinken Sie viel, damit die Blase gut gespült wird

▶ Halten Sie Ihren Unterkörper warm
▶ Bärentraubenblätter-Tee (→ Selbsthilfe/Tee)
▶ ansteigende Sitzbäder mit Heublumenabkochung
(→ Selbsthilfe/ Bäder).

Blasenschwäche

→ Harninkontinenz

Blutarmut

Anämie. Die häufigsten Formen der Blutarmut sind die Eisenmangelanämie und gefährliche perniziöse Anämie (Perniciosa). Andere Formen sind Folgen eines Mangels an roten Blutkörperchen, die entweder in zu geringem Maße im Knochenmark gebildet werden, in großer Zahl zerfallen oder durch offene oder verborgene Blutungen verlorengehen.

Symptome:
Müdigkeit, Leistungsschwäche, Kopfschmerzen, Schwindel, eine auffällige Blässe, Frieren, Appetitmangel, Herzklopfen.

Ursachen:
hohe Blutverluste während der Menstruation, erhöhter Eisenbedarf während der Wachstumsphase, im Alter, in der Schwangerschaft, während der Stillzeit, durch Hochleistungssport; chronische Verdauungsstörungen, Vitamin-B12-Mangel.

Behandlung:
Achtung! Eine schulmedizinische Behandlung ist unbedingt notwendig!

Das kann der naturheilkundliche Therapeut unterstützend tun:
▶ Verschreibung homöopathischer Medikamente.

Das können Sie unterstützend selbst tun:
▶ verstärkte Zufuhr eisenhaltiger Nahrungsmittel wie Leber, mageres Fleisch, Karotten, Apfelkraut, Eigelb, grünes Gemüse, Petersilie, weiße Bohnen und Nüsse.

Bluthochdruck

Hypertonie. Wenn bei Menschen unter 50 Jahren die Werte höher als 145 zu 95 und bei älteren Menschen höher als 160 zu 95 liegen.

Symptome:
bei leichter Erhöhung keine spürbaren Symptome; Herz- und Kopfschmerzen, Schwindel, Schlaflosigkeit, Atemnot, Nasenbluten, Ohrensausen, rasche Ermüdung, Gedächtnisstörungen.

Ursachen:
in den meisten Fällen Übergewicht, Bewegungsmangel, Alkoholkonsum, Streß oder Überforderung; Begleiterscheinung bei Herz- oder Nierenleiden, Diabetis; häufige Nebenwirkung von Medikamenten wie Appetitzüglern, Cortisonpräparaten, Rheuma- und Schnupfenmitteln.

Behandlung:
Achtung! Bei andauerndem Bluthochdruck ist eine schulmedizinische Behandlung unbedingt notwendig!

Das kann der naturheilkundliche Therapeut tun:
▶ Verschreibung homöopathischer Medikamente.

Das können Sie selbst tun:
▶ warme und ansteigende Armbäder (→ Selbsthilfe/Bäder)
▶ → autogenes Training
▶ Reduzierung des Körpergewichts
▶ bevorzugt salzarme Vollwertkost mit viel Rohkost essen, insbesondere Zwiebeln, Knoblauch und Lauch

▶ Verzicht auf Nikotin, Alkohol und Koffein
▶ kühle Ganzkörper-Waschungen (➡ Selbsthilfe/ Waschungen)
▶ morgens und abends je eine Tasse lauwarmen Tee aus Weißdornblüten, Mistel und Melissenblättern trinken
▶ Ausdauertraining.

Blutunterdruck

Hypotonie. Wenn die Werte niedriger als 100 zu 95 sind

Symptome:
Schwindel vor allem beim Bücken und nach dem Aufstehen, häufiges Frieren, kalte Füße und Hände, Kopfschmerzen, Neigung zu Ohnmacht, rasche Ermüdung, Leistungsschwäche, „tanzende Punkte" vor den Augen.

Ursachen:
zu wenig Bewegung, mangelhafte Ernährung, körperliche und psychische Erschöpfung, ➡ Blutarmut, Stoffwechselstörungen, starkes Rauchen, ➡ Depressionen, Medikamentenabhängigkeit.

Behandlung:
Achtung! Bei anhaltenden Beschwerden ist eine schulmedizinische Behandlung unbedingt notwendig!

Das kann der naturheilkundliche Therapeut tun:
▶ Verschreibung homöopathischer Medikamente.

Das können Sie selbst tun:
▶ viel Bewegung
▶ Wechselbäder (➡ Selbsthilfe/Bäder)
▶ ➡ Massagen
▶ ausgewogene Ernährung
▶ nach dem Aufstehen Gymnastik (in der Luft radfahren)
▶ Atemübungen am offenen Fenster

▶ Trockenbürsten (→ Selbsthilfe)
▶ Wassertreten (→ Selbsthilfe/Waschungen)
▶ viel trinken, morgens schwarzen Tee mit Honig.

Brechreiz

→ Erbrechen

Bronchialasthma

Symptome:
anfallsweise hochgradige Atemnot, Husten mit glasig-zähem Auswurf, trockenes Rasseln, möglich sind auch bläuliche Hautverfärbungen.

Ursachen:
Verkrampfung der Bronchien durch allergische Reaktionen auf Pollen, Staub und andere Stoffe, panische Angstgefühle.

Behandlung:
Achtung! Eine therapeutische Behandlung ist unbedingt notwendig!

Das kann der naturheilkundliche Therapeut tun:
▶ → Ernährungstherapie
▶ → Fiebertherapie
▶ → Umstimmungstherapie
▶ → Phytotherapie
▶ → Homöopathie
▶ → Atmungsschulung
▶ Verschreibung von Weihrauch-Präparaten.

Das können Sie selbst unterstützend tun:
▶ ansteigende Armbäder (→ Selbsthilfe/Bäder)

► heiße, feuchte Armwickel anlegen und alle zehn Minuten erneuern (→ Selbsthilfe/Wickel)
► Sauerteigpackung um die Brust (→ Selbsthilfe/Auflagen)
► Brust mit Fichtennadelöl einreiben
► → autogenes Training.

Bronchitis

Bronchialkatarrh. Entzündung der Bronchialschleimhaut, vor allem der großen Bronchien (Luftwege), meist als Komplikation einer Erkältung. Bleibt eine akute Bronchitis unbehandelt, kann sie chronisch werden.

Symptome:
Husten mit weißlich-zähem Auswurf, leichtes Fieber, Rasselgeräusche beim Atmen, Brustschmerzen, Abgeschlagenheit.

Ursachen:
Infektion mit Viren, Bakterien und bei immunschwachen Menschen mit Pilzen, Einatmen von schleimhautreizenden Gasen, Rauch oder Staub.

Behandlung:
Achtung! Bei starken Beschwerden ist eine therapeutische Behandlung unbedingt notwendig!

Das können Sie selbst tun:
► Kopfdampfbad mit Kamille und einigen Tropfen Thymiantinktur (→ Selbsthilfe/Bäder)
► Tee aus Spitzwegerich, Eibisch und Huflattich zu gleichen Teilen (→ Selbsthilfe/Tee)
► Den Saft von drei Zitronen mit einer Handvoll Petersilie und zwei Eßlöffeln Honig ansetzen, zwölf Stunden ziehen lassen und dann löffelweise einnehmen
► Schwitzkur (→ Selbsthilfe)
► Brustwickel (→ Selbsthilfe/Wickel).

C

Cellulite
→ Zellulitis

D

Darm- und Dickdarmkatarrh

Beide Erkrankungen können chronisch werden.

Symptome:
Durchfall, Bauchschmerzen, häufig Erbrechen, Blähungen, Fieber. Bei chronischem Verlauf: oft abwechselnd → Verstopfung und → Durchfall. Beim Dickdarmkatarrh befindet sich zusätzlich Schleim und Blut auf dem Stuhl.

Ursachen:
Genuß verdorbener Lebensmittel, Allergien, manchmal auch Leber- oder Stoffwechselstörungen, seelische Belastung, Colitis ulcerosa, Morbus Crohn.

Behandlung:
Achtung bei starken Beschwerden ist eine therapeutische Behandlung unbedingt notwendig!

Das können Sie selbst tun:
► Kohletabletten einnehmen

► Fastentage, an denen nur schwarzer Tee und später Haferschleimsuppe erlaubt ist

► → autogenes Training.

Depression, depressive Verstimmung

Symptome:
Niedergeschlagenheit, Pessimismus, Antriebsschwäche, Schwermütigkeit, Selbstvorwürfe, Trauergefühle, oft auch Angstgefühle und Schlafstörungen. In schweren Fällen besteht Selbstmordgefahr.

Ursachen:
Die sogenannte endogene Depression ist erblich bedingt. Die reaktive Depression hingegen ist psychisch bedingt. Auslöser können schwere Enttäuschungen, der Tod eines nahestehenden Menschen, Probleme in Beruf oder Partnerschaft oder ein unglückliches Sexualleben sein.

Bei Frauen, die während der Schwangerschaft, im Wochenbett oder in den Wechseljahren an Depressionen leiden, sind meist hormonelle Faktoren die Ursachen.

Behandlung:
Achtung bei starken Beschwerden ist eine schulmedizinisch-psychiatrische Behandlung unbedingt notwendig!

Das können Sie in leichteren Fällen selbst tun:

► Einnahme von Johanniskraut-Präparaten

► →autogenes Training.

Durchblutungsstörungen
Der Blutkreislauf in den Gefäßen der Gliedmaßen oder des Gehirns ist behindert.

Symptome:
kalte, kribbelnde („eingeschlafene") Glieder, Herzschmer-
zen, Augenflimmern, Konzentrationsstörungen, Schwindel.

Ursachen:
Verlegung einer kleinen Arterie, Ablagerungen von Fett-
stoffen (→ Arteriosklerose), Gefäßverletzung oder Herzinsuffizienz, Nikotinmißbrauch.

Behandlung:
*Achtung bei starken Beschwerden ist eine schul-
medizinische Behandlung unbedingt notwendig!*

*Das können Sie unterstützend und bei leichten Beschwer-
den selbst tun:*
- ► Wechselbäder (→ Selbsthilfe/Bäder)
- ► Absetzen der „Pille"
- ► viel Bewegung
- ► zwei bis drei Liter Flüssigkeit am Tag zu sich nehmen
- ► vollwertige Ernährung (→ Ernährungstherapien)
- ► totaler Verzicht aufs Rauchen
- ► täglich drei Tassen Tee aus Ginkgoblättern (→ Selbst-
  hilfe/Tee) auf nüchternen Magen trinken
- ► Einnahme von frischem Knoblauch.

Durchfall

Diarrhoe. Durchfall ist keine Krankheit, sondern ein Symptom für verschiedene Erkrankungen. Eine Diarrhoe liegt
vor, wenn innerhalb von 24 Stunden mehr als drei Darm-
entleerungen vorkommen. Der Stuhl ist stark wässerig.
Akuter Durchfall beginnt plötzlich und dauert zwischen
einigen Stunden und zwei bis drei Tagen.

Ursachen:
verdorbene Lebensmittel, Infektionen, Allergien, Einnahme von Antibiotika, Magen- und Darmerkrankungen, hormonelle Faktoren, seelische Störungen.

Behandlung:
Achtung! Bei länger anhaltenden Beschwerden ist eine therapeutische Behandlung unbedingt notwendig!

Das können Sie selbst tun:
- ► viel trinken, am besten Mineralwasser
- ► geriebenen sauren Apfel löffelweise essen
- ► ein Pfund Karotten in einem Liter Wasser gar kochen, durchpassieren und löffelweise innerhalb eines Tages aufessen
- ► täglich zwei bis drei Tassen Tee aus Eichenrinde, Blutwurz, Kamille, Johanniskraut, Kalmut und Heidelbeerfrüchten zu gleichen Teilen ungesüßt und schluckweise trinken (→ Selbsthilfe/Tee)
- ► warmer Leibwickel (→ Selbsthilfe/Wickel).

E

Ekzem

Symptome:
entzündliche Rötung und Schwellung der Haut, quälender Juckreiz. Im weiteren Verlauf kommt es zu Flecken, Streifen, Schuppen, Krusten, Borken, Quaddeln, Rissen, Schrunden und Eiterpusteln. Bei einem chronischen Verlauf können auch Flechten auftreten.

Ursachen:
allergische Reaktion der Haut auf Nahrungs-, Genuß- oder Arzneimittel, Gifte, Infektionen oder erbliche Veranlagung, Darmerkrankungen.

Behandlung:
Entscheidend ist die Ursache des Ekzems. Bei Allergien ist das auslösende Allergen (muß vom Hautarzt festgestellt werden) zu meiden.
Achtung! Bei lang anhaltenden Beschwerden ist eine therapeutische Behandlung notwendig!

Das kann der naturheilkundliche Therapeut tun:
▶ Verordnung einer Fastenkur unter Anleitung.

Das können Sie selbst tun:
▶ zur Körperpflege keine Seife benutzen
▶ Kieselsäure einnehmen
▶ Dampfbäder mit Zusatz von Kamille-, Heublumen- oder Zinnkrautabkochungen
▶ Gesichtsreinigung mit Hamamelis-Tinktur oder Teerschwefel-Präparaten
▶ Auflagen mit Bockshornklee oder Heilerde
▶ betroffene Stellen mit Eichenrinden-Abkochung betupfen.

Erbrechen, Brechreiz

Erbrechen ist keine Krankheit, sondern ein Symptom für verschiedene Erkrankungen.

Ursachen:
Reizung des Brechzentrums im Gehirn, ausgelöst durch seelisch-nervöse Faktoren (zum Beispiel Ekel), Infektionen, Vergiftungen, Stoffwechselstörungen, Darmgeschwülste, Darmverschluß, Gehirnerschütterung, Störungen des Gleichgewichts. Erbrechen während der Schwangerschaft ist meist harmlos, kann aber auch auf eine Schwangerschaftsvergiftung hindeuten.

Behandlung:
Nach übermäßigem Alkoholgenuß, Völlerei oder Durcheinanderessen sind

► Einläufe (→ Selbsthilfe) hilfreich. Ansonsten:
► Einnahme von Kaffeekohle
► Leibwickel mit Kamillentee (→ Selbsthilfe/Wickel)
► Kamillentee (→ Selbsthilfe/Tee).

Erkältungskrankheiten

Husten, Schnupfen, Grippe

Symptome:
beginnend mit einem Kribbeln oder Kratzen im Hals, wiederholtem Niesen, laufender Nase. Der Nasenausfluß kann dick, gelblich oder grünlich werden, tränende Augen, Schluckbeschwerden, Halsschmerzen, Glieder- und Kopfschmerzen, Lustlosigkeit, manchmal auch Schüttelfrost.

Ursachen:
Infektion der Atemwege durch Viren (Tröpfcheninfektion) oder Bakterien, die durch Anniesen, Anhusten oder Händekontakt übertragen werden. Das örtliche Abwehrsystem des Körpers ist durch Abkühlung, Durchnässung oder

Zugluft so geschwächt, daß es die Erreger nicht mehr erfolgreich bekämpfen kann. So ist auch zu erklären, daß Erkältungen vermehrt zu kalter und feuchter Jahreszeit auftreten. Treten Erkältungen häufig auf, ist auf eine allgemeine Abwehrschwäche zu schließen, für die meist eine schlechte Lebensführung, falsche Ernährung und zu wenig Bewegung an der frischen Luft verantwortlich sind.

Behandlung:
In der Regel klingt eine Erkältung nach etwa einer Woche von alleine ab. Ist dies nicht der Fall, ist eine ärztliche Behandlung notwendig.

Das können Sie selbst tun:
► ansteigende, kalte oder Wechselfußbäder (→ Selbsthilfe/Bäder)
► Schwitzkur (→ Selbsthilfe)
► warme Halswickel
► → Sauna
► stets warme Socken tragen
► Raumluft befeuchten (am besten hängen Sie feuchte Tücher über die Heizkörper)
► Dampfbäder mit Kamille oder ätherischen Ölen (→ Selbsthilfe/Bäder)
► Nasenspülung mit Salzwasser (→ Selbsthilfe)
► Einnahme von Echinacea-Präparaten (Roter Sonnenhut)
► Kopfdampfbad mit Apfelessig (→ Selbsthilfe/Bäder).
► Speziell bei Husten:
► Vollbad mit Thymiankraut-Zusatz
► Brustauflagen (→ Selbsthilfe/Auflagen) mit Knoblauch-, Zwiebel- und Meerrettichscheiben
► Anistee (→ Selbsthilfe/Tee)
► Hühnersuppe.

F

Fieber

Keine Krankheit, sondern eine natürliche Abwehrreaktion des Körpers auf eine bakterielle oder virale Infektion.

Symptome:
Erhöhung der Körpertemperatur. Folgende Unterscheidung wird vorgenommen: 37,1 bis 38°C = erhöhte Temperatur, 38,1 bis 38,9°C = mäßiges Fieber, 39 bis 40,5°C = hohes Fieber; sehr hohes Fieber (über 42°C) kann lebensgefährlich sein.

Ursachen:
Gesteuert durch das Wärmezentrum im Gehirn setzt der Stoffwechsel Nahrungsenergie in Wärme um, um so Krankheitserreger oder Giftstoffe im Körper zu bekämpfen. Eine andere Ursache kann die Störung der natürlichen Wärmeabgabe des Körpers zum Beispiel bei einem Hitzschlag sein.

Behandlung:
Fieber sollte erst einmal nicht bekämpft werden, sondern als Waffe des eigenen Immunsystems akzeptiert werden. *Achtung! Dauert das Fieber länger als drei Tage und geht mit Kopf-, Nacken- oder Bauchschmerzen einher, ist eine therapeutische Behandlung unbedingt notwendig!*

Das können Sie unterstützend selbst tun:
► Wadenwickel alle zehn Minuten wechseln (➜ Selbsthilfe/Wickel)
► Bettruhe, dabei nur leicht zudecken
► viel trinken, am besten Tee mit viel Traubenzucker.

Hinweis: Fieber ist meist morgens niedriger als abends und sollte deshalb dreimal am Tag gemessen werden. Beachten Sie, daß die Temperatur in den Achselhöhlen um etwa 0,5°C niedriger ist als im After.

G

Gallenblasenentzündung

Cholezystitis

Symptome:

starker Dauerschmerz auf der rechten Bauchseite direkt unter den Rippen, heftiger werdender Schmerz bei Bewegung, häufig Fieber und Gelbsucht, Erbrechen. Bleibt die Entzündung unbehandelt, kann es zu Gallensteinen, zum Durchbruch der Gallenblase und schließlich zu Gallenkrebs kommen.

Ursachen:

bakterielle Infektion; die Krankheitserreger gelangen aus dem Darm über das Blut in die Gallenblase.

Behandlung:

Achtung! Eine schulmedizinische Behandlung ist unbedingt notwendig!

Das können Sie unterstützend selbst tun:

► Erdrauchkraut- und Löwenzahnwurzel-Tee (→ Selbsthilfe/Tee) vor den Mahlzeiten trinken
► Heublumensack (→ Selbsthilfe) auf die Schmerzgegend legen
► warme Leibwickel (→ Selbsthilfe/Wickel)
► Meidung von fetten, blähenden und scharf gebratenen Speisen, Kaffee und Süßigkeiten.

Gallensteine

Cholelithiasis. Unterschieden werden Cholesterinsteine (bestehen nur aus Cholesterin, treten am weitaus häufigsten auf), gemischten Cholesterinsteinen (bestehen aus Cholesterin und Kalkablagerungen) und Pigmentsteinen (bestehen aus Gallenfarbstoffen).

Symptome:
In den meisten Fällen bereiten Gallensteine keine Beschwerden und werden gar nicht wahrgenommen. Gallensteine kommen einzeln oder mehrfach vor. Sie können Koliken auslösen. Klemmt ein Stein im Gallengang ein und stört so den Gallenfluß, kommt es zum Sklerenikterus, zur Gelbfärbung der Lederhaut des Auges und zur Dunkelfärbung des Urins.

Ursachen:
Erbanlagen, Lebererkrankungen, Ballaststoffmangel aufgrund falscher Ernährung, Störungen des Fettstoffwechsels.

Behandlung:
siehe Gallenblasenentzündung.

Gelenkentzündung
→ Arthritis

Gelenkschmerzen
→ Arthrose, → Gicht

Gerstenkorn

Hordeolum

Symptome:
schmerzhafte Anschwellung des Augenlids mit Juckreiz und Rötung, später Eiterbildung.

Ursachen:
→ Abszeß der Liddrüsen durch eine bakterielle Infektion.

Behandlung:
Bei längeren und hartnäckigen Beschwerden ist eine augenärztliche Behandlung unbedingt notwendig!

Das können Sie selbst tun:
▶ Auflagen aus Leinsamen (Leinsamen in ein Leinensäckchen füllen, in kochendes Wasser legen, anschließend ausdrücken und warm auflegen)
▶ Umschläge mit in Zinnkrauttee (→ Selbsthilfe/Tee) getränktem Wattebausch
▶ Augenspülung mit Fencheltee (→ Selbsthilfe)
▶ Auflagen mit kaltem Quark oder heißem Kartoffelbrei (→ Selbsthilfe)
▶ ansteigende Fußbäder (→ Selbsthilfe/Bäder).

Gicht

Symptome:
heftige Gelenkschmerzen, meist im großen Zeh beginnend, Gelenkschwellungen mit Rötung. Klingen die Beschwerden nach einigen Tagen nicht ab, besteht die Gefahr eines chronischen Verlaufs. Bildung von Gichtknoten unter der Haut, Dauerschmerzen, Nierenschäden.

Ursachen:
Störung des Harnsäurestoffwechsels (teilweise angeboren) mit Harnsäureeinlagerung in den Gelenken, begün-

stigt durch falsche Ernährung (vor allem zu viel Fleisch, Schokolade und Alkohol).

Behandlung:

Achtung! Eine therapeutische Behandlung ist unbedingt notwendig!

Das können Sie unterstützend selbst tun:

▶ Verzicht auf tierische Innereien, Kaffee, herkömmlichen Tee, Kakao und Alkohol

▶ Meerrettichwurzel-, Birkenblätter- oder Brennnesseltee (→ Selbsthilfe/Tee)

▶ betroffene Gelenke über einen längeren Zeitraum hinweg dreimal täglich mit einer Mischung aus Eibischauszug und Sesamöl zu gleichen Teilen einreiben

▶ betroffene für zwei Minuten unter fließendes, eiskaltes Wasser halten

▶ Wickel (→ Selbsthilfe) mit weichgewalzten Weißkohlblättern

▶ Wechselduschen (→ Selbsthilfe/Waschungen)

▶ → Massagen mit Johanniskrautöl

▶ Vollbad mit Zinnkrautzusatz oder Moorextrakt (→ Selbsthilfe/Bäder)

Grippe

→ Erkältungskrankheiten

H

Halsschmerzen

→ Erkältungskrankheiten, → Rachenentzündung

Hämorrhoiden

Krampfadern im Analbereich

Symptome:
Afterjucken, -brennen und -schmerzen, Blutungen beim Stuhlgang, manchmal sind auch kleine Knoten am After tastbar.

Ursachen:
anlagebedingte Bindegewebsschwäche, chronische Darmträgheit, Bewegungsmangel → Durchblutungs-störungen, Übergewicht, Alkoholmißbrauch, Leberleiden, zu heftiges Pressen beim Stuhlgang.

Behandlung:
Achtung! Bei länger anhaltenden Beschwerden und bei Blutungen ist eine therapeutische Behandlung unbedingt notwendig!

Das können Sie selbst tun:
► Sitzbäder mit Eichenrindeabkochung
► Einreibung mit Hamamelissalbe
► Kamillen-Sitz-Dampfbad (Kamillenblüten in einem Eimer mit kochendem Wasser übergießen, ein Brett darüber legen und darauf setzen)
► ballaststoffreiche Ernährung (viel Rohkost und Milch-produkte)

➤ morgens und abends je eine Tasse Tee aus Schafgarbe, Mistel, Wiesenkopf und Hirtentäschel zu gleichen Teilen (→ Selbsthilfe/Tee)
➤ kalte Waschungen des Analbereichs
➤ mehrmals am Tag versuchen, den After einzuziehen
und loszulassen.

Harninkontinenz

Blasenschwäche

Symptome:
unwillkürlicher Harnabgang, besonders bei Streß, Husten
und Lachen.

Ursachen:
funktionelle Verminderung der Blasenkapazität, eingeschränkte Funktion des Schließmuskels, bedingt durch
psychosomatische oder neurologische Störungen.

Behandlung:
*Achtung! Eine therapeutische Behandlung ist unbe-
dingt notwendig!*

Das können Sie unterstützend selbst tun:
➤ Beckenbodengymnastik
➤ Training der Blase (gehen Sie konsequent alle zwei
Stunden auf die Toilette)
➤ warme Leibwickel (→ Selbsthilfe/Wickel)
➤ Wechselsitzbäder (→ Selbsthilfe/Bäder)
➤ Wechselfußbäder (→ Selbsthilfe/Bäder)
➤ Vollbad mit Heublumenzusatz (→ Selbsthilfe/Bäder)
➤ Reibesitzbad (→ Selbsthilfe/Bäder)
➤ stets auf warme Füße achten
➤ morgens und abends je eine Tasse Johanniskraut-Tee
(→ Selbsthilfe/Tee)
➤ täglich eine Handvoll Kürbissamen essen.

Hautausschlag

Exanthem

Symptome:
➙ Schuppen, Blasen, Pusteln, Flecken, Knoten, Erhebungen, Schwellungen; können am ganzen Körper oder an einer Stelle begrenzt auftreten.

Ursachen:
Infektionen, ➙ Schuppenflechte, ➙ Neurodermitis, Allergien.

Behandlung:
Achtung! Bei heftigen Beschwerden ist eine therapeutische Behandlung unbedingt notwendig!

Das kann der naturheilkundliche Therapeut tun:
▶ ➙ Akupunktur
▶ Entspannungstherapie
▶ ➙ Homöopathie
▶ ➙ Enzymtherapie
▶ individuelle Fastenkur.

▶ *Das können Sie selbst tun:*
▶ Meidung möglicher auslösender Stoffe
▶ Fasten (➙ Selbsthilfe).

Hautjucken

Pruritus

Keine Krankheit, sondern ein Symptom, das bei verschiedenen Hauterkrankungen auftreten kann. Die Pruritus senilis ist ein starker Juckreiz, der vor allem alte Menschen betrifft.

Ursachen:
Allergien, Gelbsucht, ➙ Gicht, Diabetes, Harnvergiftung, ➙ Insektenstich, hormonelle Veränderungen und

Stoffwechselstörungen. Die Ursache der Pruritus senilis ist unbekannt.

Behandlung:
Zur Abklärung des Krankheitsbildes ist eine therapeutische Behandlung notwendig!

Das kann der naturheilkundliche Therapeut tun:
▶ → Homöopathie
▶ Fastenkur zur Entschlackung.

Das können Sie selbst tun:
▶ Verzicht auf Alkohol, Nikotin und Koffein
▶ ausreichende Zufuhr von Ballaststoffen
▶ Lehmwickel (→ Selbsthilfe/ Wickel)

Heiserkeit

Kehlkopfkatarrh

Symptome:
Rauhe, belegte oder krächzende, teilweise versagende Stimme, häufig in Verbindung mit Schluckbeschwerden, Kehlkopfschmerzen.

Ursachen:
Überanstrengung der Stimmbänder, Infektion der oberen Luftwege (→ Erkältung, Grippe), Reizung durch Gase, Dämpfe oder Rauchen, Allergie (Heuschnupfen), Kehlkopf- oder Nasennebenhöhlenentzündung, Polypen in der Nase oder auf den Stimmbändern, chronische Bronchitis, Kehlkopfkrebs.

Behandlung:
Achtung! Bei länger andauernden Beschwerden ist eine schulmedizinische Behandlung unbedingt notwendig!

Das können Sie selbst tun:

▶ Schonung der Stimme (nur wenig und leise sprechen)

▶ Verzicht auf Rauchen und Alkoholgenuß

▶ Kopfdampfbad (→ Selbsthilfe/Bäder) mit Kamillentee oder einer Mischung aus drei Tropfen Jodtinktur und einer Messerspitze Salz auf ein Liter kochendes Wasser

▶ Eierbier so heiß wie möglich und schluckweise trinken (dreiviertel Liter Bier mit einer Zimtstange und 125 Gramm weißem Kandis erhitzen, bis der Kandis aufgelöst ist, dann zwei schaumig geschlagene Eier unterrühren)

▶ mehrmals täglich mit Ebereschen-Saft gurgeln

▶ abends Wadenwickel (nur wenn Ihnen sehr warm ist, → Selbsthilfe/Wickel).

Herpes-Infektion

Herpes simplex. Zwei Typen werden unterschieden: Der Herpes-simplex-Virus Typ 1 befällt gewöhnlich die Lippen, der Herpes-simplex-Virus Typ 2 die Geschlechtsorgane.

Symptome:

mit Flüssigkeit gefüllte Bläschen auf der Haut, häufig sehr schmerzhaft, allmähliche Krustenbildung, Abheilung nach ein bis zwei Wochen. Nicht selten zeigen Herpes-simplex-Infektionen auch keinerlei Symptome.

Ursachen:

Infektion durch Herpes-Viren. Der Ausbruch wird durch eine Schwäche des körpereigenen Abwehrsystems begünstigt. Herpes-Viren sind ansteckend und können durch Berührung, Küssen und Geschlechtsverkehr übertragen werden.

Behandlung:

Das kann der naturheilkundliche Therapeut tun:

▶ → Homöopathie

▶ → Enzymtherapie.

Das können Sie selbst tun:
▶ Auftragen von Salben auf der Basis von Melissenkraut
▶ Auftragen von Heilerde.

Heuschnupfen

Rhinitis allergica. Saisonal bedingte Beschwerden, besonders häufig in der Zeit der Gras- und Baumblüte und dem
damit verbunden Flug der Blütenpollen.

Symptome:
Schnupfen mit starkem Juckreiz in Nase und Augen,
geschwollene Nasenschleimhaut, gerötete Augen, Trä-
nenfluß, Kopfschmerzen, teilweise auch Asthmaanfälle.

Ursachen:
Überempfindlichkeit der Nasenschleimhaut und Augenbindehaut aufgrund einer allergischen Reaktion auf
bestimmte Blütenpollen.

Behandlung:
Wichtig ist die Abklärung durch einen Arzt, auf welche Pollen Sie allergisch reagieren (Allergie-Test)!

Das können Sie selbst tun:
▶ Halten Sie sich bei trockenem Wetter und während des
  Flugs der Pollen, auf die Sie allergisch reagieren, nicht
  im Freien auf
▶ Haarewaschen vor dem Schlafengehen
▶ Löwenzahntee (→ Selbsthilfe/Tee) vor dem Frühstück
  trinken
▶ Schniefen von lauwarmem Zinnkrauttee in die Nase
▶ Augenspülung (→ Selbsthilfe) mit Augentrosttee
▶ fünfmal täglich fünf Fenchelfrüchte zusammen mit
  einem Teelöffel Bienenwabe zehn Minuten lang kauen.

Die Rufnummern der Pollenflug-Information für die einzelnen deutschen Bundesländer.

Die jeweilige Vorwahl:	*01 90/*
Schleswig-Holstein:	*11 54 81*
Hamburg:	*11 54 82*
Niedersachsen und Bremen:	*11 54 83*
Mecklenburg-Vorpommern:	*11 54 84*
Nordrhein-Westfalen:	*11 54 85*
Hessen:	*11 54 86*
Berlin und Brandenburg:	*11 54 87*
Sachsen-Anhalt:	*11 54 88*
Thüringen:	*11 54 89*
Sachsen:	*11 54 90*
Saarland:	*11 54 91*
Rheinland-Pfalz:	*11 54 92*
Baden-Württemberg:	*11 54 93*
Bayern:	*11 54 94.*

Hexenschuß

Symptome:
plötzlich einsetzende Rückenschmerzen, die durch Bewegungen, Niesen, Lachen oder Husten noch verstärkt werden. Unbehandelt kann sich ein Bandscheibenvorfall ergeben.

Ursachen:
Schädigung einer Bandscheibe, Kälte (Zugluft), Überanstrengung, ungeschickte Bewegungen.

Behandlung:
Achtung! Eine ärztliche Behandlung ist unbedingt notwendig!

Das können Sie unterstützend selbst tun:
▶ Füße hochlagern
▶ heißes Vollbad mit Rosmarin- oder Haferstroh-Zusatz
▶ Trockenbürsten (→ Selbsthilfe)
▶ in Rückenlage schlafen, dabei ein Kissen unter die Kniekehlen legen
▶ Heublumensack (→ Selbsthilfe) auf die schmerzende Stelle legen
▶ Zwiebel-Leibwickel (→ Selbsthilfe/Wickel).

Husten
→ Erkältungskrankheiten

Insektenstiche

Symptome:
rote Pickel, Schwellungen oder Ausschlag. Bei Allergikern Atemnot, Blässe und Pulsbeschleunigung, Schwindel, Erbrechen und Kollaps.

Ursachen:
meist allergische Reaktionen auf Substanzen in Speichel oder Kot des Insekts, die in die Bißstelle gelangen. Bei sehr heftigen allergischen Reaktionen besteht Lebensgefahr (anaphylaktischer Schock).

Behandlung:
Achtung! Bei allergischer Überreaktion oder Stichen in den Mund-, Hals- und Rachenbereich ist eine schulmedizinische Behandlung unbedingt notwendig!

Das können Sie selbst tun:
▶ Sorgsame Entfernung des Stachels (nach einem Bienenstich) mit einem Messer (nicht mit einer Pinzette oder den Fingern, da durch den Druck noch mehr Gift in die Haut gelangen kann)
▶ Auswaschen der Einstichstelle mit Wasser und Seife
▶ kalte Kompresse
▶ bei Stichen in den Mund- und Rachenraum Eiswürfel lutschen
▶ Heilerde auftragen.

Ischiasschmerzen

Symptome:
Schmerzen entlang des Ischiasnervs (Hauptnerv im Bein, längster Nerv des Körpers) von der Lendenwirbelsäule bis zu den Zehen, teilweise Taubheitsgefühl. Bei Bewegung, Lachen, Niesen und Husten werden die Schmerzen schlimmer.

Ursachen:
Vorfall einer Bandscheibe, die auf eine Wurzel der Rückenmarknerven drückt, Verletzung, Nervenentzündung, Blutstauung im Becken, lokaler Muskelkrampf. Begünstigt wird das Ischias-Syndrom durch Diabetes mellitus.

Behandlung:
Achtung! Zur Abklärung der Ursache ist eine schulmedizinische Behandlung unbedingt notwendig!

Das können Sie selbst tun:
- ▶ Kohl- und Senfwickel (→ Selbsthilfe/Wickel)
- ▶ Spezial-Schwitzkur: Nehmen Sie ein heißes Heublumen-Vollbad (38° C) und trinken Sie dabei schluckweise ein bis zwei Tassen heißen Holunder- oder Lindenblütentee (→ Selbsthilfe/Tee). Danach gut eingepackt ins Bett legen, so daß nur noch der Kopf herausschaut. Eine Stunde schwitzen, dann gut abtrocknen, die Wäsche wechseln und eine weitere Stunde im trockenen Bett ausruhen.

J

Juckreiz

→ Hautjucken

Keine Krankheit, sondern Symptom für viele Haut- und andere Erkrankungen. Entweder ist die gesamte Hautoberfläche oder nur ein bestimmter Bereich betroffen. Bei Wärme sind die Beschwerden meist schlimmer.

Ursachen:
Hauterkrankungen, Streß, Lebererkrankungen, → Hämorrhoiden, Parasitenbefall, Hormonumstellungen (in der Pubertät, Schwangerschaft, Menopause, bei hormonellen Störungen), Medikamentenunverträglichkeit, Allergien.

Behandlung:
Lassen Sie durch einen Arzt die Ursache herausfinden.

Das können Sie zur Linderung selbst tun:
► kühle Auflagen
► Voll- oder Teilbäder (→ Selbsthilfe/Bäder) mit Kamille- oder Melisse-Zusätzen
► rückfettende Cremes.

K

Klimakteriumsbeschwerden

Beschwerden nach Eintreten der Wechseljahre

Symptome:
Hitzewallungen, Schweißausbrüche, Schlaflosigkeit, anomale Regelblutungen, Gereiztheit, depressive Verstimmungen, Ermüdungserscheinungen.

Ursachen:
Umstellung des Hormonhaushaltes, Östrogenmangel.

Behandlung:
Das kann der naturheilkundliche Therapeut tun:
▶ → Entspannungstherapie
▶ → Akupunktur
▶ → Homöopathie
▶ → Phytotherapie.

Das können Sie selbst tun:
▶ morgens kalte Waschungen (→ Selbsthilfe) mit einer Tasse Obstessig
▶ abends Wechselfußbad (→ Selbsthilfe/Bäder)
▶ täglich dreimal zehn Tropfen Wanzenkrauttinktur
▶ täglich drei Tassen Tee aus Frauenmantel, Salbei und Zinnkraut zu gleichen Teilen
▶ → autogenes Training
▶ viel Bewegung an frischer Luft.

Knochenentkalkung

→ Osteoporose

Knochenhautentzündung

Periostitis

Symptome:
starke Knochenschmerzen, Schwellungen, die darüber liegende Haut ist meist gerötet.

Ursachen:
ein Stoß, der direkt auf den Knochen einwirkt, chronische mechanische Reizungen, Überbelastung.

Behandlung:
Achtung! Eine schulmedizinische Behandlung ist unbedingt notwendig!

Das können Sie unterstützend selbst tun:
► Lehmwickel (➜ Selbsthilfe/Wickel)
► ➜ Sauna.

Kopfschmerzen

Kopfschmerzen sind keine Krankheit, sondern ein Symptom für verschiedene Erkrankungen oder Körperreaktionen. Sie äußern sich durch vorübergehende oder länger andauernde Schmerzen in Teilen des Schädels oder im gesamten Kopfbereich. Die Schmerzen treten spontan auf. Bekannt sind 165 verschiedene Formen von Kopfschmerzen (➜ Migräne).

Ursachen:
Durchblutungsstörungen der inneren und äußeren Gefäße im Kopf durch Druckänderungen im Gehirn; Auslöser: Ärger, Aufregungen, Streß, Verspannungen, Alkohol- oder Nikotinmißbrauch, entzündliche Erkrankungen im Bereich der Augen, Nase, Nebenhöhlen oder Zähne, Schäden an der Halswirbelsäule, ➜ Arteriosklerose in den Blutgefäßen des Gehirns, ➜ Bluthoch- oder ➜ Blutunter-

druck, übermäßige Sonneneinstrahlung, Erkrankungen des Gehirns.

Behandlung:
Achtung! Bei immer häufiger auftretenden oder chronischen Beschwerden ist eine schulmedizinische Behandlung unbedingt notwendig!

Das können Sie selbst tun:
- ► Senfpflaster auf den Nackenansatz legen (drei Teelöffel Senfmehl mit ein wenig Wasser zu Brei rühren, auf einen Waschlappen auftragen und eine Viertelstunde einziehen lassen. So lange auf dem Nackenansatz liegenlassen, bis Sie ein Brennen spüren)
- ► → autogenes Training
- ► ansteigendes Armbad (→ Selbsthilfe/Bäder)
- ► Pfefferminzöl auf Nacken und Schläfen auftragen
- ► eine Tasse Kaffee mit dem Saft einer ganzen Zitrone trinken
- ► zwei Tassen Spierstaudentee trinken (→ Selbsthilfe/Tee)
- ► → Akupressur
- ► Einlauf (→ Selbsthilfe) mit Kaffee (drei Eßlöffel Kaffee etwa drei Minuten in einem Liter Wasser kochen und auf kleiner Flamme 20 Minuten ziehen lassen; Methode sollte mit dem Arzt vorher besprochen werden).

Krampfadern

Varizen. Erweiterte oberflächliche Venen, die sich unter der Haut schlängelnd abzeichnen.

Symptome:
bläulich verfärbte, geschlängelte Adern unter der Haut vor allem nach längerem Stehen, schwere, schmerzende und geschwollene Beine.

Ursachen:
ererbte Bindegewebsschwäche, zu wenig Bewegung, zu
enge Kleidung, Übergewicht, Hormonstörungen.

Behandlung:
Das kann der naturheilkundliche Therapeut tun:
- ▶ → Kneipp-Therapie
- ▶ → Bewegungstherapie
- ▶ → Massagen (nicht im Bereich der Varizen)
- ▶ → Homöopathie.

Das können Sie selbst tun:
- ▶ Verzicht auf warme oder heiße Bäder
- ▶ kalter Schenkelguß (→ Selbsthilfe/Güsse)
- ▶ Wassertreten (→ Selbsthilfe/Waschungen)
- ▶ kalte Wadenwickel mit Essigwasser (→ Selbsthilfe/ Wickel)
- ▶ Beine so oft wie möglich hochlegen
- ▶ Fußende des Bettes um 20 bis 30 Zentimeter höher stellen
- ▶ zwei Tassen Ackerschachtelhalmtee täglich (→ Selbsthilfe/Tee)
- ▶ Trockenbürsten der Beine (nicht im Bereich der Varizen; → Selbsthilfe)
- ▶ viel spazierengehen oder laufen
- ▶ beim Sitzen Beine nicht übereinanderschlagen.

Krebs

Tumoren, Karzinome

Symptome:
verschieden je nach Krebsart.

Ursachen:
verändertes, unkontrolliertes Zellwachstum bedingt durch
Umwelteinflüsse, Nikotin, Alkohol, einseitige Ernährung,
psychische Dauerbelastung, chronische Immunschwäche.

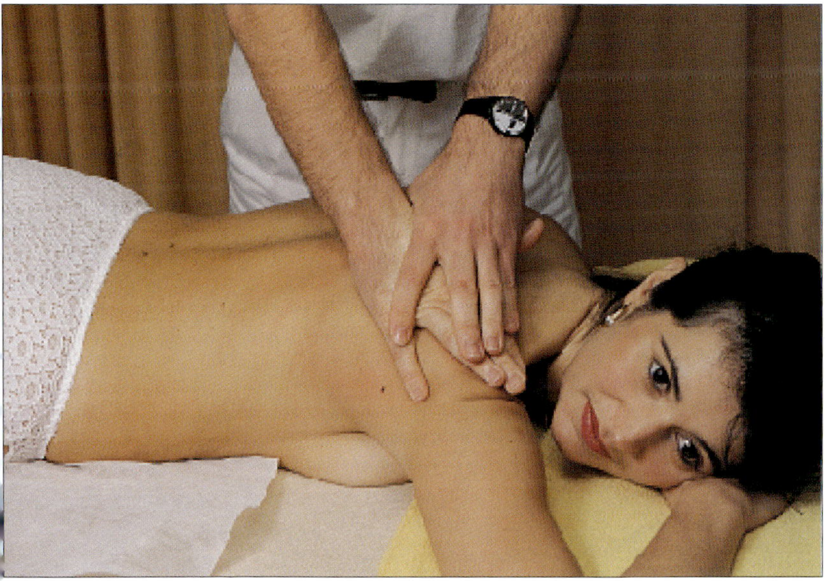

Massage

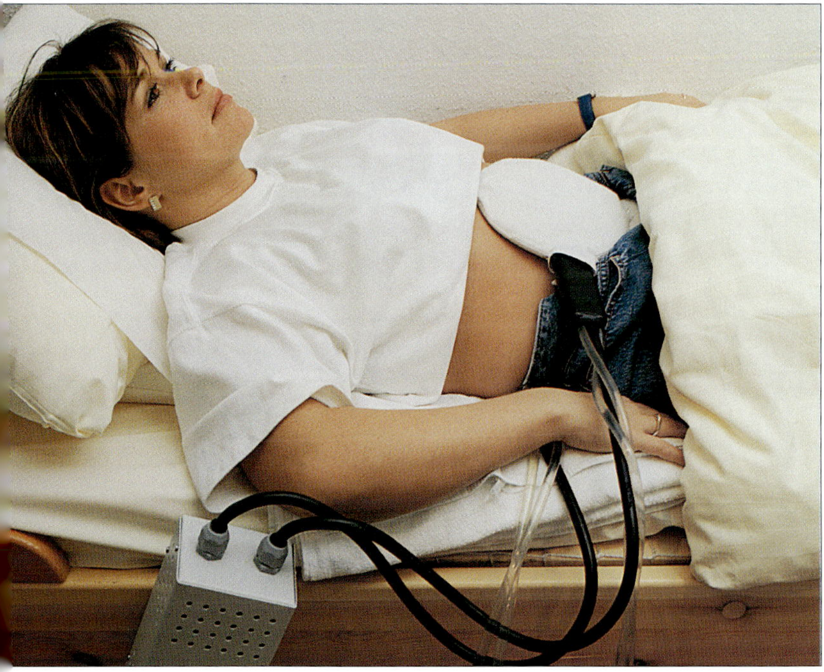

Värmetherapie: Überwärmung

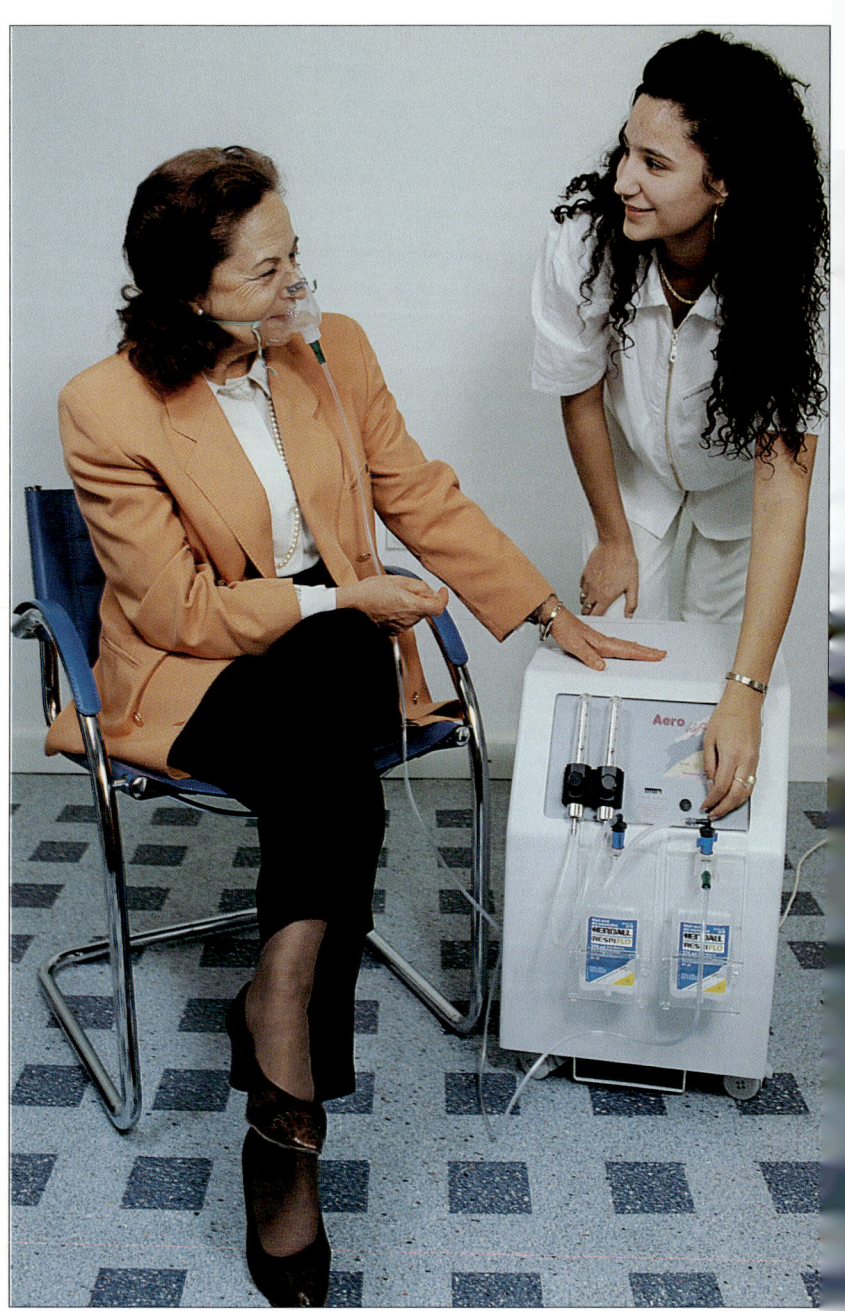

Sauerstoff-Mehrschritt-Therapie

X

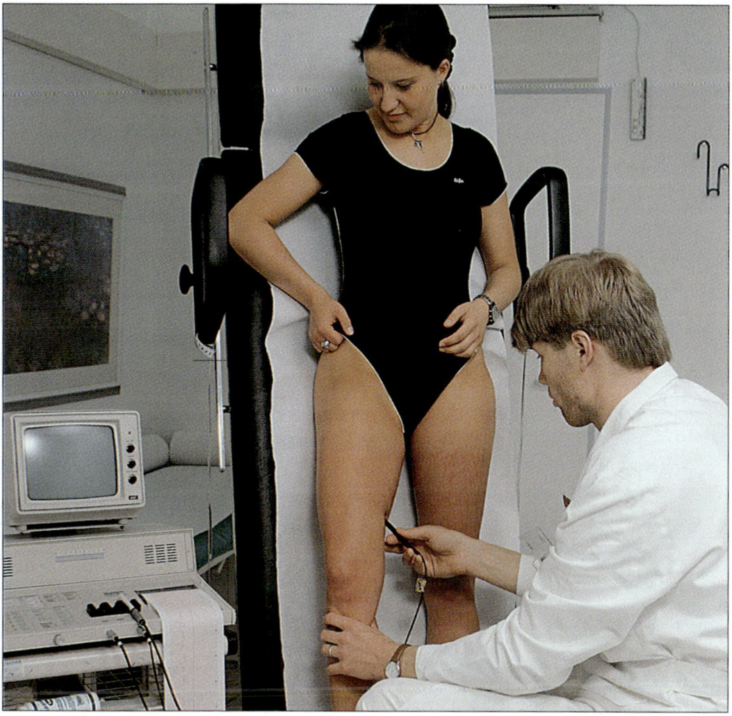

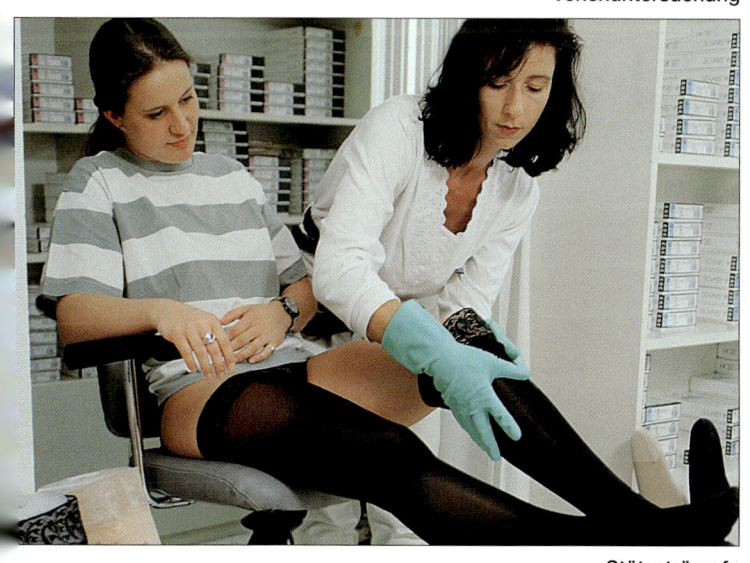

Venenuntersuchung

Stützstrümpfe

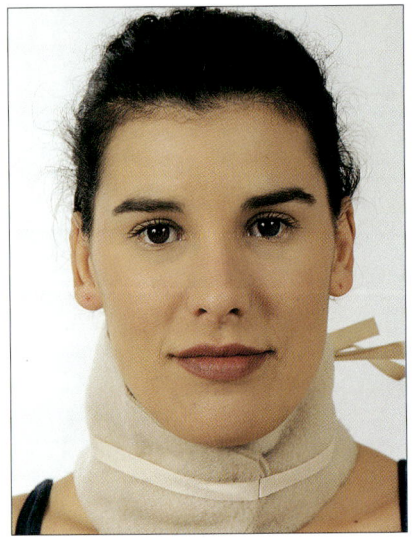
Halswickel

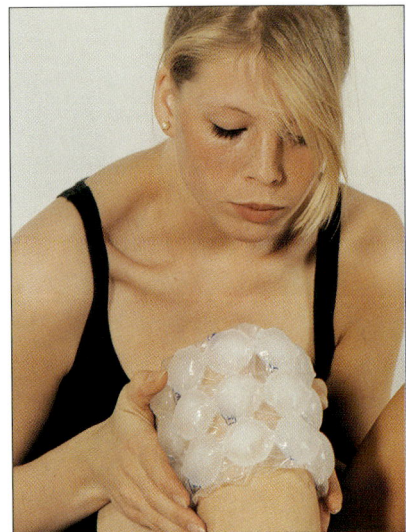
Eiswickel

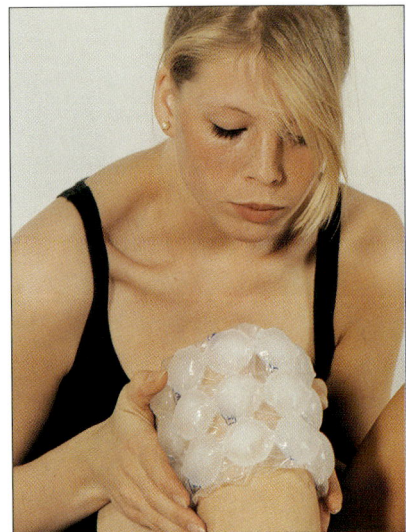
Brustwickel

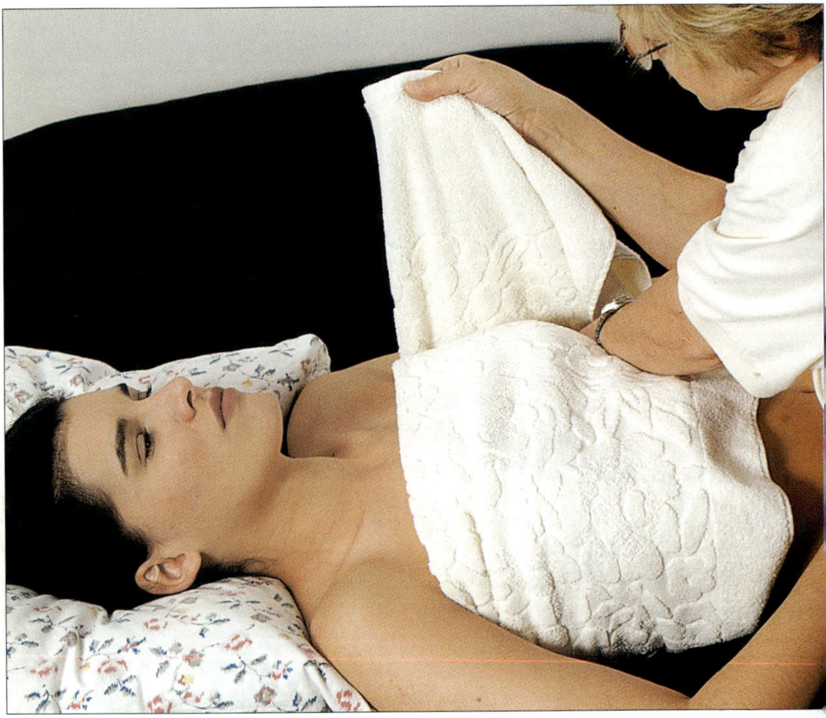

Behandlung:
Achtung! Auf eine schulmedizinische Behandlung kann nicht verzichtet werden!

Wichtig ist eine unterstützende naturheilkundliche Therapie zur Steigerung der körperlichen Abwehrkräfte.

Die sogenannte biologische Krebstherapie basiert auf vier Säulen:

1. Aktivierung der geistig-seelischen Kräfte durch
▶ Psychotherapie (→ Psychosomatische Medizin)
▶ → Gesprächstherapie

2. Aktivierung der körperlichen Fähigkeiten durch
▶ Krankengymnastik
▶ Sport
▶ → Bewegungstherapie

3. Aktivierung der Stoffwechselprozesse durch
▶ → Ernährungstherapie
▶ → Umstimmungstherapie
▶ → Colon-Hydro-Therapie
▶ → Sauerstofftherapie
▶ Entgiftung

4. Aktivierung der körpereigenen Abwehrkräfte durch
▶ → Fiebertherapie
▶ → Phytotherapie (vor allem mit Mistelpräparaten)
▶ hochdosierte Gaben von Vitaminen, Mineralstoffen und Spurenelementen.

Das können Sie unterstützend selbst tun:
▶ Meidung von Nikotin und Alkohol
▶ Zufuhr von reichlich Ballaststoffen wie Obst, Gemüse und Vollkornprodukten
▶ die Zufuhr von mindestens zwei Liter Flüssigkeit pro Tag
▶ den Körper regelmäßig und ausreichend bewegen.

Lidrandentzündung

Symptome:
Rötung der Lidränder mit Schuppenbildung, Fremdkörpergefühl im Auge, eitrig verklebte Wimpern.

Ursachen:
Rauch, große Hitze, Staub, Überempfindlichkeit gegen Kosmetika, nicht ausgeglichene Sehfehler, bakterielle Infektion der Talgdrüsen und Wimpernbeläge.

Behandlung:
Das können Sie selbst tun:
- ► Umschläge mit Zinnkrauttee, Augentrosttee oder frischen zerdrückten Hauswurzblättern 15 Minuten einwirken lassen
- ► Augenlider in ein Kamillendampfbad halten (→ Selbsthilfe/Dampfbad)
- ► mehrmals täglich eine Augenspülung (→ Selbsthilfe) mit abgekühltem, durch Filterpapier gefilterten Steinklee-Aufguß.

Lungenentzündung

Pneumonie

Symptome:
Fieber, Frösteln, Kurzatmigkeit, Husten mit gelb-grünem und gelegentlichem Blut-Auswurf, Brustschmerzen, die beim Einatmen besonders heftig sind. Mögliche Komplikationen: Lungenabszeß, Rippenfellentzündung. Unbehandelt droht Herz-Kreislauf-Versagen.

Ursachen:
Infektion durch Viren, Bakterien oder Pilze, selten auch
durch Dämpfe, Gase, Rauch und Lungenverletzungen.

Behandlung:
*Achtung! Eine schulmedizinische Behandlung ist
unbedingt notwendig!*

Das können Sie unterstützend selbst tun:
► absolute Bettruhe
► Raumluft feucht und frisch halten (am besten feuchte
  Tücher aufhängen)
► warme Brustwickel (→ Selbsthilfe/Wickel) mit Zwiebeln
► Wadenwickel (→ Selbsthilfe/Wickel)
► Unterarm-Waschungen mit Essigwasser (→ Selbst-
  hilfe/Waschungen)
► Sauerteigpackung um die Brust (→ Selbsthilfe/Aufla-
  gen)
► viel Vitamin C (durch den Verzehr von Säften und Obst)
► täglich zwei Tassen Beiwurztee oder drei Tassen Tee
  aus Lungenkraut, Spitzwegerich und Zinnkraut zu gleichen Teilen, mit Honig gesüßt (→ Selbsthilfe/Tee)
► selbstgemachter Karottensirup: den Saft frisch gepreßter Karotten mit Kandis zu Sirup einkochen, gut verschlossen aufbewahren und täglich drei Eßlöffel einnehmen
► Trockenbürsten (→ Selbsthilfe) von Brust und Rücken.

M

Magengeschwür

Symptome:
Schmerzen in der Magengegend sowohl nüchtern als auch etwa eine halbe Stunde nach dem Essen, die bis in den Rücken strahlen können, Aufstoßen, Sodbrennen, Abmagerung in Folge von Appetitlosigkeit, in fortgeschrittenem Stadium Blut-Auswurf.

Ursachen:
Infektion mit dem Bakterium Helicobacter pylori, zu geringe Durchblutung der Magenschleimhaut bedingt durch zu großen Alkohol- und/oder Nikotingenuß oder durch seelisch-psychisch bedingte Gefäßkrämpfe, chronische → Magenschleimhautentzündung.

Behandlung:
Achtung! Im Anfangsstadium ist eine therapeutische, im fortgeschrittenen Stadium eine schulmedizinische Behandlung unbedingt notwendig!

Das können Sie unterstützend selbst tun:
- ► Verzicht auf Alkohol, Nikotin und Koffein
- ► → autogenes Training
- ► zwei Tassen schmerzlindernden Schöllkrauttee (→ Selbsthilfe/Tee) trinken
- ► dreimal täglich vor den Mahlzeiten zwei Eßlöffel Kartoffelsaft in einem Glas Wasser trinken
- ► dreimal täglich zwei Eßlöffel Kohlsaft einnehmen
- ► keine fetten, blähenden, scharfen oder süßen Speisen verzehren.

Magenschleimhautentzündung

Die häufigste Magenerkrankung

Symptome:
Völlegefühl, Sodbrennen, Aufstoßen, Appetitlosigkeit, Schmerzen im Oberbauch, Krämpfe, Durchfall, Verstopfung, Erbrechen, Blähungen.

Ursachen:
Infektion mit dem Bakterium Helicobacter pylori, zu schnelles, zu heißes oder zu kaltes Essen, Streß, überhöhter Genuß von Alkohol, Koffein und/oder Nikotin, starke Medikamente.

Behandlung:
Achtung! Bei länger anhaltenden Beschwerden ist eine therapeutische Behandlung unbedingt erforderlich!

Das können Sie selbst tun:
▶ zwei Tage lang Verzicht auf feste Nahrung
▶ stilles Mineralwasser trinken
▶ Kamillen- und Pfefferminztee, Tee aus Schafgarben-, Tausendgülden- und Wermutkraut zu gleichen Teilen (→ Selbsthilfe/Tee)
▶ → autogenes Training.

Magenverstimmung

Symptome:
Übelkeit bis zum Erbrechen, Völlegefühl, Schmerzen in der Magengegend.

Ursachen:
zu reichliche oder zu hastige Nahrungsaufnahme, Genuß verdorbener Nahrungsmittel, Infektionen, Medikamen-

tenunverträglichkeit, Stoffwechselstörungen, Kalzium- und Magnesiummangel.

Behandlung:
Achtung! Bei länger andauernden Beschwerden ist eine therapeutische Behandlung unbedingt notwendig!

Das können Sie selbst tun:
- ▶ → Akupressur
- ▶ einige Walnüsse langsam zerkauen
- ▶ Heublumensack auf den Bauch legen (→ Selbsthilfe)
- ▶ Melissen- oder Lindenblütentee möglichst heiß trinken (→ Selbsthilfe/Tee)
- ▶ feuchtwarme Umschläge um den Bauch
- ▶ → autogenes Training
- ▶ heißes Vollbad mit Kamillen- oder Heublumenzusatz.

Menstruationsstörungen

Symptome:
Rücken- und Kopfschmerzen, Schmerzen im Unterleib, verminderte Leistungsfähigkeit, Spannungsgefühl in den Brüsten während der Menstruation.

Ursachen:
Hormonstörungen, seelisch-psychische Belastungen, Entzündung der Gebärmutter, Unterleibsentzündung, Blutarmut.

Behandlung:
Achtung! Eine schulmedizinische Behandlung ist notwendig!

Das können Sie unterstützend selbst tun:
- ▶ → autogenes Training
- ▶ Wärmflasche auf den Bauch legen

▶ zwei Tassen Schafgarbentee pro Tag trinken
(→ Selbsthilfe/Tee)
▶ abends warmes Sitzbad mit Schafgarbenaufguß,
danach eine halbe Stunde hinlegen
▶ dreimal täglich ein Eßlöffel Baldriansaft oder zehn Tropfen Johanniskrautöl auf ein Stück Würfelzucker
▶ Setzen Sie abends je drei Teile Mistel und Hirtentäschel
mit vier Teilen Tormentill kalt an, über Nacht stehen lassen, morgens abseihen, auf Trinktemperatur erwärmen
und trinken
▶ eine Woche der Menstruation täglich Frauenmantel-
oder Johanniskrauttee trinken (→ Selbsthilfe/Tee)
▶ zwei bis fünf Tage vor der Menstruation weniger trinken, mehr Vollkornprodukte essen.

Migräne

Im Gegensatz zu → Kopfschmerzen ein eigenständiges
Krankheitsbild.

Symptome:
klopfende, stechende oder pulsierende Kopfschmerzen,
die meist einseitig auftreten (wobei die betroffene Seite
auch wechseln kann), die Beschwerden können Stunden bis Tage andauern, Übelkeit, Erbrechen, Lichtempfindlichkeit, Gereiztheit, Depressionen.

Ursachen:
starke Verengung oder starke Erweiterung der Blutgefäße
im Kopf; die Auslöser sind wissenschaftlich noch nicht
endgültig bestätigt: Lebensmittelallergie (besonders Schokolade, Käse und Wein), Streß, Verspannungen, Lärm,
intensiver Fernsehkonsum oder lange Computerarbeit.

Behandlung:
*Achtung eine therapeutische Behandlung ist unbe-
dingt notwendig!*

Das kann der naturheilkundliche Therapeut tun:
- ▶ kontrolliertes Fasten über einen Zeitraum von mindestens drei Wochen
- ▶ Entspannungstherapie
- ▶ → Kneipp-Therapie
- ▶ → Neuraltherapie
- ▶ → Akupunktur
- ▶ → Lymphdrainage
- ▶ → Massagen
- ▶ → Colon-Hydro-Therapie.

Das können Sie unterstützend selbst tun:
- ▶ Ruhe im abgedunkelten Raum
- ▶ → autogenes Training
- ▶ Eispackung auf den Nacken
- ▶ feucht-kalte Umschläge auf Stirn und Nacken
- ▶ → Akupressur
- ▶ Teemischung aus je 30 Gramm Johanniskraut, Faulbaumrinde und Schlüsselblumen (→ Selbsthilfe/Tee).

Mittelohrentzündung

Otitis media. Entzündung zwischen Trommelfell und Innenohr. Ohne Behandlung kann die Erkrankung chronisch werden.

Symptome:
→ Ohrenschmerzen, Schwerhörigkeit, → Fieber, Übelkeit, Erbrechen, häufig auch Schnupfen.

Ursachen:
Infektion mit Bakterien oder Viren, begünstigt durch eine Schleimhautschwellung in der Ohrtrompete.

Behandlung:
Achtung! Eine schulmedizinische Behandlung ist unbedingt notwendig!

Das können Sie unterstützend selbst tun:
- ▶ Schnupfen bekämpfen (→ Erkältungskrankheiten)
- ▶ → Zwiebelkompresse (→ Selbsthilfe/Auflagen und Kompressen)
- ▶ 20minütige „heiße Kammer": Legen Sie vier Waschlappen in heißes Wasser, wringen Sie zunächst zwei Lappen aus, und legen Sie sie zusammengefaltet auf die Ohren. Setzen Sie eine enganliegende Badekappe auf, die beide Waschlappen auf den Ohren gut festhält. Bevor die beiden Waschlappen abkühlen, werden sie durch die beiden anderen ersetzt
- ▶ Verzicht auf Reinigung der Ohren mit Wasser oder Wattestäbchen.

Müdigkeit

Chronisches Müdigkeitssyndrom (Chronic fatigué Syndrom, CFS)

Symptome:
ähnlich wie bei einer Grippe, laufende Nase, brennende Augen, schwere Arme und Beine, andauernde Müdigkeit und Abgeschlagenheit, Konzentrationsstörungen, leicht erhöhte Temperatur, manchmal auch Frösteln, Rachenentzündung und geschwollene Lymphknoten.

Ursachen:
wissenschaftlich noch nicht endgültig bewiesen; Infektionen (mit dem Ebstein-Barr-Virus), Magen-Darm-Erkrankungen, Schadstoffbelastungen, psychische Überforderung oder Dauer-Streß, soziale Isolation, Medikamentenkonsum über einen längeren Zeitraum, Verlust nahestehender Personen.

Behandlung:
Das kann der naturheilkundliche Therapeut tun:
▶ → Umstimmungsverfahren
▶ Misteltherapie
▶ → Enzymtherapie
▶ → Colon-Hydro-Therapie
▶ → Ernährungstherapie.

Das können Sie selbst tun:
▶ erhöhte Vitamin-Versorgung durch verstärkten Verzehr von Obst und Gemüse
▶ → Sauna
▶ Wechselduschen (→ Selbsthilfe/Waschungen)
▶ gegen die Müdigkeit ankämpfen und leichten Sport treiben.

Mundgeruch

Symptome:
zeitweiliger oder andauernder unangenehmer Geruch aus dem Mund, den die Betroffenen selbst meist nicht bemerken.

Ursachen:
mangelhafte Mund- und Zahnpflege, Entzündungen der Mundschleimhaut oder des Zahnfleisches, Magen- oder Lebererkrankungen, Diabetes, Stoffwechselstörungen.

Behandlung:
Das können Sie selbst tun:
▶ regelmäßige und gründliche Zahn- und Mundpflege
▶ Gurgeln mit einem Aufguß von Kamille und Salbei zu gleichen Teilen nach dem Zähneputzen.

Mundschleimhautentzündung

Stomatitis

Symptome:
Rötung und teilweise Bläschenbefall der Mundschleim-
haut, Brennen und Stechen im Mundbereich, Kau- und
Schluckbeschwerden, Schwellung der Hals-Lymphknoten.

Ursachen:
Infektion mit dem Herpes-Virus, zu heiße Speisen oder
Getränke, schlecht sitzende Zahnprothesen, Mangel an
Vitaminen B und C.

Behandlung:
*Achtung! Bei länger andauernden Beschwerden ist
eine schulmedizinische Behandlung unbedingt notwendig!*

Das können Sie selbst tun:
▶ Raumluft durch das Aufstellen von Wasserbehältern
und das Aufhängen feuchter Tücher befeuchten
▶ so weit wie möglich durch die Nase atmen
▶ kalte Halswickel (→ Selbsthilfe/Wickel)
▶ mehrmals täglich mit verdünnter Myrrhentinktur, Zitronensaft, einer Abkochung aus Eibischblüten- und blät-
tern gurgeln
▶ Mundschleimhaut mit Kamillenlösung betupfen
▶ verstärkte Zufuhr von Vitamin B und C.

Muskelkater

Symptome:
ziehende Schmerzen in den Muskeln.

Ursachen:
Muskelübersäuerung als Folge von Überanstrengung,
mangelndem Training oder ungewohnter Belastung.

Behandlung:
Das können Sie selbst tun:
▶ den schmerzenden Bereich weiter beanspruchen, nicht ruhen lassen
▶ heißes Bad (Wassertemperatur etwa 42°C)
▶ → Sauna
▶ kaliumreiches Mineralwasser.

Muskelkrampf

Symptome:
schmerzhafter Spannungszustand der Muskeln meist in den Waden, Oberschenkeln und in den Zehenbeugen. Die Beschwerden treten sowohl bei körperlicher Anstrengung als auch spontan im Ruhezustand auf.

Ursachen:
körperliche Überanstrengung, unzureichende Aufwärmung vor körperlichen Belastungen vor allem bei Sport, Mangel an Mineralstoffen (vor allem an Kalzium und Magnesium), Erkrankungen der Lendenwirbelsäule, → Krampfadern, Diabetes.

Behandlung:
Das können Sie selbst tun:
▶ mehrfache Dehnung des betroffenen Muskels
▶ Wechselgüsse (→ Selbsthilfe/Güsse)
▶ Einnahme von Magnesium-Präparaten (dreimal täglich eine Tablette).

Muskelzerrung

Symptome:
krampfartige Schmerzen, Gefühl als sei der Muskel zu kurz.

Ursachen:
Überdehnung der Muskelfasern infolge unzureichender Aufwärmung vor körperlichen Belastungen vor allem beim Sport, mangelhaft trainierte Muskeln, Störungen im Wasser- oder Mineralhaushalt des Körpers durch starken Flüssigkeitsverlust (Schwitzen).

Behandlung:
Achtung! Bei auch nach etwa einer Woche nicht nachlassenden Beschwerden ist eine schulmedizinische Behandlung unbedingt notwendig!

Das können Sie selbst tun:
▶ Dehnübungen (mehrmals wiederholen)
▶ Eisbeutel-Auflage oder Einreiben mit Eis
▶ Auftragen von Arnikatinktur
▶ Anlegen einer elastischen Binde.

N

.

Nasenbluten

Symptome:
Blutung aus einem oder beiden Nasenlöchern.

Ursachen:
Platzen eines Blutgefäßes durch Stürze, Schläge, Nasen-
bohren, zu kräftiges Naseputzen, Niesen, Luftdruckver-
änderungen oder ➞ Bluthochdruck.

Behandlung:
Das können Sie selbst tun:
▶ Nase über ein Becken halten und ausbluten lassen.

Bei länger als fünf Minuten andauernden Beschwerden:
▶ kalten Waschlappen oder Eisbeutel in den Nacken
  legen
▶ Gesicht mit kaltem Wasser befeuchten
▶ kaltes Wasser über Puls und Ellenbogen laufen lassen
▶ Kopf nicht in den Nacken legen
▶ Watte in Zitronensaft tränken und in die Nase stecken.

Nervosität

Symptome:
➞ Schlaflosigkeit, Herzklopfen, Herzbeklemmung,
➞ Schwindel, ➞ Kopfschmerzen, Magendruck, Zittern,
feucht-kalte Hände, kalte Füße.

Ursachen:
Überlastung, Schlafmangel, Angstzustände, Drogen-
mißbrauch (auch Alkohol- und Nikotinmißbrauch).

Behandlung:
Achtung! Bei andauernden Beschwerden ist eine therapeutische Behandlung unbedingt notwendig!

Das kann der naturheilkundliche Therapeut tun:
- ▶ → Akupunktur
- ▶ → Bewegungstherapie
- ▶ → Ernährungstherapie
- ▶ → Umstimmungstherapie
- ▶ → Meditation
- ▶ Psychotherapie (→ Psychosomatische Medizin).

Das können Sie selbst tun:
- ▶ kalter Schenkelguß (→ Selbsthilfe/Güsse)
- ▶ vollwertige Ernährung (viel Milch)
- ▶ täglich ein bis zwei Tassen Kamillentee mit viel Honig oder täglich drei Tassen Lavendelbütentee (→ Selbsthilfe/Tee)
- ▶ Trockenbürsten (→ Selbsthilfe)
- ▶ Bürstenbad (→ Selbsthilfe/Bäder)
- ▶ Wechselduschen (→ Selbsthilfe/Waschungen)
- ▶ Reibesitzbad (→ Selbsthilfe/Bäder)

Neurodermitis

Ekzemerkrankung

Symptome:
entzündliche Verdickungen der Haut verbunden mit kleinen Bläschen und Knötchen (wenn sie aufgekratzt werden, bilden sich Krusten), quälender Juckreiz, trockene Haut. Im Säuglingsalter kommt es zu Milchschorfbildung besonders an Wangen, Stirn und der behaarten Kopfhaut.

Ursachen:
Erbanlage (die Veranlagung wird vererbt, nicht aber die Krankheit; trotz Veranlagung ist nicht sicher, daß die Krank-

heit auch ausbricht), Umwelteinflüsse, psychische Dauerbelastung, Allergie.

Behandlung:
Achtung! Eine therapeutische Behandlung ist unbedingt notwendig!

Das kann der naturheilkundliche Therapeut tun:
► Fasten (→ Heilfasten)
► → Ernährungstherapie
► → Phytotherapie
► → Homöopathie
► → Fiebertherapie
► Psychotherapie (→ Psychosomatische Medizin)
► → Meditation.

Das können Sie unterstützend selbst tun:
► Umschläge mit Lehmwasser (→ Selbsthilfe/Umschläge; benutzen Sie trockenen, pulverisierten Lehm, den es gebrauchsfertig gibt)
► lauwarme Bäder mit Eichenrinde, Weizenkleie oder Haferstroh (fertige Präparate erhältlich)
► Vollbad mit einem Eßlöffel Olivenöl und einem Viertelliter Milch
► Solebäder
► Urlaub an der Nordsee, im Hochgebirge oder am Toten Meer
► wohl dosierte Sonnenbäder
► → autogenes Training.

Nierenbeckenentzündung

Pyelitis, Pyelonephritis

Symptome:
→ Rückenschmerzen, hohes → Fieber, → Erbrechen, → Verstopfung, Schmerzen in der Nierengegend, röt-

lich bis dunkel gefärbter Urin, Schmerzen beim Wasserlassen.

Ursachen:
bakterielle Infektion über die Harnwege (selten über die
Blutwege), Urinstau durch unentdeckte Harnleitersteine;
begünstigt wird die Infektion durch Kälte und Nässe,
besonders durch chronisch kalte Füße.

Behandlung:
***Achtung! Eine schulmedizinische Behandlung ist
unbedingt notwendig!***

Das können Sie unterstützend selbst tun:
► Bettruhe, Meidung körperlicher Belastungen
► den Körper und besonders die Füße warm halten
► Heublumensack 45 Minuten auf die Nierengegend auf-
legen (→ Selbsthilfe)
► Leibwickel (→ Selbsthilfe/Wickel)
► ansteigende Fußbäder (→ Selbsthilfe/Bäder)
► Schwitzkur (→ Selbsthilfe)
► viel trinken (vor allem frische Obst- und Gemüsesäfte)
► Tees aus Lindenblüten, Holunder, Leinsamen oder
Geißbart (→ Selbsthilfe/Tee).

Nierenentzündung

Nephritis

Symptome:
Abgeschlagenheit, Kopf- und Gliederschmerzen,
→ Rückenschmerzen, → Fieber, Gesichtsschwellungen,
→ Bluthochdruck, trüber oder blutiger Harn, Atemnot.

Ursachen:
häufig infolge von Infektionskrankheiten wie Scharlach,
Angina oder → Nierenbeckenentzündungen.

Behandlung:
siehe Nierenbeckenentzündung.

Nierensteine

Nephrolithiasis

Symptome:
bleibt ein Wandern der Steine aus, verursachen sie in der
Regel keine Beschwerden und werden höchstens zufäl-
lig entdeckt; wandert ein Stein in den Harnleiter, kommt
es zu einer Kolik; plötzliche Rückenschmerzen, die bis in
die Beine ausstrahlen, → Fieber, Schüttelfrost, Übelkeit.

Ursache:
Ausfällung von Salzen des Harns, begünstigt durch Harnwegsinfektionen oder → Gicht.

Behandlung:
*Achtung! Eine schulmedizinische Behandlung ist
unbedingt notwendig!*

Das können Sie unterstützend selbst tun:
► täglich zwei bis drei Tassen Tee aus Birkenblättern,
  Goldrute oder Löwenzahn (→ Selbsthilfe/Tee)
► wenig Milch, dafür viel kalziumreiches Mineralwasser
  trinken
► Leibwickel (→ Selbsthilfe/Wickel)
► Heublumensack (→ Selbsthilfe)
► Einlauf mit zwei Litern Kamillentee (→ Selbsthilfe).

Ohrengeräusche

Ohrensausen, Tinnitus

Symptome:
andauerndes Klingeln, Brummen, Sausen oder Pfeifen im Ohr; infolgedessen Schlaflosigkeit, → Depressionen und → Nervosität.

Ursachen:
wissenschaftlich noch nicht eindeutig geklärt; vermutet werden Durchblutungsstörungen im Innenohr (häufig ein → Hörsturz). Dadurch werden die feinen Haarzellen im Ohr mit zu wenig Sauerstoff versorgt und senden Schallvorgänge an das Gehirn, die gar nicht existieren. Weitere Ursachen können Lärm, Streß und Entzündungen sein.

Behandlung:
Achtung! Eine therapeutische Behandlung ist unbedingt notwendig!

Das kann der naturheilkundliche Therapeut tun
► → Sauerstoff-Therapie in einer Druckkammer
► Psychotherapie (→ Psychosomatische Medizin).

Das können Sie unterstützend selbst tun:
► → autogenes Training.

Ohrenschmerzen

Ohrenschmerzen sind keine Krankheit, sondern können ein Symptom für andere Erkrankungen sein. Die Schmerzen können unterschiedlich stark, drückend, stechend, ab- und anschwellend sein.

Ursachen:
Entzündungen im Gehörgang oder im → Mittelohr, Neuralgien, Zahn- und Mandelentzündungen.

Behandlung:
Achtung! Zum Feststellen der Ursache ist eine therapeutische Behandlung unbedingt notwendig!

Das können Sie zur Linderung der Schmerzen selbst tun:
- ▶ Kopfdampfbad mit einem Absud von Steinklee (→ Selbsthilfe/Bäder)
- ▶ Wollschal um die Ohren legen
- ▶ Mischung aus ein wenig warmem Olivenöl und zehn bis 15 Tropfen Knoblauchsaft ins Ohr träufeln
- ▶ lauwarmer Pfefferminztee mit Honig ins Ohr träufeln
- ▶ Zwiebel-Kompresse aufs Ohr legen
- ▶ 20minütige „heiße Kammer": Legen Sie vier Waschlappen in heißes Wasser, wringen Sie zunächst zwei Lappen aus, und legen Sie sie zusammengefaltet auf die Ohren. Setzen Sie eine enganliegende Badekappe auf, die beide Waschlappen auf den Ohren gut festhält. Bevor die beiden Waschlappen abkühlen, werden sie durch die beiden anderen ersetzt.

Osteoporose

Knochenschwund

Symptome:
Knochenschmerzen, Rundrücken („Witwenbuckel"), spontane Knochenbrüche, eingeschränkte Beweglichkeit, Verspannung der Rückenmuskulatur.

Ursachen:
hormonelle Veränderungen während der Wechseljahre, Östrogenmangel, Bewegungsmangel, hohe Cortison-Medikation über einen langen Zeitraum, kalzium- und vitaminarme Ernährung.

Behandlung:
Achtung eine therapeutische Behandlung ist unbedingt notwendig!

Das kann der naturheilkundliche Therapeut tun:
▶ → Umstimmungstherapie
▶ Homöopathie.

Das können Sie unterstützend selbst tun:
▶ verstärkter Verzehr von Milchprodukten, Gemüse und Fisch
▶ regelmäßige Bewegung.

P

Pickel

→ Akne

Pilzerkrankungen

Darmpilz

Symptome:
Blähungen, → Verstopfung, Müdigkeit, Unkonzentriert-
heit, Heißhunger auf Süßes, unreine Haut, fettige Haare,
immer wiederkehrende Infekte.

Ursachen:
intensive und langfristige Einnahme von Antibiotika, dau-
ernder Streß.

Behandlung:
*Achtung! Eine therapeutische Behandlung ist unbe-
dingt notwendig!*

Das kann der naturheilkundliche Therapeut tun:
- ► → Phytotherapie
- ► → Homöopathie
- ► → Immuntherapie
- ► → Colon-Hydro-Therapie.

Das können Sie unterstützend selbst tun:
- ► strikter Verzicht auf Zucker und zuckerhaltige Speisen und Getränke
- ► Verzicht auf Weißmehl- und Hefeprodukte
- ► reichlich Gemüse und Vollkorn-Getreide essen

▶ Tee aus Salbei, Thymian, Fenchel und Rosmarin zu gleichen Teilen (→ Selbsthilfe/Tee).

Fußpilz

Symptome:
anfangs Rötung und Schuppung an den Fußsohlen, am Fußrand und zwischen den Zehen, dann Risse, weiße Beläge und Bläschen, die jucken.

Ursachen:
Pilze, häufig sind es sogenannte Fadenpilze, werden leicht übertragen. Pilze nisten sich in Haut und Haaren ein und gedeihen besonders gut, wenn sie ein feucht-warmes Klima vorfinden. Denn Feuchtigkeit weicht die schützende Hornhaut der Haut auf und läßt die Schmarotzer eindringen.

Behandlung:
Achtung! Wenn Sie die Beschwerden nicht in den Griff bekommen und der Pilz auch die Nägel befallen hat, ist eine therapeutische Behandlung unbedingt notwendig!

Das können Sie selbst tun:
▶ täglich warme Fußbäder mit Kaliumpermanganat-Lösung zur Desinfektion und mit Eichenrinde zur Akutbehandlung (→ Selbsthilfe/Bäder)
▶ Wechselfußbäder (→ Selbsthilfe/Bäder)
▶ nicht zu enge Schuhe tragen
▶ Strümpfe aus Baumwolle tragen
▶ Strümpfe und Schuhe häufig wechseln
▶ Strümpfe in die Kochwäsche geben
▶ Schuhe desinfizieren.

Vaginalpilze

Pilzinfektion der Scheide und der äußeren Geschlechtsorgane

Symptome:
Juckreiz im äußeren Genitalbereich und verstärkter Ausfluß, der weiß oder gelb sein kann, teilweise Rötung und Schwellung der Schamlippen.

Ursachen:
Infektion mit Hefepilzen beim Geschlechtsverkehr oder über den Darm, begünstigt durch Hormonveränderungen, Diabetes, Antibiotika-Einnahme, übertriebene Hygiene.

Behandlung:
Achtung! Eine therapeutische Behandlung ist unbedingt notwendig!

Das kann der naturheilkundliche Therapeut tun:
▶ siehe Darmpilze.

Das können Sie unterstützend selbst tun:
▶ Sitzbad mit Kamille-Extrakt-Zusatz (→ Selbsthilfe/ Bäder)
▶ siehe Darmpilze.

Prellungen

Kontusion

Symptome:
Bluterguß, Schwellung und Schmerzen an der betroffenen Körperpartie.

Ursachen:
Schlag, Tritt oder Stoß von außen.

Behandlung:
Das können Sie selbst tun:
▶ Ruhigstellung
▶ Druckverband mit einer mit Arnikatinktur getränkten Kompresse

▶ Umschläge mit frischen Huflattichblättern oder kaltem Essigwasser, Umschläge häufig wechseln
▶ einreiben mit Ringelblumensalbe.

Prostatabeschwerden

Prostata-Adenom

Prostatahypertrophie. Gutartige Vergrößerung der Vorsteherdrüse mit Druck auf die Harnröhre

Symptome:
Das Wasserlassen fällt zunehmend schwerer, der Harnstrahl wird immer schwächer, es kommt besonders nachts zu häufigem Harndrang; Neigung zur Entzündung.

Ursachen:
weitgehend unbekannt, vermutet wird seltener Geschlechtsverkehr.

Behandlung:
Achtung! Eine schulmedizinische Behandlung ist unbedingt notwendig!

Das kann der naturheilkundliche Therapeut tun:
▶ → Kneipp-Therapie
▶ → Hydrotherapie
▶ Klimatherapie.

Das können Sie unterstützend selbst tun:
▶ Kürbissamen zerstoßen und mit etwas Joghurt einnehmen
▶ mehrmals täglich eine Tasse Brennesseltee (→ Selbsthilfe/Tee)
▶ warme Vollbäder mit Haferstroh und Heublumen (→ Selbsthilfe/Bäder)
▶ Kürbissamen und Brennesselwurzel als Fertigprodukte einnehmen.

Prostata-Entzündung

Prostatitis

Symptome:
häufiger Harndrang, Fieber, Schüttelfrost, Beschwerden in der Afterregion, krampfartig-schmerzhafter Stuhlgang, Schmerzen in der Lenden- und Kreuzbeinregion.

Ursachen:
bakterielle Infektion, → Blasenentzündung, Harnröhrenentzündung, urologischer Eingriff.

Behandlung:
Achtung eine therapeutische Behandlung ist unbedingt notwendig!

Das kann der naturheilkundliche Therapeut tun:
▶ → Homöopathie.

Das können Sie unterstützend selbst tun:
▶ vorübergehender Verzicht auf Geschlechtsverkehr
▶ warmer Leibwickel (→ Selbsthilfe/Wickel)
▶ täglich ansteigendes Sitzbad (→ Selbsthilfe/Bäder)
▶ mehrmals täglich eine Tasse Brennesseltee trinken (→ Selbsthilfe/Tee)
▶ reichlich Obst essen und Obstsäfte trinken
▶ zwei bis drei Liter Säfte oder kohlensäurearmes Wasser trinken.

Psoriasis

→ Schuppenflechte

R

Rachenentzündung

Pharyngitis

Symptome:
rauher Hals, Schluckbeschwerden, Kratzen und Brennen im Hals, Rötung der Schleimhaut.

Ursachen:
bakterielle oder virale Infektion, Tabakrauch, trockene Luft, Stoffwechselstörungen.

Behandlung:
Das können Sie selbst tun:
- ▶ Vollbad mit Eukalyptus-Zusatz (→ Selbsthilfe/Bäder)
- ▶ Halswickel mit Lehm (→ Selbsthilfe/Wickel)
- ▶ Mundspülung: zehn Gramm Kamillenblüten, jeweils fünf Gramm Salbei- und Huflattichblätter, Heidelbeeren und Arnikablüten, die Heilkräuter mit einem Viertel Lier kochendem Wasser übergießen, zehn Minuten ziehen lassen, abseihen
- ▶ täglich zwei Tassen Tee aus je zehn Gramm Fenchel, Huflattichblättern und Schlüsselblumenwurzeln sowie 20 Gramm Thymian, mit Honig gesüßt.

Reizblase

Zystalgie

Symptome:
ungewöhnlich häufiger Harndrang mit aber stets nur geringer Entleerung der Blase, teilweise Blasenschmerzen.

Ursachen:
hormonelle Veränderungen vor und während der Wechseljahre, seelisch-nervöse Funktionsstörungen, Senkung der Gebärmutter, → Prostata-Entzündung, Blasen-Nieren-Erkrankungen, Veränderungen der Blasenschleimhaut und der Harnröhre.

Behandlung:
Achtung! Eine therapeutische Behandlung ist unbedingt notwendig!

Das kann der naturheilkundliche Therapeut tun:
▶ → Hydrotherapie
▶ → Fußreflexzonentherapie
▶ Psychotherapie (→ Psychosomatische Medizin).

Das können Sie unterstützend selbst tun:
▶ → autogenes Training
▶ Beckenbodengymnastik
▶ tägliches Sitzbad mit Eichenrinde- oder Schachtelhalm-Zusatz (→ Selbsthilfe/Bäder)
▶ viermal täglich einen Heublumensack auf die Kreuzbein- und Blasengegend (→ Selbsthilfe)
▶ Verzicht auf Alkohol und Nikotin
▶ viel trinken.

Reizmagen

Symptome:
Schmerzen im Oberbauch, Völlegefühl, Darmgeräusche.

Ursachen:
nicht ganz geklärt, wahrscheinlich psychosomatisch bedingt, Dauerstreß, Ärger, Infektion mit dem Bakterium Helicobacter pylori.

Behandlung:
Das kann der naturheilkundliche Therapeut tun:
▶ Psychotherapie (→ Psychosomatische Medizin)
▶ → Akupunktur
▶ → Ausleiten
▶ → Neuraltherapie
▶ → Homöopathie.

Das können Sie selbst tun:
→ autogenes Training
▶ auf gut verträgliche Speisen achten
▶ kleine Portionen essen
▶ nichts Eiskaltes trinken.

Rückenschmerzen

Sammelbegriff für verschiedene Formen von Rückenbeschwerden und -erkrankungen (→ Bandscheibenvorfall, → Ischias, → Hexenschuß).

Symptome:
plötzliche, immer wiederkehrende oder anhaltende
Schmerzen im Rückenbereich, eingeschränkte Beweglichkeit.

Ursachen:
andauernde Über- oder Fehlbelastung, einseitige Arbeits-
abläufe, falsche Sitzgewohnheiten, psychische Belastungen, zu wenig Bewegung, zu weiches Bett.

Behandlung:
*Achtung! Lassen die Beschwerden nach wenigen
Tagen nicht nach, ist eine schulmedizinische
Behandlung unbedingt notwendig!*

Das kann der naturheilkundliche Therapeut tun:
▶ → Neuraltherapie

▶ → Akupunktur

Das können Sie zu Beginn selbst tun:
▶ heißes Vollbad (so heiß, daß sie es gerade noch ver-
tragen können) mit Heublumen-, Rosmarin- oder
Wacholder-Zusatz (→ Selbsthilfe/Bäder)
▶ regelmäßiges Rückenschwimmen
▶ auf einer möglichst harten Matratze schlafen oder ein
Brett zwischen Matratze und Lattenrost legen
▶ Gymnastik.

S

Schlafstörungen

Symptome:

unterschieden werden Einschlaf- und Durchschlafstörungen; bekommt der Körper nicht genügend Schlaf (in der Regel reichen fünf bis acht Stunden) kommt es am Tag zu Nervosität, Gereiztheit, einer verminderten Leistungsfähigkeit, Störungen der Organfunktionen.

Ursachen:

Schmerzen, Sorgen, übermäßiges und schweres Essen am Abend, zu hoher Alkohol- oder Koffeingenuß, unregelmäßiges Zu-Bett-Gehen; Insomnie (Schlafstörungen ohne Ursachen).

Behandlung:

Achtung! Bei langandauernden Beschwerden ist eine schulmedizinische Behandlung notwendig!

Das kann der naturheilkundliche Therapeut tun:

▶ → Akupunktur.

Das können Sie selbst tun:

▶ Bei Einschlafstörungen stehen Sie nach einer halben Stunde wieder auf, gehen in ein anderes Zimmer, lesen oder arbeiten etwas, bis die Müdigkeit Sie überkommt

▶ Legen Sie sich ins Bett und nehmen Sie sich fest vor, wach zu bleiben

▶ Reduzieren Sie Ihren Schlaf: Gehen Sie erst um ein Uhr früh ins Bett und stehen Sie bereits um fünf Uhr wieder auf. Schlafen Sie in diesen vier Stunden gut, gehen Sie täglich 20 Minuten früher ins Bett

- ► abends ein Glas heiße Milch mit Honig trinken oder eine Tasse Baldrian- bzw. Melissentee (➡ Selbsthilfe/Tee)
- ► vor dem Schlafengehen spazierengehen
- ► auf Lesen und Fernsehen im Bett verzichten
- ► auf den Mittagsschlaf verzichten
- ► abends ein heißes Vollbad mit Baldrian-Zusatz (➡ Selbsthilfe/Bäder) nehmen
- ► abends Wassertreten (➡ Selbsthilfe/Waschungen)
- ► im Bett nasse Baumwollsocken tragen (➡ Selbsthilfe/Wickel)
- ► ➡ autogenes Training
- ► Schlafzimmer gut lüften, die Raumtemperatur sollte nicht höher als 17°C sein.

Schleimbeutelentzündung

Symptome:
schmerzhafte Schwellung des betroffenen Gelenkbereichs, eingeschränkte Beweglichkeit, allgemeines Krankheitsgefühl, machmal auch ➡ Fieber.

Ursachen:
zu starke Belastung durch Überanstrengung des jeweiligen Gelenks, chronische Polyarthritis.

Behandlung:
Achtung! Eine schulmedizinische Behandlung ist unbedingt notwendig!

Das können Sie unterstützend selbst tun:
- ► Lehm-Wickel (➡ Selbsthilfe/Wickel)
- ► Ruhigstellung.

Schluckauf

Symptome:
häufiges, unkontrollierbares „Schlucksen".

Ursachen:
Verkrampfungen des Zwerchfells, der Strom der Atemluft durch den Kehlkopf wird plötzlich unterbrochen, ausgelöst durch einen Reflex, der wiederum durch zu hastiges Trinken kalter Getränke und einen zu vollen Magen bedingt ist.

Behandlung:
Das können Sie selbst tun:
► ein Schluck kaltes Mineralwasser
► tief atmen
► Luft kurz anhalten
► langsam einen Eßlöffel Zucker essen
► langsam eine Scheibe trockenes Brot essen.

Schnupfen

→ Erkältungskrankheiten

Schuppen

→ auch Schuppenflechte (Psoriasis)

Symptome:
Schuppenbildung auf der Kopfhaut, teilweise verbunden mit Juckreiz.

Ursachen:
beschleunigte Erneuerung der Oberhaut, bedingt durch eine gestörte Talgdrüsenproduktion, → Verstopfung, hormonelle Störungen, Pilzbefall.

Behandlung:
Achtung! Zur Feststellug der Ursache ist eine therapeutische Behandlung unbedingt notwendig!

Das können Sie selbst tun:
- ▶ die Haare mehrmals in der Woche mit Apfelessig einreiben, einziehen lassen und ausspülen
- ▶ Haarwäsche mit Zinnkrautaufguß: abends fünf Teelöffel Zinnkraut mit fünf Tassen kaltem Wasser ansetzen, morgens bis kurz vor dem Sieden erhitzen, etwas abkühlen lassen, in Kopfhaut und Haare einmassieren. Dann Kopfhaut und Haare lauwarm abspülen und mit Leinöl, Maisöl oder Olivenöl einreiben
- ▶ Auflagen mit frischem, zerriebenem Meerrettich oder frischer, zerriebener Kresse machen
- ▶ selbstgemachtes Haarwasser: 60 Gramm Edelkastanienblätter in einem Liter Wasser aufkochen, abkühlen lassen und abseihen
- ▶ Kopfhautmassage mit in Weinessig aufgelöstem Harz der Vogelkirsche
- ▶ zweimal wöchentlich Kopfwäsche mit dem Absud von zwei Eßlöffeln Bockshornkleesamen, der zuvor in einem Liter Wasser 30 Minuten gekocht wurde
- ▶ tägliche Haarwäsche mit dem Absud von 30 Gramm Weidenrinde, 50 Gramm Lupinensamen und 30 Gramm Frauenhaarblättern in einem Liter Wasser.

Schuppenflechte

Psoriasis

Symptome: gerötete, silbrig schuppende Krankheitsherde, die münz- bis tellergroß sein können und vor allem auf der behaarten Kopfhaut, an den Ellenbogen, Knien, in der Kreuzbeinregion und der Analfalte auftreten, Juckreiz.

Ursachen:
erblich bedingt, die Hautzellen erneuern sich sechs- bis zehnmal schneller als normal. Auslöser können Infektionen, Unfälle und Psychostreß sein.

Behandlung:
Achtung! Eine therapeutische Behandlung ist unbedingt notwendig!

Das kann der naturheilkundliche Therapeut tun:
- ► Balneo-Phototherapie (⟶ Lichttherapie mit Solebädern)
- ► ⟶ Ernährungstherapie
- ► Darmsanierung
- ► ⟶ Colon-Hydro-Therapie
- ► ⟶ Akupunktur
- ► Psychotherapie (⟶ Psychosomatische Medizin).

Das können Sie unterstützend selbst tun:
- ► tägliches Vollbad mit einem öligen Zusatz (zum Beispiel Teer-Öl-Bäder)
- ► Sonnenbaden (im Winter sind auch Solarien sinnvoll)
- ► Wechselgüsse (⟶ Selbsthilfe/Güsse)
- ► Wechselduschen (⟶ Selbsthilfe/Waschungen)
- ► Wassertreten (⟶ Selbsthilfe/Waschungen)
- ► Fasten (⟶ Selbsthilfe).

Sehnenscheidenentzündung

Symptome:
Schwellung des betroffenen Gelenks, erhebliche Schmerzen.

Ursachen:
Entzündung der Gleithüllen im Gelenk, bedingt durch Überbeanspruchung.

Behandlung:
Eine schulmedizinische Behandlung ist notwendig!

Das können Sie selbst tun:
▶ Ruhigstellung
▶ Quark- oder Lehmwickel (→ Selbsthilfe/Wickel)
▶ mehrmals täglich kalte Güsse (→ Selbsthilfe/Güsse).

Sodbrennen

Symptome:
brennendes Gefühl in Magen und Speiseröhre.

Ursachen:
Magensäure steigt in den unteren Teil der Speiseröhre auf,
bedingt durch einen nicht mehr oder nur mangelhaft funk-
tionierenden Schließmuskel am Mageneingang; → Reiz-
darm → Magengeschwür → Magenschleimhautentzündung.

Behandlung:
*Achtung! Bei nicht nachlassenden Beschwerden ist
eine therapeutische Behandlung notwendig!*

Das können Sie selbst tun:
▶ Verzicht auf üppige, fette und scharfe Mahlzeiten
▶ Verzicht auf Nikotin und Alkohol
▶ täglich mehrere Tassen Tee aus Enzian, Tausendgül-
denkraut oder Wermut (→ Selbsthilfe/Tee)
▶ Einnahme von Heilerde.

Sonnenbrand

Symptome:
Brennen und Rötung der Haut, bei heftigen Verbrennungen Blasen und Eiterungen.

Ursachen:

übermäßige Sonnenbestrahlung bei ungeschützter Haut.

Behandlung:

Das können Sie selbst tun:

▶ ausgedehnt duschen

▶ kalte Umschläge mit Pfefferminztee

▶ Eiswickel (➛ Selbsthilfe/Wickel, Wickelrezepte)

▶ Heilerde auftragen

▶ viel trinken.

T

Tinnitus
→ Ohrengeräusche

U

Übelkeit
→ Erbrechen

V

Venenentzündung

Symptome:
Hautrötung mit Schmerzen und strangförmiger Verdickung der Vene, schwere Beine.

Ursachen:
Infektion, begünstigt durch Krampfadern, Bettlägrigkeit nach Operationen, wenig Bewegung.

Behandlung:
Achtung! Eine schulmedizinische Behandlung ist unbedingt notwendig!

Das können Sie unterstützend selbst tun:
- ► Wassertreten (→ Selbsthilfe/Waschungen)
- ► kalte Schenkelgüsse (→ Selbsthilfe/Güsse)
- ► kühle Wadenwickel mit Quark, Lehm oder Essigwasser (→ Selbsthilfe/Wickel)
- ► Umschläge mit kaltem Wasser und etwas Johanniskrauttinktur oder Huflattichaufguß
- ► Auflagen mit Bockshornklee
- ► Auftragen von Ringelblumensalbe
- ► Einreiben mit einer verdünnten Arinkatinktur
- ► Beine öfters hochlegen
- ► engsitzende Kleidung vermeiden
- ► Tee aus Weinrautenkraut, Steinklee- und Ginsterblüten zu gleichen Teilen trinken
- ► täglich zwei Messerspitzen geröstete und gemahlene Roßkastanien einnehmen.

Verbrennungen

Symptome:
akute, schmerzhafte und begrenzte Rötung der betroffenen Hautregion, Schwellungen.

Behandlung:
Achtung! Bei großflächigen Verbrennungen (etwa mehr als zehn Prozent des Körpers) ist eine ärztliche Behandlung unbedingt notwendig!

Das können Sie selbst tun:
- ▶ kalte Güsse auf die betroffenen Stellen (→ Selbsthilfe/Güsse)
- ▶ kalte Teilbäder ohne Zusätze (→ Selbsthilfe/Bäder)
- ▶ Blasen nicht aufstechen
- ▶ verbrannte Stellen nicht mit Stoff bedecken.

Verrenkung

Luxation

Symptome:
abnorme Gelenkstellung mit eingeschränkter Beweglichkeit, Schmerzen, Bluterguß.

Ursachen:
Verschiebung der Knochenenden durch äußere Gewalt wie Stürze oder Schläge.

Behandlung:
Achtung! Eine schulmedizinische Behandlung ist unbedingt notwendig!

Das können Sie unterstützend selbst tun:
- ▶ Ruhigstellung.

Verstauchung

Symptome:
eingeschränkte Beweglichkeit, heftige Schmerzen, Schwellung, Bluterguß.

Ursachen:
Überdehnung oder Zerreißung der Gelenkbänder und -kapsel durch äußere Gewalteinwirkung, vor allem Umknicken.

Behandlung:
Achtung! Bei sehr starken Schmerzen und Schwellungen ist eine schulmedizinische Behandlung unbedingt notwendig!

Das können Sie unterstützend selbst tun:
► Anlegen eines Kälteverbandes: Bein hochlegen, einen mit Eiswasser getränkten Schwamm oder Lappen auf das Gelenk legen und mit einer elastischen Binde straff umwickeln, Verband alle 30 Minuten erneuern.

Verstopfung

Obstipation

Symptome:
Völlegefühl, → Blähungen, Appetitlosigkeit, Bauchschmerzen, Rückenschmerzen, → Müdigkeit, Hautausschläge.

Ursachen:
Der Kot verbleibt zu lange im Dickdarm, so daß das in ihm enthaltene Wasser zum größten Teil entzogen wird. Der Stuhl wird hart und kann vom Darm nicht transportiert werden. Verursacht wird diese Verstopfung durch Medikamentenmißbrauch, einseitige Ernährung, zu geringe Flüssigkeitsaufnahme, zu hastiges Essen, seelische Störun-

gen, Bewegungsmangel, chronische Leber- und Gallen-
wegserkrankungen oder durch Darmtumore.

Behandlung:
Das kann der naturheilkundliche Therapeut tun:
- ▶ → Kneipp-Therapie
- ▶ → Hydrotherapie
- ▶ Phytotherapie
- ▶ → Massagen
- ▶ → Colon-Hydro-Therapie
- ▶ → Ernährungstherapie
- ▶ Fastentherapie
- ▶ Traditionelle Chinesische Medizin (TCM)

Das können Sie selbst tun:
- ▶ Unterguß (→ Selbsthilfe/Güsse)
- ▶ Ganzkörper-Waschungen (→ Selbsthilfe/Waschun-
  gen)
- ▶ ansteigendes Sitzbad (→ Selbsthilfe/Bäder)
- ▶ Reibesitzbad (→ Selbsthilfe/Bäder)
- ▶ heißer Leibwickel (→ Selbsthilfe/Wickel)
- ▶ Heublumensack auf den Magen-Darm-Bereich legen
  (→ Selbsthilfe)
- ▶ Glauber- und Bittersalz morgens auf nüchternen
  Magen trinken
- ▶ Einlauf durchführen (→ Selbsthilfe)
- ▶ Fasten (→ Selbsthilfe)
- ▶ Tee aus Sennesblättern, Kümmel, Fenchel und Pfef-
  ferminze zu gleichen Teilen (→ Selbsthilfe/Tee)
- ▶ täglich einen Eßlöffel Weizenkleie oder Leinsamen in
  Joghurt verrühren, danach ein großes Glas Obstsaft
  oder Mineralwasser ohne Kohlensäure trinken
- ▶ stets viel trinken
- ▶ abends Dörrobst und Trockenpflaumen essen
- ▶ Knoblauchtinktur selbermachen: 250 Gramm Knob-
  lauchzehen zerdrücken, mit einem Liter 60prozentigem
  Branntwein begießen, 14 Tage gut verschlossen bei

Tageslicht stehen lassen, dann abseihen und in eine dunkle Flasche füllen. Bei Beschwerden zehn bis 20 Tropfen schlucken

▶ abends vor dem Schlafengehen einen geriebenen Apfel, 100 Gramm mageren Quark und einen Teelöffel Milchzucker vermischen und essen

▶ viel bewegen: radfahren, spazierengehen

▶ regelmäßig essen.

Warzen

Symptome:
gutartige Hautwucherungen, die in Größe, Form und Beschaffenheit unterschiedlich sein können.

Ursachen:
Infektion mit Viren, überhöhte Talgproduktion der Haut vor allem im Alter.

Behandlung:
Achtung! Bei einer größeren Ausbreitung ist eine therapeutische Behandlung unbedingt notwendig!

Das können Sie selbst tun:
▶ Wechselarm- oder -fußbäder (➝ Selbsthilfe/Bäder)
▶ tägliches Betupfen der Warzen mit dem eigenen Urin; nicht abwischen, bis er getrocknet ist
▶ Knoblauchscheiben auf die Warzen legen.

Wechseljahresbeschwerden

Symptome:
Beschwerden nach der Menopause, unregelmäßiger Periodenzyklus mit langen und starken Blutungen, Hitzewallungen, Schwindel, ➝ Kopfschmerzen, Schweißausbrüche, Nervosität, Stimmungsschwankungen, ➝ Depressionen, ➝ Angstzustände, ➝ Schlafstörungen.

Ursachen:
der normale Alterungsprozeß und die damit verbundenen seelischen Belastungen.

Behandlung:

Das kann der naturheilkundliche Therapeut tun:

▶ → Kneipp-Therapie

▶ → Bewegungstherapie

▶ → Ernährungstherapie

▶ → Hydrotherapie

▶ Psychotherapie (→ Psychosomatische Medizin).

Das können Sie selbst tun:

▶ Ernährung auf salzarme, pflanzliche Vollwertkost umstellen

▶ auf eine geregelte Verdauung achten

▶ viel Bewegung an frischer Luft

▶ Trockenbürsten (→ Selbsthilfe)

▶ Bürstenbad (→ Selbsthilfe/Bäder)

▶ Wechselbäder (→ Selbsthilfe/Bäder)

▶ Wechselduschen (→ Selbsthilfe/Waschungen)

▶ Vollbad mit Brom-, Baldrian- und Rosmarinzusätzen (→ Selbsthilfe/Bäder)

▶ drei Wochen täglich Tee aus Frauenmantel, Johanniskraut und Hirtentäschel zu gleichen Teilen trinken (→ Selbsthilfe/Tee)

▶ ab und zu eine Messerspitze Brennesselsamen in eine der drei Hauptmahlzeiten geben.

Wetterfühligkeit

→ Kopfschmerzen

Z

Zahnschmerzen

Symptome:
vorrübergehende oder andauernde Schmerzen vor allem in Verbindung mit süßen, sauren, heißen und kalten Speisen und Getränken.

Ursachen:
Entzündungen, Beschädigungen an den Zähnen, Karies.

Behandlung:
Achtung! Eine zahnärztliche Behandlung ist unbedingt notwendig!

Das können Sie unterstützend selbst tun:
▶ Mundspülungen mit Kamillentee (→ Selbsthilfe/Tee)
▶ Wacholderöl oder Wacholderbeertinktur in Zahnfleisch und Zahn einreiben
▶ den betroffenen Zahn mit Knoblauchsaft einreiben
▶ eine Gewürznelke an den schmerzenden Zahn drücken
▶ Auflagen auf die entsprechende Wange mit Franzbranntwein, frisch geriebenem Meerettich oder Leinsamen oder einfach heißen Wasserdampf durch eine Tülle auf die Wange leiten.

Zellulitis

Cellulite, Orangenhaut

Symptome:
harmlose aber unschöne Veränderung des Unterhautgewebes, vor allem im Bereich von Hüfte, Oberschenkel und Gesäß, die Haut gleicht einer Orangenschale.

Ursachen:
Fettverteilungsstörungen, Fetteinlagerungen unter der
Haut bei Zunahme des Gewichts (betrifft nur Frauen),
angeborene Bindegewebsschwäche (auch bei sehr
schlanken Frauen).

Behandlung:
Das können Sie selbst tun:
▶ Schenkelgüsse (→ Selbsthilfe/Güsse)
▶ Untergüsse (→ Selbsthilfe/Güsse)
▶ Trockenbürsten (→ Selbsthilfe)
▶ Bürstenbad (→ Selbsthilfe/Bäder)
▶ viel Bewegung und Sport
▶ Ernährungsumstellung: viel Gemüse und Obst, wenig
   tierische Fette
▶ Industriezucker meiden.

Zerrung
→ Muskelzerrung

Zykluskopfschmerzen
→ Menstruationsstörungen

Selbsthilfe –
die besten Hausmittel

Auflagen

Kompressen, Packungen

Sie benötigen zu sämtlichen Auflagen

▶ ein großes Leinentuch (innenlagig), das zwei- bis sechsfach passend gefaltet werden kann

▶ ein weiteres Leinentuch (mittellagig) mit jeweils passender Größe

▶ ein Wolltuch (außenlagig) mit ebenfalls jeweils passender Größe.

Leibauflage

So wird's gemacht:

Das innere Leinentuch wird zwei- bis sechsfach passend gefaltet, in Wasser getaucht und so auf den Leib gelegt, daß es vom unteren Rippenbogen bis zu den Oberschenkeln reicht. Darüber kommen die beiden trockenen Tücher, die ganz um den Leib gewickelt werden.

Oberaufschläger

So wird's gemacht:

Das innere Leinentuch falten Sie zwei- bis vierfach passend zusammen, feuchten es an und legen es von den Achselhöhlen bis zu den Knien oben auf den Körper. Darüber kommen die beiden trockenen Tücher.

Unteraufschläger

So wird's gemacht:

Die äußere Wolldecke wird direkt auf das Bett gelegt. Darauf wiederum kommt das trockene mittlere Leinentuch. Obenauf wird das innere zwei- bis viermal passend gefaltete Leinentuch plaziert (es sollte der Breite des Rückens entsprechen). Legen Sie sich so auf die Tücher, daß Ihre gesamte Unterseite von den Schultern bis zu den Kniekehlen bedeckt ist. Lassen Sie sich jetzt mit den Tüchern einhüllen.

Sauerteigpackung
Sie benötigen dazu
► ein Leinentuch passender Größe
► ein Wolltuch passender Größe
► 2 kg Sauerteig.

So wird's gemacht:
Der Sauerteig wird ein Zentimeter dick auf das Leinentuch gestrichen. Anschließend legen Sie das Tuch auf die Brust auf. Darüber wird das Wolltuch um den gesamten Brustkorb gewickelt. Nach etwa 90 Minuten sollten Sie die Packung wieder entfernen.

Das sollten Sie beachten:
Die Packung sollte nur einmal und mit Zustimmung des Arztes angelegt werden.

Augenspülung
Sie benötigen dazu
► → Tee
► eine Augenbadewanne

So wird's gemacht:
Füllen Sie die Augenbadewanne mit einer Mischung aus Tee und Wasser im Verhältnis 1:1. Vorher sollten Sie den Tee filtrieren, am besten mit Filterpapier. Drücken Sie nun die Augenbadewanne bei gerade gehaltenem Kopf fest auf das Auge, so daß keine Flüssigkeit herauslaufen kann. Erst jetzt neigen Sie Ihren Kopf nach hinten. Öffnen Sie Ihr Auge und bewegen Sie es hin und her. Zur Unterstützung der Spülung können Sie auch zusätzlich Ihren Kopf von

links nach rechts neigen. Das Augenbad sollte drei bis fünf Minuten dauern.

Augenwaschungen führen Sie mit einem Wattebausch oder einem Mulltupfer durch, den Sie vorher in handwarmen, unverdünnten Tee tunken. Waschen Sie das Auge durch vorsichtige Wischbewegungen - immer von außen nach innen.

Bäder

Armbad, Wechsel-
Sie benötigen dazu
► zwei kleine Wannen
► ein Badethermometer.

So wird's gemacht:
In die erste Wanne füllen Sie 36 bis 38°C warmes, in die zweite Wanne etwa 18°C kaltes Wasser ein – und zwar so hoch, daß die Arme bis zur Mitte des Oberarmes bedeckt sind. Baden Sie immer zuerst beide Arme im warmen Wasser. Die Warmanwendung sollte fünf bis acht Minuten dauern. Danach tauchen Sie beide Arme zehn Sekunden in kaltes Wasser. Wiederholen Sie dies einmal.

Das sollten Sie beachten:
nicht anwenden bei Venenleiden der Arme, Lymphödemen und Herzerkrankungen.

Armbad, ansteigendes
Sie benötigen dazu
► eine kleine Wanne oder ein Waschbecken
► ein Badethermometer.

So wird's gemacht:
Beginnen Sie mit warmem Wasser. Entkleiden Sie nur die
Arme. Setzen oder stellen Sie sich vor die Wanne. Beide
Arme so in die Wanne legen, daß die Ellenbogen noch gut
von Wasser bedeckt sind. Lassen Sie dann langsam
heißeres Wasser nachlaufen. Steigern Sie die Temperatur
auf 39 bis 41°C. Nach spätestens 20 Minuten sollten Sie
das Bad beenden. Trocknen Sie die Arme ab und gönnen
Sie sich noch mindestens 20 Minuten Bettruhe.

Das sollten Sie beachten:
nicht anwenden bei Venenleiden, Lymphstauungen,
Lymphödemen oder Lähmungen an den Armen.

Augenbad

Sie benötigen dazu
eine spezielle Augenbadewanne oder eine gesichtsgroße
Schüssel

So wird's gemacht:
Füllen Sie kaltes Wasser in die Augenbadewanne oder in
die Schüssel. Tauchen Sie die Augen in die Augenbadewanne oder ihr Gesicht in das jeweilige Gefäß. Unter Wasser öffnen Sie die Augen mehrmals für einige Zeit. Die
Anwendung erfolgt drei- bis viermal in der Woche, bis die
Beschwerden vorüber sind.

Das sollten Sie beachten:
warme Augenbäder mit Kräuterteezusätzen nur in Absprache mit dem Arzt durchführen. Die jeweiligen Kräutertees
sollten Sie sehr sorgfältig durch ein feines Tuch abseihen, damit keine Rückstände in die Augen gelangen.

Bürstenbad

Sie benötigen dazu

▶ eine Badewanne
▶ eine nicht zu weiche Bürste mit Naturborsten oder einen groben Naturschwamm
▶ ein Badethermometer

So wird's gemacht:

Füllen Sie die Badewanne mit 37°C bis 39°C warmem Wasser. Das Wasser sollte nicht höher als bis zu Ihrem Bauchnabel reichen. Setzen Sie sich aufrecht in die Wanne. Mit der Bürste oder dem Schwamm bürsten Sie nun kräftig die Haut ab. Dabei muß stets Richtung Herz behandelt werden. Beginnen Sie mit den Fußsohlen und behandeln Sie zunächst die beiden Beine nacheinander aufwärts bis zur Hüfte, dann die beiden Arme von den Fingern bis zu den Schultern.

Das sollten Sie beachten:

stets in Herzrichtung bürsten, sonst drohen Herz-Kreislauferkrankungen, nicht anwenden bei Herz-Kreislaufbeschwerden.

Fußbad, Wechsel-

Sie benötigen dazu

▶ zwei Fußbadewannen, geeignet sind auch ein ähnliches Plastikgefäß (Eimer) oder das Duschbecken
▶ dicke Wollsocken.

So wird's gemacht:

Füllen Sie eine Fußbadewanne mit sehr warmem Wasser. In die zweite Wanne, das Gefäß oder Duschbecken lassen Sie kaltes Wasser einlaufen. Das Wasser sollte jeweils über die Knöchel, höchstens bis zur Wade reichen. Setzen Sie sich vor die Wannen und halten Sie die Füße rund fünf Minuten in das warme Wasser. Wechseln Sie dann für eine halbe Minute in die kalte Wanne. Wiederholen Sie den Vorgang einmal: erst warm, dann kalt. Danach das Wasser von der Haut abstreifen, die Zehen-Zwischenräume trocknen und dicke Wollsocken überziehen.

Das sollten Sie beachten:
nicht anwenden bei Neigung zu Gefäßkrämpfen, schweren arteriellen Durchblutungsstörungen, Nerven- und Venenentzündungen. Achtung: Wird Ihnen während des Wechselfußbades schwindelig oder frieren Sie stark, brechen Sie die Anwendung sofort ab. Legen Sie sich gut zugedeckt ins Bett und atmen Sie tief durch, bis es Ihnen besser geht.

Fußbad, ansteigendes
Sie benötigen dazu
► eine Fußbadewanne, geeignet sind auch ein ähnliches Plastikgefäß (Eimer) oder das Duschbecken
► ein Badethermometer
► dicke Wollsocken.

So wird's gemacht:
Halten Sie Ihre Füße in eine Wanne mit 35°C warmem Wasser, und lassen Sie langsam heißes Wasser hinzufließen, bis eine Temperatur von etwa 40°C erreicht ist. Die Badedauer beträgt zehn bis 15 Minuten. Dann trocknen Sie die Füße ab und halten sie in dicken Wollsocken warm. Dieses Bad können Sie ruhig täglich anwenden.

Das sollten Sie beachten:
nicht anwenden bei Venenerkrankungen und Herz-Kreislauf-Beschwerden.

Fußbad, kaltes

Sie benötigen dazu:
- ▶ eine Fußbadewanne, geeignet sind auch ein ähnliches Plastikgefäß (Eimer) oder das Duschbecken
- ▶ dicke Wollsocken.

So wird's gemacht:
Füllen Sie die Wanne mit kaltem Wasser und stellen Sie Ihre Füße für höchstens eine Minute hinein. Streifen Sie das Wasser anschließend nur ab und ziehen Sie dicke Wollsocken an. Wärmen Sie sich im Bett auf oder machen Sie etwas Gymnastik.

Das sollten Sie beachten:
nicht anwenden bei akuten Harnwegsinfektionen, einer Herzschwäche, einer Ischiasnervenreizung sowie bei schweren arteriellen Durchblutungsstörungen und entzündlichen Erkrankungen.

Dampfbad

Sie benötigen dazu:
- ▶ einen großen Kochtopf
- ▶ ein großes Handtuch
- ▶ einen Hocker
- ▶ ätherische Öle oder Kräuterzusätze (→ Badezusätze).

So wird's gemacht:
Lösen Sie die Kräuterzusätze nach Belieben in Wasser auf. Bringen Sie dann drei bis fünf Liter Wasser zum Sieden. Geben Sie Ihre Kräuterzusätze oder die ätherischen Öle hinein. Den Topf mit dem dampfenden Wasser plazieren Sie am besten auf einem Hocker vor Ihrem Bett. Den kranken Körperteil über den Dampf halten und gegebenenfalls abstützen. Breiten Sie ein großes Handtuch so darüber, daß kein Dampf entweichen kann. Beenden Sie

das Dampfbad nach acht bis 20 Minuten und ruhen Sie sich anschließend aus.

Das sollten Sie beachten:
Wird Ihnen während der Anwendung schwindelig oder unwohl, brechen Sie sie sofort ab. Wenden Sie Dampfbäder nicht öfter als dreimal pro Woche an.

Kopfdampfbad
Das benötigen Sie dazu
▶ siehe Dampfbad.

So wird's gemacht:
Die Raumtemperatur sollte 19°C betragen. Geben Sie eine kleine Handvoll Kräuter (zum Beispiel Kamille) in den Topf, und übergießen Sie die Kräuter mit etwa einem Liter kochendem Wasser. Stellen Sie den Topf auf einen Tisch, setzen Sie sich davor und halten Sie Ihr Gesicht über den aufsteigenden Dampf. Bedecken Sie Kopf und Oberkörper mit einem Handtuch. Atmen Sie tief durch Mund und Nase ein - etwa zehn Minuten lang. Waschen Sie danach Ihr Gesicht mit warmem Wasser ab. Gehen Sie nicht gleich an die frische Luft, sondern gönnen Sie sich danach eine Stunde Bettruhe.

Das sollten Sie beachten:
nicht anwenden bei Hautentzündungen am Kopf, Augen- und Gefäßerkrankungen oder einer allgemeinen Herz-Kreislauf-Schwäche.

Reibesitzbad
Sie benötigen dazu
▶ eine Sitzbadewanne oder eine Badewanne und einen Hocker
▶ ein grobes Leinentuch.

So wird's gemacht:
Füllen Sie kaltes Wasser in die Wanne. Haben Sie keine
Sitzbadewanne, so stellen Sie einen Plastikhocker so in
Ihre Badewanne, daß Sie Ihre Beine darauf abstützen können. Der Wasserstand sollte bis zum Sitz des Hockers reichen. Lassen Sie Ihren Oberkörper bekleidet. Setzen Sie
sich auf den Hocker, und spritzen Sie mit den Händen
Wasser auf den Bauch und den Unterleib, verreiben Sie
es mit dem Leinentuch. Wiederholen Sie diesen Vorgang
zehn bis 20 Minuten lang.

Das sollten Sie beachten:
nur anwenden, wenn Sie sich auch kräftig und beweglich genug fühlen.

Sitzbad

Sie benötigen dazu
► eine Sitzbadewanne oder eine Badewanne und einen
   Hocker
► ein Badethermometer.

So wird's gemacht:
Das Wasser sollte nicht wärmer als 39°C sein. Gebadet
wird nur der Unterleib. Haben Sie keine Sitzbadewanne,
so stellen Sie einen Plastikhocker so in Ihre Badewanne,
daß Sie Ihre Beine darauf abstützen können. Der Wasserstand sollte bis zur Höhe Ihrer Nieren reichen, die Oberschenkel etwa bis zur Mitte bedeckt sein. Bleiben Sie zehn
bis 20 Minuten so im Wasser sitzen. Ein kaltes Sitzbad
sollte nur maximal zehn Sekunden dauern. Variante: Bei
einem ansteigenden Sitzbad lassen Sie langsam warmes
Wasser zulaufen, bis die Wassertemperatur 39°C beträgt.

Das sollten Sie beachten:
nicht anwenden bei Entzündungen an den Beinen und bei
arteriellen oder venösen Stauungen. Achten Sie darauf,
daß während der Anwendung der Oberkörper und die

Arme mit Hilfe von Badetüchern und eines Bademantels trocken und warm bleiben.

Vollbad

Sie benötigen dazu
► eine Badewanne
► ein Badethermometer.

So wird's gemacht:
Das Badewasser sollte etwa 35 bis 38°C warm sein. Je nach Beschwerden sollten Sie einen → Badezusatz verwenden. Bleiben Sie nicht länger als 20 Minuten in der Wanne. Stehen Sie dann langsam auf, lassen Sie das Wasser heraus und wenden Sie einen → kalten Schenkelguß an. Trocknen Sie sich anschließend gut ab und legen Sie sich etwa eine Stunde - gut zugedeckt - ins Bett.

Das sollten Sie beachten:
nicht anwenden bei Krampfadern, Hautentzündungen, Herzschwäche oder niedrigem Blutdruck. Wird Ihnen während des Vollbades schwindelig, brechen Sie die Anwendung sofort ab! Direkt im Anschluß an eine opulente Mahlzeit sollten Sie auf ein Vollbad verzichten.

Variante:
Kalte Vollbäder à la Kneipp sollten nicht länger als 30 Sekunden angewendet werden.

Badezusatz	Anwendung bei	So wird's gemacht*
Baldrian	Nervosität, Schlafstörungen, Menstruationskrämpfen	250 ml fertige Tinktur oder Aufguß aus 100 g auf 1 l Wasser
Eichenrinde	Hauterkrankungen	Abkochung aus 1 kg Rinde auf 2 l Wasser
Fichtennadeln	Muskel- und Gelenk-schmerzen	2 - 3 EL Öl oder Ab-kochung aus 1 kg Nadeln und Zapfen auf 2 l Wasser
Haferstroh	chronischen Haut-erkrankungen, Rheuma, Gicht	1 großes Büschel Stroh eine halbe Stunde in 5 l Was-ser abkochen
Heublumen	Muskel- und Gelenk-schmerzen, Hexen schuß, Ischias, Stoffwechselproblemen	Abkochung mit 500 g Heublumen auf 5 l Wasser oder fertiger Extrakt
Kamille	Hautentzündungen, Furunkeln, Geschwüren, Hämorrhoiden	Aufguß mit 100 g Kamillen auf 1 l Wasser oder fertiger Extrakt
Kalmus	Schwäche- und Erschöpfungszuständen, Nervosität, Blutarmut	Abkochung mit 4 Eß-löffeln Wurzeln auf 1 l Wasser oder fertiger Extrakt

Badezusatz	Anwendung bei	So wird's gemacht*
Kleie	Hautjucken	1 kg Kleie in einem Leinensack in 5 l Wasser kochen
Lavendel	Nervosität, Schlafstörungen	100 g Lavendel in 1 l Wasser abkochen oder fertiger Extrakt
Lehm	Entzündungen der Haut und Gelenke	2 bis 3 kg Lehm mit dem Badewasser vermischen
Meersalz	Hauterkrankungen, Allergien, Blutarmut, Rheuma	2 bis 3 kg Meersalz in 100 l Badewasser
Melisse	Angstgefühle, Schlafstörungen, Depressionen, Krämpfe im Bauch und Unterleib, Menstruationsschmerzen	Aufguß mit 100 g Melisse auf 1 l Wasser oder fertiger Extrakt
Moor	Frauenleiden, Rheuma, Hauterkrankungen, Kreislaufstörungen	fertige Zubereitung
Rosmarin	Kreislaufbeschwerden, Schwindel, nervöse Beschwerden, Muskel-und Gelenkschmerzen, Stoffwechselbeschwerden	Aufguß mit 50 g Rosmarin auf 1/2 l Wasser. Beachten Sie: Rosmarin wirkt stark anregend, nie vor dem Schlafengehen anwenden

Badezusatz	Anwendung bei	So wird's gemacht*
Thymian	Husten, Asthma, Bronchitis	Aufguß aus 100 g Thymian auf 1 l Wasser oder fertiger Extrakt
Wacholder	Gicht, Rheuma, Erkältungen, Husten, Hauterkrankungen	Abkochung mit 100 g Wacholderbeeren auf 1 l Wasser oder fertige Zusätze. Beachten Sie: nicht anwenden bei Nierenleiden

* Dosierung pro Vollbad

Einlauf

Sie benötigen dazu
► einen Irrigator oder eine Klysopomspritze

So wird's gemacht:
Füllen Sie den Irrigator mit einem Liter handwarmem Wasser. Hängen Sie ihn im Bad über die Türklinke oder einen Handtuchhalter und pressen Sie die Luft heraus. Das dazugehörige Darmrohr wird auf das harte Ansatzstück gesteckt und mit Vaseline oder einer einfachen Hautcreme eingeschmiert. Nun führen Sie das Darmrohr in den After ein. Dazu beugen Sie sich am besten nach vorn. Lassen Sie durch Öffnen des Verschlusses langsam das Wasser in den Darm laufen. Das Rohr muß zu zwei Dritteln in den Darm hineingeschoben werden. Atmen Sie dabei ruhig und gleichmäßig. Das Wasser verbleibt so lange im Darm, bis Sie - nach zwei bis fünf Minuten - einen starken Stuhlgang verspüren.

Recht einfach funktioniert der Einlauf mit einer Klysopomspritze. Richten Sie sich einfach nach der beiliegenden Gebrauchsanweisung.

Das sollten Sie beachten:
Leiden Sie an besonders starken Beschwerden, sollten Sie vor einem Einlauf Ihren Arzt befragen, ob er eine solche Anwendung befürwortet.

Fasten

Milch-Semmel-Kur nach F. X. Mayr
Hinweis:
Eine Mayr-Kur sollte mindestens drei Wochen dauern und unter ärztlicher Kontrolle durchgeführt werden.

Sie benötigen dazu

▶ einfache Semmeln (keine Vollkornsemmeln)
▶ Milch
▶ Bittersalz
▶ Tee.

Vorbereitung:

kaufen Sie bereits einige Tage vor dem Kurbeginn etliche Semmeln. Die Semmeln müssen nämlich noch etwas trockener werden. Dazu breiten Sie sie auf einem Brett in einem ungeheizten Raum aus. Je nach Luftfeuchtigkeit dauert es drei bis fünf Tage, bis die Semmeln „kur-tauglich" sind. Denken Sie daran, die Semmeln immer wieder zu wenden, damit Sie nicht zu trocken werden. Sie sollten immer noch eindrückbar sein.

So wird's gemacht:

Nach dem Aufstehen trinken Sie zuerst einen 1/4 Liter Wasser, in dem Sie zuvor einen Kaffeelöffel Bittersalz aufgelöst haben. Warten Sie mit dem Frühstück eine halbe Stunde. Die Semmel schneiden Sie in mehrere Scheiben. Sie beißen stets ein Stückchen ab und kauen es so lange, bis die Semmel flüssig ist und süß schmeckt - etwa 30 bis 40mal. Nun nehmen Sie einen Löffel Milch dazu und durchmischen das Ganze sorgfältig im Mund. Erst jetzt wird geschluckt. Sobald Sie ein leichtes Sättigungsgefühl spüren, hören Sie auf. Die Mittagsmahlzeit, die Sie vier bis fünf Stunden später zu sich nehmen sollten, sieht ganz genauso aus. Essen Sie aber nur, wenn Sie wirklich Hunger haben. Das Abendessen steht wieder nach vier bis fünf Stunden an. Diesmal gibt es etwas Abwechslung. Zu der Semmel dürfen Sie sich statt der Milch nun Tee mit etwas Honig und einem Teelöffel Zitrone genehmigen. Auch der Tee sollte nur gelöffelt werden. Wichtig: Zwischen den drei Mahlzeiten ist es unbedingt notwendig, daß Sie viel Flüssigkeit zu sich nehmen. Trinken Sie

täglich zwei bis drei Liter stilles Mineralwasser oder unge-
süßten Kräutertee.

Das sollten Sie beachten:
Fasten Sie nie bei körperlicher Erschöpfung, depressiver
Verstimmung und unmittelbar nach Krankheiten, bei Über-
funktion der Schilddrüse, Krebs und Magengeschwüren,
während der Schwangerschaft oder Stillzeit.

Tip:
Fasten Sie zum ersten Mal, sollten Sie die Kur in Gemein-
schaft durchstehen. Während der Kur sollten Sie nur geringen Belastungen ausgesetzt sein. Vermeiden Sie Einla-
dungen, die mit Essen und Trinken verbunden sind. Beginnen Sie am besten an einem Wochenende oder während
des Urlaubs.

Güsse

Sie benötigen zu allen Anwendungen
▶ ein größeres Gießgefäß oder einen Schlauch
▶ ein Badethermometer
▶ ein Paar dicke Socken (nur für die Beingüsse)

Armguß, kalter
So wird's gemacht:
Machen Sie nur den Oberkörper frei, und beugen Sie sich
über den Badewannenrand. Beginnen Sie mit dem rechten Arm: Führen Sie den Wasserstrahl über den Hand-
rücken an der Außenseite von Unter- und Oberarm bis zur
Schulter. Dort verweilen Sie einige Sekunden. Danach
führen Sie ihn wieder, diesmal an der Arminnenseite, bis
zum Handgelenk abwärts. Das gleiche machen Sie mit
dem anderen Arm. Die komplette Anwendung sollte nur
20 Minuten dauern.

Armguß, Wechsel-

So wird's gemacht:

Sie wechseln während der Anwendung zwischen warmem und kaltem Wasser. Das warme Wasser sollte etwa 36 bis 38°C haben, das kalte verwenden Sie so, wie es aus der Leitung kommt. Verfahren Sie grundsätzlich genauso wie bei dem kalten Armgruß. Beginnen Sie aber immer mit dem warmen Wasser. Der Kaltguß sollte für beide Arme etwa 20 Sekunden dauern. Den gesamten Vorgang einmal wiederholen.

Das sollten Sie beachten:

nicht anwenden bei Herzbeschwerden, arteriellen und venösen Durchblutungsstörungen.

Knieguß, kalter

So wird's gemacht:

Beginnen Sie mit dem rechten Bein. Führen Sie den Wasserstrahl außen am Bein entlang vom Fußrücken aufwärts bis eine Handbreit über das Knie, und halten Sie dort kurz an. Dann führen Sie den Strahl an der Innenseite des Beins wieder abwärts. Mit dem linken Bein verfahren Sie ebenso. Zum Schluß beide Fußsohlen kurz abgießen. Nun Wollsocken anziehen und eine Ruhepause von 20 bis 30 Minuten einlegen.

Das sollten Sie beachten:

nicht anwenden während der Menstruation, bei Ischiasschmerzen, Harnwegsinfektionen.

Knieguß, Wechsel-

So wird's gemacht:

Das warme Wasser sollte eine Temperatur von etwa 36 bis 38°C haben, das kalte verwenden Sie so, wie es aus der Leitung kommt. Verfahren Sie grundsätzlich wie bei dem kalten Knieguß. Beginnen Sie aber immer mit dem warmen Wasser. Die Kaltanwendung sollte nicht länger als fünf bis zehn Sekunden dauern. Warm- und Kaltguß jeweils einmal wiederholen.

Das sollten Sie beachten:
nicht anwenden während der Menstruation, bei Ischiasschmerzen, Harnwegsinfektionen, Krampfadern, niedrigem Blutdruck.

Schenkelguß, kalter
So wird's gemacht:
Beginnen Sie an der Rückseite der Beine. Setzen Sie den kalten Wasserstrahl am rechten Fuß an. Führen Sie ihn dann über die Außenseite des rechten Beins bis zum Gesäß. Jetzt geht's an der Innenseite des Beins entlang wieder zurück zum Fuß. Die gleiche Anwendung führen Sie nun auf der linken Seite durch. Anschließend ist die Vorderseite an der Reihe. Beginnen Sie wieder am rechten Bein. Diesmal führen Sie den Wasserstrahl an der Vorderseite der Beine entlang. Fahren Sie bis zur Leistengegend und gehen Sie an der Innenseite des Beins zurück. Zum Schluß sollten Sie noch die Fußsohlen abgießen, erst die rechte, dann die linke. Trocknen Sie sich nicht ab, sondern streifen Sie das Wasser nur ab. Schlüpfen Sie sogleich in einen warmen Schlafanzug und ziehen Sie sich dicke Socken an. Eine halbe Stunde gut zugedeckt im Bett bleiben.

Das sollten Sie beachten:
nicht anwenden, wenn Sie frieren, bei Ischiasschmerzen, Harnwegsinfektionen und niedrigem Blutdruck. Vor der Anwendung müssen Ihre Füße und Beine gut erwärmt sein. Verfärben sich Ihre Beine während der Anwendung blau, brechen Sie sofort ab.

Unterguß

So wird's gemacht:

Führen Sie den Wasserstrahl von Ihrem rechten Fußrücken über die Außenseite der Wade und das gesamte Bein bis zum Becken hinauf. An der Innenseite des Beins führen Sie den Strahl wieder hinunter. Gehen Sie bei der linken Seite ebenso vor. Dann kommt die Vorderseite an die Reihe: Beginnen Sie wieder beim rechten Fußrücken. Führen Sie den Strahl an Schienbein und Oberschenkel bis zur rechten Bauchseite. Nach unten geht es über die rechte Bauch- und Beinseite. Mit der linken Seite verfahren Sie ebenso.

Das sollten Sie beachten:

nicht anwenden bei Blasen- oder Nierenbeckenentzündung, Ischiasbeschwerden.

Heublumensack

Sie benötigen dazu

► ein Leinen- oder Baumwolltuch von 30 mal 50 Zentimeter Größe
► Heublumen
► einen Topf mit Siebeinsatz
► ein Baumwolltuch
► ein einfaches Wolltuch.

So wird's gemacht:

Nähen Sie sich ein Säckchen aus einem Leinen- oder Baumwolltuch, das einer Füllung von sechs bis acht Zentimetern Dicke Platz bietet. Füllen Sie das Säckchen zu zwei Dritteln mit den Heublumen und verschließen Sie es. Bringen Sie Wasser in einem Topf zum Kochen. Erhitzen Sie mit Hilfe des Wasserdampfes den Heublumensack. Legen Sie dazu am besten ein Sieb über den Topf. Der

Sack darf das Wasser nicht berühren. Die Erwärmdauer beträgt etwa eine halbe bis eine Stunde. Warten Sie vor der Anwendung gegebenenfalls, bis sich der Sack etwas abgekühlt hat. Legen Sie den Heublumensack für etwa 20 Minuten auf die zu behandelnde Körperstelle. Um dem Sack den richtigen Halt zu geben, umwickeln Sie ihn zuerst mit einem Baumwolltuch und dann mit einem einfachen Wolltuch. Nach der Anwendung sollten Sie sich unbedingt eine halbstündige Ruhephase gönnen.

Das sollten Sie beachten:
nicht anwenden bei starken Kreislaufbeschwerden, Ischiasschmerzen, Hautentzündungen im Behandlungsbereich, einer Allergie gegen Heublumen.

Vorsicht: Der Heublumensack kann die Haut verbrennen, vor allem, wenn er zu feucht ist.

Nasenspülung

Sie benötigen dazu
► etwas Salz
► ein Glas.

So wird's gemacht:
Füllen Sie ein einfaches Trinkglas zu einem Viertel mit lauwarmem Wasser. Lösen Sie darin eine Messerspitze Salz auf. Halten Sie ein Nasenloch zu und ziehen Sie die Salzlösung aus dem schräggeneigten Glas in das andere Nasenloch hoch. Wiederholen Sie das auf der anderen Seite.

Schwitzkur

Sie benötigen dazu

▶ Badewanne
▶ ein Badethermometer
▶ Heublumenextrakt
▶ ein Bettlaken
▶ → Tee aus Linden- und Holunderblüten zu gleichen
   Teilen.

So wird's gemacht:

Bevor Sie sich ein Vollbad bereiten, trinken Sie einen Tee
aus Linden- und Holunderblüten so heiß, wie Sie es ver-
tragen. Dann lassen Sie 37°C warmes Wasser in die Wanne ein. Hinzugeben Sie einen Heublumenextrakt. Wenn
Sie in der Wanne Platz genommen haben, erneut warmes
Wasser zulaufen lassen, bis die Wassertemperatur 40°C
beträgt. Beenden Sie das Bad nach nur drei Minuten.
Wickeln Sie sich jetzt in das frische Laken und legen Sie
sich gut zugedeckt ins Bett. Schon bald wird Ihnen der
Schweiß ausbrechen. Bleiben Sie jetzt noch eine halbe
Stunde liegen. Anschließend trocknen Sie sich gut ab, zie-
hen frische Wäsche an und ruhen sich noch eine weitere
Stunde im Bett aus.

Das sollten Sie beachten:

nicht anwenden bei Herz- und Kreislaufbeschwerden.
Fühlen Sie sich während der Anwendung unwohl oder
beginnen Sie zu zittern, brechen Sie die Anwendung sofort
ab.

Tee

Standardrezept

Sie benötigen dazu
► Heilpflanzen je nach Beschwerden
► ein Gießgefäß
► Teesieb.

So wird's gemacht:
Geben Sie zwei gehäufte Teelöffel der jeweiligen Heilpflanzen in ein Gießgefäß, und gießen Sie eine Tasse siedendes Wasser darüber. Danach muß der Tee zehn Minuten ziehen. Decken Sie das Gefäß vorher gut ab. Der Tee wird anschließend durch ein Sieb abgegossen.

Trinken Sie über den Tag verteilt zwei bis drei Tassen. Nehmen Sie den Tee schluckweise und ungesüßt zu sich. Achten Sie darauf, daß er nicht zu heiß ist.

Tee aus Heilpflanzen eignet sich auch zur äußerlichen Anwendung, so zum Einreiben des Zahnfleisches, zu Mund- und Augenspülungen oder zur Wundbehandlung.

Das sollten Sie beachten:
Bei chronischen und besonders schmerzhaften Erkrankungen sollten Sie Heilpflanzen nur in Absprache mit Ihrem Arzt oder Heilpraktiker anwenden. Brechen Sie eine Heilpflanzen-Behandlung ab, wenn Magenschmerzen, Übelkeit, Durchfall oder allergische Hautreaktionen auftreten.

Trockenbürsten

Sie benötigen dazu
► eine Bürste mit Naturfasern und mit einer Schlaufe oder einem Handgriff.

So wird's gemacht:
Beginnen Sie mit dem rechten Bein. Führen Sie die Bürste von der Fußsohle über Unterschenkel und Oberschenkel bis zum Gesäß. Bürsten Sie gleichmäßig im Kreis, zuerst außen, dann innen. Am linken Bein wenden Sie die gleiche Methode an. Nun ist der Oberkörper an der Reihe. Bürsten Sie die Arme (zuerst den rechten, dann den linken) in Längsrichtung von unten nach oben, ebenfalls zuerst außen, dann innen. Die Brust bürsten Sie zum Brustbein hin, den Bauch kreisförmig im Uhrzeigersinn. Abschließend behandeln Sie die Rückenregionen, die Sie erreichen können.

Das sollten Sie beachten:
Führen Sie das Trockenbürsten am besten morgens nach dem Aufstehen durch, bei abendlicher Anwendung kann es zu Einschlafstörungen kommen. Nicht anwenden bei Schilddrüsenüberfunktion, Erkrankungen der Haut sowie bei Krampfadern.

Waschungen

Sie benötigen zu allen Waschungen
▶ einen Waschhandschuh oder ein Waschtuch.

Oberkörperwaschung
So wird's gemacht:
Entkleiden Sie Ihren Oberkörper. Tauchen Sie das Waschtuch oder den Waschhandschuh in kaltes Wasser, leicht auswringen. Tuch oder Handschuh beim Waschen leicht andrücken, sodaß ein Wasserfilm auf der Haut entsteht. Wenden Sie das Tuch zwischendurch oder tauchen Sie es ab und zu wieder ins Wasser. Beginnen Sie mit dem rechten Arm, erst die Außen- und dann die Innenseite. Dann kommt der linke Arm an die Reihe. Anschließend

waschen Sie Brust und Bauch und die Rückenregionen, die Sie selbst erreichen können. Trocknen Sie sich im Anschluß an die Waschung nicht ab, sondern streifen Sie sich ein Hemd oder T-Shirt über.

Das sollten Sie beachten:
nicht abends anwenden, wenn Sie unter Einschlafproblemen leiden.

Unterkörperwaschung

So wird's gemacht:
Entkleiden Sie Ihren unteren Körper. Tauchen Sie das Waschtuch oder den Waschhandschuh in kaltes Wasser, leicht auswringen. Tuch oder Handschuh beim Waschen leicht drücken, sodaß ein Wasserfilm auf der Haut entsteht. Wenden Sie das Tuch zwischendurch oder tauchen Sie es ab und zu wieder ins Wasser. Beginnen Sie mit dem rechten Bein, erst die Außen- und dann die Innenseite - bis zum Gesäß und wieder zurück zum Fuß. Im Anschluß an die Waschung kleiden Sie sich an und wärmen sich eine halbe bis eine Stunde im Bett auf.

Das sollten Sie beachten:
nicht anwenden bei Frieren oder Frösteln, Harnwegsinfektionen oder Unterleibsbeschwerden.

Ganzkörperwaschung

So wird's gemacht:
Beginnen Sie mit zimmerwarmem Wasser, und gehen Sie allmählich zu kälterem Wasser über. Entkleiden Sie sich komplett. Wringen Sie Tuch oder Handschuh stets leicht aus. Beim Waschen das Tuch leicht drücken, sodaß ein Wasserfilm auf der Haut entsteht. Wenden Sie das Tuch zwischendurch oder tauchen Sie es ab und zu wieder ins Wasser. Beginnen Sie die Anwendung bei der rechten Hand und fahren Sie am Arm erst außen bis zu den Ach-

selhöhlen, dann innen wieder zurück. Dann kommt der linke Arm an die Reihe. Anschließend waschen Sie Hals, Brust und Bauch und danach die Rückenregionen, die Sie erreichen können. Gehen Sie jetzt zum rechten Bein über: vom Fußrücken angefangen bis zum Gesäß und wieder abwärts, erst außen, dann vorne und schließlich innen. Der gleiche Vorgang am linken Bein. Trocken Sie sich nicht ab, sondern ziehen Sie sich gleich an.

Wassertreten

Sie benötigen dazu
▶ eine Badewanne
▶ rutschfeste Gummischuhe.

So wird's gemacht:
Füllen Sie Ihre Badewanne (notfalls auch eine größere Fuß-badewanne) bis etwa drei Viertel der Wadenhöhe mit kaltem Wasser. Achten Sie darauf, daß Ihre Füße und Beine vor der Anwendung gut warm sind. Das Wasser sollte nicht wärmer als 18°C sein. Ziehen Sie die Gummischuhe über und stapfen Sie im sogenannten Storchengang (bei jedem Schritt die Knie hochziehen) etwa 20 bis 60 Sekunden durch das Wasser. Trocknen Sie Ihre Beine nach dem „Wasser-Spaziergang" nicht ab. Streifen Sie das Wasser lediglich ab und ziehen Sie warme Socken über. Legen Sie sich gut zugedeckt ins Bett.

Das sollten Sie beachten:
nicht anwenden bei starker Neigung zu kalten Füßen, bei Ischiasschmerzen, Krankheiten an Blase und Nieren und während der Menstruation.

Wechselduschen

Sie benötigen dazu
▶ eine Brause mit einem ausreichend langen Schlauch.

So wird's gemacht:
Zunächst duschen Sie ein bis drei Minuten lang warm. Dabei recken und strecken Sie sich ausgiebig. Dann drehen Sie die Wassertemperatur auf lauwarm bis kalt und duschen sich systematisch ab. Beginnen Sie mit dem rechten Bein, erst die Außen- und dann die Innenseite, am linken Bein ebenso. Weiter geht's am rechten Arm, anschließend der linke Arm - immer erst die Außen- und dann die Innenseiten. Zum Abschluß duschen Sie Brust, Bauch und Nacken ab. Das Gesicht wird kurz abgeschreckt. Den gesamten Vorgang wiederholen Sie einmal.

Das sollten Sie beachten:
bei niedrigem Blutdruck nicht zu heiß und nicht zu lange duschen. Brechen Sie die Anwendung ab, wenn Schwindel oder Herz-Kreislauf-Probleme auftreten.

Wickel

Halswickel

Sie benötigen dazu
- ein Leinentuch
- ein Baumwolltuch
- ein schmaleres Wolltuch oder einen Schal - jeweils etwa 10 mal 70 Zentimeter groß.

So wird's gemacht:
Sie tauchen das Leinentuch in kaltes oder warmes Wasser und wickeln es um den Hals, dann mit dem Wolltuch oder Schal abschließen. Erneuern Sie den Wickel tagsüber im Abstand von einer halben bis zwei Stunden. In der Nacht können Sie den Wickel angelegt lassen.

Das sollten Sie beachten:
Heiße Wickel sind nur bei chronischen Erkrankungen hilfreich, nicht bei einer akuten Entzündung.

Brustwickel, kalter

Sie benötigen dazu
► ein Leinentuch
► ein Baumwolltuch
► ein Wolltuch - jeweils etwa 40 mal 90 Zentimeter groß.

So wird's gemacht:
Das Leinentuch wird mit kaltem Wasser getränkt, aus-
gewrungen und möglichst faltenlos und straff um die Brust
des Patienten gewickelt. Sie können einen Brustwickel
auch bei sich selbst anlegen. Am besten geht es aber,
wenn Ihnen jemand hilft. Der Wickel muß von den Achselhöhlen bis zum Rippenbogen reichen. Wickeln Sie das
Baumwolltuch darüber. Der kalte Wickel sollte so lange
angelegt bleiben, bis sich der Wickel komplett erwärmt
hat und Sie sich rundum wohl fühlen - etwa 45 bis 70
Minuten .

Das sollten Sie beachten:
Legen Sie keine kalten Wickel an, wenn Sie frieren oder
frösteln.

Wadenwickel

Sie benötigen dazu
► ein Leinentuch von 30 mal 70 Zentimetern
► ein größeres Baumwolltuch
► ein Wolltuch.

So wird's gemacht:
Tauchen Sie das Leinentuch in kaltes Wasser und wringen Sie es aus. Legen Sie das Tuch straff um den Unterschenkel. Darüber wickeln Sie nun erst das Baumwolltuch

und dann das Wolltuch. Achten Sie darauf, daß sämtliche Wickel auch wirklich straff sitzen. Soll die Körpertemperatur gesenkt werden, lassen Sie den Wickel nur fünf Minuten angelegt. Dafür aber zwei- bis dreimal wiederholen. Wollen Sie, daß die Anwendung eine entzündungshemmende oder beruhigende Wirkung erzielt, bleiben Sie 20 Minuten mit dem Wadenwickel ruhig liegen.

Das sollten Sie beachten:
nicht anwenden bei Ischiasschmerzen und Harnwegsinfektionen.

Leibwickel

Sie benötigen dazu
▶ ein schmales langes Tuch
▶ zwei breite, lange Handtücher
▶ zwei mit heißem Wasser gefüllte Wärmflaschen
▶ zwei bis drei Liter frischen Kräutertee (→ Tee).
▶ eine hilfestellende Person

So wird's gemacht:
Sie benötigen einen Helfer, da der Oberkörper ganz eingeschlagen werden muß. Tauchen Sie das schmale lange Tuch in den Kräutertee. Breiten Sie eines der Handtücher auf dem Bett aus. Legen Sie sich ausgestreckt hin. Der Helfer legt das getränkte Tuch so auf Ihren entblößten Körper auf, daß das kranke Organ bedeckt ist. Darüber wird eine Wärmflasche gelegt. Das Ganze nun mit einem Handtuch straff umwickeln. Die andere Wärmflasche dient zum Warmhalten der Füße. Lassen Sie sich zudecken und ruhen Sie etwa eine Stunde. Den Wickel dann entfernen und eine weitere halbe Stunde gut zugedeckt liegenbleiben.

Das sollten Sie beachten:
nicht anwenden bei Magengeschwüren und Magenblutungen.

Prießnitz-Wickel

als Hals-, Brust-, Waden- und Leibwickel

Sie benötigen dazu:

▶ mehrere Leinentücher (Anzahl und Größe je nach Wickel-Art)

▶ mehrere Wolltücher.

So wird's gemacht:

Die Leinentücher tauchen Sie in kühles Wasser und wringen sie leicht aus. Anschließend umwickeln Sie damit den betreffenden Körperbereich. Darüber wiederum wickeln Sie die trockenen Wolltücher. Nach etwa 90 Minuten legen Sie die Wickel wieder ab (➔ Halswickel, ➔ Brustwickel, ➔ Wadenwickel, ➔ Leibwickel).

Nasse Socken

Sie benötigen dazu

▶ drei Paar Baumwollsocken (jedes Paar eine Nummer größer als das vorangegangene)

▶ eine Gummiwärmflasche.

So wird's gemacht:

Die Socken sollten bis zur Mitte der Wade reichen. Tauchen Sie die drei Paare in kaltes Wasser und ziehen Sie sie in der Reihenfolge ihrer Größe an. So legen Sie sich ins Bett. Unter Ihre Füße plazieren Sie jetzt noch die Wärmflasche. Dadurch wird die Wirkung verstärkt.

Wickelrezepte

Eichenrindewickel

helfen bei oberflächlichen Entzündungen und entzündlichen Hauterkrankungen, bei Krampfadern, Frostbeulen und Fußschweiß. Eichenrinde ist fertig zerkleinert erhältlich. Zur Herstellung eines Wickels benötigen Sie zwei volle Hände zerkleinerter Eichenrinde, die mit vier Litern Wasser 30 Minuten lang gekocht und anschließend abgeseiht werden. Tränken Sie ein Leinentuch mit dem Eichenrindenwasser und legen Sie es an.

Eiswickel

helfen bei Verbrennungen leichten Grades und bei Sonnenbrand. Füllen Sie zerkleinerte Eiswürfel in ein Stoffsäckchen. Das Säckchen wiederum wickeln Sie ebenfalls in Stoff und fixieren es mit einem Wickeltuch auf dem zu behandelnden Körperteil.

Kamillenwickel

helfen bei Hautentzündungen, Verkrampfungen, Regelschmerzen und Koliken. Bereiten Sie einen Aufguß aus zwei Teelöffeln Kamillenblüten pro 150 Milliliter Wasser zu, lassen Sie den Sud zehn Minuten ziehen und gießen ihn anschließend durch ein Sieb. Das Wickeltuch darin tränken. Achtung! Den Kamillensud nicht mit den Augen in Berührung bringen!

Kartoffelwickel

helfen bei Magen-Darm-Beschwerden, Schulter-Nacken-Verspannungen, → Rückenschmerzen, → Blasenentzündungen und → Nierenbeckenentzündungen. Kartoffeln abkochen, zerstampfen und anschließend in ein

Leinentuch einschlagen. Achten Sie darauf, daß die Kartoffeln nicht zu heiß sind.

Lehmwickel

helfen bei Entzündungen und Hauterkrankungen: Verrühren Sie zwei bis drei Eßlöffel Heilerde mit etwas Wasser zu einem festen Brei. Stellen Sie das Ganze kalt, und streichen Sie es dann messerrückendick auf ein feuchtes Tuch, das Sie mit der bestrichenen Seite auflegen.

Senfwickel

verbessern die Hautdurchblutung, bekämpfen Bakterien und Pilze, helfen bei → Bronchitis und Erkrankungen der Leber und Nieren: Je nach Größe des Wickels setzen Sie zwei bis drei gehäufte Eßlöffel Senfmehl auf drei bis vier Liter Wasser kalt an. Nach zehn Minuten füllen Sie das Gefäß mit heißem Wasser an, bis eine Temperatur von etwa 48°C erreicht ist. Tauchen Sie ein Leinentuch in den Sud, wringen Sie es aus und legen Sie es auf den betreffenden Körperbereich.

Quarkwickel

helfen bei → Halsschmerzen, → Heiserkeit, Entzündungen, → Akne und → Sonnenbrand. Streichen Sie frischen Quark messerrückendick auf ein Leinentuch, und legen Sie es mit der bestrichenen Seite auf.

Selbsthilfe –
chinesische Heilkunst

Bei Krankheiten, die keiner fachmännischen Therapien bedürfen, hat sich vor allem eine Selbstbehandlungsmethode der Traditionellen Chinesischen Medizin (TCM) bewährt: die Akupressur - eine Art Akupunktur für den Hausgebrauch. Voraussetzung für die Wirksamkeit ist die richtige Anwendung.

Die Akupressur wird in China bereits in den Schulen als Selbsthilfe bei bestimmten Krankheiten gelehrt. Die Punktbehandlung eignet sich vor allem bei seelisch-nervösen Funktionsstörungen innerer Organe.

Bei der Akupressur-Behandlung der in diesem Kapitel aufgeführten Beschwerden werden der Einfachheit halber nur die wichtigsten Druckpunkte genannt. Um eine komplexe Behandlung durchführen zu können, sollten Sie auf spezielle Akupressur-Literatur zurückgreifen.

Darauf sollten Sie achten: Verzichten Sie auf die Druckmassage, wenn ein Akupressurpunkt entzündet ist oder sich während der Behandlung verändert, zum Beispiel heftig schmerzt. Nur gesunde Hautstellen dürfen massiert oder gepreßt werden. Bei schweren organischen oder Kreislauferkrankungen sollten Sie ebenfalls auf die Akupressur verzichten (→ Naturheilverfahren von A - Z).

Abgespanntheit

Heben Sie den Kopf leicht an und drücken Sie die Vertiefung in der Mitte des Nackens am Ende des Schädels sieben Sekunden fest mit einem Finger. Suchen Sie dann rechts und links etwa drei Zentimeter von diesem Punkt entfernt den Absatz der Nackenmuskeln und pressen Sie die Muskulatur von oben nach unten zur Schulter kräftig. Zeige- und Mittelfinger unter dem Kiefer so auflegen, daß sich die Halsschlagader dazwischen befindet, und dreimal von oben nach unten seitlich der Arterie nicht zu stark pressen.

Ärger und Streß

Legen Sie einen Zeigefinger etwa 15 Zentimeter oberhalb des Bauchnabels. Massieren Sie diesen Punkt mit langsamen, kreisenden Bewegungen mindestens zwei Minuten lang. Wiederholen Sie dies mehrmals am Tag. Ein weiterer wichtiger Punkt liegt auf dem ersten Brustwirbel. Beugen Sie den Kopf so weit nach vorne, daß Sie das Kinn gegen die Brust drücken können. Fahren Sie jetzt mit dem Zeigefinger vom Haaransatz in der Mitte des Hinterkopfes durch die Rinne abwärts, bis Sie am Ende des Halses auf einen Knochenvorsprung stoßen - den siebten Halswirbel. Der erste Brustwirbel liegt gleich darunter. Auf diesem befindet sich der gesuchte Punkt. Drücken Sie ihn jede halbe Stunde etwa zehn Minuten lang. Nehmen Sie dann den Druck zurück, und pressen Sie die Stelle erneut zehn Sekunden lang.

Heiserkeit

Drücken Sie beiderseits des Adamapfels auf die Schilddrüse und massieren Sie den Hals mehrmals von oben nach unten. Danach pressen Sie auf den Vorsprung der beiden Schlüsselbeine. Zusätzlich massieren Sie viermal hintereinander je sieben Sekunden die Magengrube und die Punkte innen am Ellenbogen.

Husten

Suchen Sie am Rücken in Höhe des dritten Brustwirbels vier bis fünf Zentimeter rechts und links davon die beiden spürbaren Vertiefungen und pressen Sie sie kräftig fünfmal hintereinander - insgesamt sechsmal täglich. Als Ergänzung klopfen Sie fünfmal täglich mit dem rechten Daumen von unten leicht gegen die Nasenflügel und massieren mit dem linken Daumen kräftig den rechten Daumenballen.

Kopfschmerzen

Behandelt werden bei allgemeinen Kopfschmerzen die schmerzenden Punkte über den Augenbrauen, der Punkt auf der Mitte des Nasenrückens und die Punkte in den Vertiefungen hinter den Ohren. Bei Bedarf beklopfen Sie zusätzlich den Ohrknorpel, trommeln mit den Fingerkuppen auf die Schädeldecke, massieren entlang der Schädelmittellinie von der Stirn zum Hinterkopf, pressen die Pulsader am linken Handgelenk und die Punkte rechts und links außen an den großen Zehen. Bei Schläfenkopfschmerzen liegen die zu behandelnden Punkte rechts und links in der Mitte zwischen den Augenbrauenenden und

den Ohren. Bei Stirnkopfschmerzen werden die Mulden
rechts und links hinter dem Ohrläppchen behandelt.

Menstruationsbeschwerden

Ertasten Sie die Entkrampfungspunkte zwischen der dritten und vierten Rippe. Legen Sie dazu den kleinen Finger unter den Brustkorb und den Ringfinger über die zweite Rippe. Der Zeigefinger liegt nun genau an der richtigen Stelle. Jetzt leicht drücken oder den Punkt sanft
kreisend streicheln. Ein paar Sekunden lang - dann aussetzen und schließlich von neuem leicht massieren. So oft
und so lange, bis Sie Erleichterung spüren. Der zweite ent-
scheidende Punkt liegt mitten auf der Stirn, etwa drei Finger über der linken Augenbraue. Halten Sie die rechte
Hand waagerecht über die Stirn. Der Ringfinger muß
knapp über der Nase liegen. Unter dem Zeigefinger liegt
der Unterleibspunkt. Jetzt leicht und rhythmisch massieren, bis der Schmerz verschwunden ist.

Müde Augen

Augen-Akupressur: Setzen Sie beide Mittelfinger an die
Nasenwurzel, und streichen Sie mit den Zeigefingern leicht
die Augenbrauen entlang bis zu deren Ende. Kehren Sie
zurück zum Ausgangspunkt, und ziehen Sie diesmal, wiederum leicht, den Bogen unter das Jochbein bis zum Ende
der Augen. Fünf solcher Kreisbewegungen genügen. Greifen Sie nun die Haut an der Nasenwurzel mit Daumen und
Zeigefinger, und drücken Sie leicht zu. Dann schieben Sie
die Haut sachte nach unten, anschließend etwas fester
nach oben gegen den Knochen.

Nervosität

Behandeln Sie die Punkte in den Vertiefungen unter den Kniescheiben und danach wie bei Abgespanntheit die Punkte in der Schädelbasisgrube. Die Wirkung wird unterstützt durch eine Massage der Schädeldeckenmitte, der Brust unmittelbar vor den Achselhöhlen und des Bereichs hinter den Kinnladen vor den Ohren.

Potenzprobleme

Stellen Sie zunächst Ihr linkes Bein auf einen Stuhl und suchen Sie den Punkt, der genau in der Mitte zwischen dem Knie und dem Beinende auf dem Oberschenkel liegt. Sie finden ihn leicht, weil er etwas schmerzt, wenn Sie ihn drücken. Massieren Sie diesen Punkt mit der Kuppe eines Fingers, verstärken Sie dabei den Druck nach und nach. Dann lockern Sie den Druck ebenso langsam wieder. Den Vorgang wiederholen Sie am rechten Bein. Machen Sie dies insgesamt fünfmal hintereinander an beiden Beinen - jeweils nach kurzen Pausen. Ein weiterer Punkt befindet sich auf der Fußsohle, in der Vertiefung zwischen dem Ballen des großen Zehs und den übrigen Zehenballen. Massieren Sie ihn zuerst mit dem Daumen, indem Sie einen Fuß auf das andere Bein legen. Der Druck darf auch hier kräftig sein. Massieren Sie drei bis fünf Minuten lang, erst am linken, dann am rechten Fuß.

Schlafstörungen

Ein wichtiger Punkt liegt in der Leberregion. Suchen Sie die unterste Rippe, legen Sie dort die Hand so an, daß der Zeigefinger unter dem Rippenbogen liegt. Drücken Sie nun mit dem Ringfinger einige Male kurz aber fest. Die Übung können Sie beliebig oft wiederholen. Der zweite wichtige Punkt liegt unterhalb der Fußknöchel. Fassen Sie mit Daumen und Zeigefinger Ihren Fuß so von hinten, daß der Daumen innen, der Zeigefinger außen direkt unterhalb des Knöchels liegt. Massieren Sie die beiden Punkte kräftig - erst am linken, dann am rechten Fuß. Insgesamt fünf Minuten lang vor dem Schlafengehen.

Schnupfen

Pressen Sie die Punkte am inneren Augenbrauenende Richtung Gesichtsmitte, an der Nasenwurzel zwischen den Brauen und seitlich der Nase in den Nasenflügeln. Ebenso behandeln Sie den Punkt auf dem Brustbein in Höhe der vierten Rippe und das Gewebe zwischen Daumen und Zeigefinger zwei Fingerbreiten von der Hautfalte entfernt in der tastbaren Vertiefung. Beginnen Sie stets mit der linken Seite.

Sodbrennen

Massieren Sie den Punkt am oberen Ende des Brustbeins, er befindet sich genau in der Grube. Die nächsten Massagestellen befinden sich rechts und links darüber am vorderen Ende der Schlüsselbeine. Drücken Sie diese Punkte kräftig mit Ihrem Zeigefinger. Beklopfen Sie im Anschluß während des Ausatmens mehrmals hintereinander die Mittellinie von der Magengrube bis zum Bauchnabel leicht.

Übelkeit

Hier werden zwei Punkt-Paare massiert. Das erste Paar befindet sich über den Augenbrauen auf der Stirn. Legen

Sie die Ringfinger über die höchsten Stellen der Augenbrauen, Mittelfinger und Zeigefinger daneben. Massieren
Sie mit den Zeigefingern die Stelle, die genau unter den
Fingerkuppen liegen. Machen Sie dabei leichte, kreisende Bewegungen, bis die Übelkeit nachläßt. Das zweite
Paar liegt einen Fingerbreit unter den Fußknöcheln. Erfas-
sen Sie mit Daumen und Zeigefinger Ihren Fuß so von hinten, daß der Daumen innen und der Zeigefinger außen
direkt unterhalb des Knöchels plaziert sind. Massieren Sie
diese Punkte mit beiden Fingern kräftig und mit Ausdau-
er. Nehmen Sie sich zuerst den linken, dann den rechten
Fuß vor. Bei länger andauernder Übelkeit legen Sie den
Zeigefinger der einen Hand zwischen die Knöchel des kleinen Fingers und des Ringfingers der anderen Hand. Rei-
hen Sie Mittelfinger und Ringfinger daran an. Sie finden
den Wirkungspunkt genau unter dem Ringfinger. Drücken
Sie ihn leicht, aber beständig, etwa fünf Minuten. Wiederholen Sie diese Akupressur mehrmals.

Wechseljahresbeschwerden

Hier ist die Anwendung etwas umfassender: Massieren
Sie mit ruhigen kreisenden Bewegungen das Grübchen
im Kinn mit Ihrem Zeigefinger. Erst links-, dann rechts-
herum, etwa zehnmal. Setzen Sie sich nun entspannt auf
einen Stuhl, stellen Sie die Knie nebeneinander. Ertasten
Sie die Kniescheibe, und legen Sie dann vier Finger darunter auf das Schienbein. Ziehen Sie die Hand zurück, bis
der kleine Finger einen Punkt ertastet, der sehr druck-
empfindlich ist. Drücken Sie mit beiden Mittelfingern gleichzeitig kräftig und ausdauernd zu, mehrere Minuten lang.
Strecken Sie nun die Hand aus, und bewegen Sie den
Daumen zum Zeigefinger hin. Genau am Ende der Hautfalte, die dabei entsteht, liegt der gesuchte Punkt, den Sie
zwischen Daumen und Zeigefinger der anderen Hand

nehmen. Drücken Sie mit beiden Fingern etwa im Rhythmus des Herzschlages von unten und oben gleichzeitig dagegen, etwa zehnmal. Erst an der linken, dann an der rechten Hand. Legen Sie jetzt die drei mittleren Finger beider Hände jeweils fünf Zentimeter neben den Bauchnabel. Der gesuchte Punkt liegt unter der Kuppe des Ringfingers. Massieren Sie den Punkt mit beiden Mittelfingern, etwa drei Minuten lang. Wiederholen Sie die Druckmassage mehrmals im Abstand einer halben Stunde.

Zahnschmerzen

Nehmen Sie das Nagelbett des kleinen Fingers zwischen Daumen und Zeigefinger der anderen Hand. Drücken Sie jetzt zu - erst ganz leicht, dann immer kräftiger. Lockern Sie den Griff nach einer Minute. Nach einer kurzen Pause können Sie die Übung am kleinen Finger der anderen Hand wiederholen. So oft, bis die Schmerzen zurückgehen. Der zweite Punkt liegt zwischen Nase und Oberlippe - in dem kleinen Grübchen. Drücken Sie mit dem Mittelfinger oder einem Bleistift exakt auf diesen Punkt. Bewegen Sie dabei die Oberlippe so lange nach oben und unten, bis der Schmerz nachläßt.

Gesunde Ernährung

die besten Hausmittel

Nahrung ist für den Menschen so wichtig wie – der Vergleich sei erlaubt – Benzin für den Motor. Ohne Antriebsstoff läuft eben nichts. Doch während niemand auf die Idee käme, den Benzinmotor seines Autos mit Diesel oder Kerosin zu betanken, versorgen die meisten Menschen ihren „Körpermotor" mit unpassendem Treibstoff. Sie ernähren sich nicht richtig.

Auf lange Sicht gesehen, reagiert der Organismus wie ein schadhafter Motor: Er gerät ins Stocken, die Leistungsfähigkeit wird herabgesetzt, Funktionen fallen aus und schließlich wird er krank. Dieser Vorgang vollzieht sich jedoch so schleichend, daß die meisten Menschen erste Beschwerden mit allem möglichen in Verbindung bringen, nur nicht mit ihrer täglichen Ernährung.

Das Nahrungsangebot in den westlichen Industrienationen ist überreich und nahezu lückenlos. Üppige Hausmannskost und delikate Genüsse sind ein Stück Lebensqualität, wer möchte darauf schon gerne verzichten. Niemand! Und das ist richtig. Denn gesunde Ernährung verlangt nicht nach Verzicht, sondern nach Vernunft. Qualität statt Quantität, Frische statt Konserve und Vollwert statt Fast-Food heißt die Devise, die der Seele Spaß macht und dem Körper gibt, was er wirklich braucht.

Das folgende Kapitel will Ihnen helfen, Ihren Körper mit der richtigen Ernährung gesund und leistungsfähig zu erhalten. Lesen Sie, wie Nahrungsmittel den Körper beeinflussen, ihn schützen, aufbauen und verschönern können.

Wenn Sie ein paar Pfund zuviel auf die Waage bringen, wird Sie das Thema „Ernährungsumstellung" interessieren: Es macht Schluß mit dem Diätfrust, der Körper, Geist und Seele nur belastet.

Eßverhalten und Gesundheit

Zivilisationskrankheiten sind hausgemacht

Wir essen zu süß, zu salzig und zu fett. Wir essen zuviel Fleisch und zuviel Fast-Food. Wir essen unbewußt und nebenbei, aber manchmal muß essen eben unkompliziert sein und schnell gehen. Die meisten Menschen leben im Streß, beruflich wie privat. Einkaufen und Kochen sind notwendige Dinge, die erledigt werden müssen, aber wenig Zeitaufwand erfordern sollen. Oft entfallen sie sogar ganz: Dann genügt das Stück Pizza in der Mittagspause, das Stück Kuchen zwischendurch und die Bratwurst aus der Imbißbude am Abend. Eigentlich schade. Die tägliche Ernährung sollte mehr sein als ein notwendiges Übel.

Die Industrie unterstützt den Berufstätigen wie die Hausfrau: Sie bietet Fertigprodukte oder Lebensmittel an, die für die Zubereitung wenig Aufwand erfordern. Es gibt Fertigprodukte im Kochbeutel, die (fast) immer gelingen, oder gleich ganze Menüs, die in der Mikrowelle nur erwärmt werden. Es gibt Tiefkühlkost, die immer bereit steht, wenn die Zeit für den Einkauf nicht reichte, oder Instantsuppen, die sättigen, wenn der kleine Hunger zwischendurch überrascht.

Die breite Palette dieser Produkte wird auch Zivilisationskost genannt. Dabei handelt es sich um Produkte, die homogenisiert, ultra-hocherhitzt, kondensiert oder konserviert sind - also haltbar gemacht sind. Stabilisatoren, Emulgatoren und Geschmacksverstärker verleihen dieser Nahrung appetitliches Aussehen und sollen ihr den verlorenen Geschmack zurückgeben. Von der Natürlichkeit der Lebensmittel, von ihren wertvollen Wirk- und Vitalstoffen, bleibt dabei nur wenig übrig - sie wird durch die Denaturierung nahezu wertlos gemacht.

Wer sich häufig oder gar ausschließlich mit solchen Produkten ernährt, lebt zwar bequem, riskiert aber seine Gesundheit. Zivilisationskost macht satt, versorgt den Körper aber nur wenig mit Vitaminen, Mineralstoffen, Spurenelementen und Enzymen. Irgendwann wird sich der Körper rächen: Zuerst reagiert er mit Leistungsabfall und Beschwerden, später kann es zu einer Zivilisationskrankheit kommen.

Zivilisationskrankheiten sind, wie der Name schon sagt, Krankheiten, deren Ursache eine ungesunde Ernährung (Zivilisationskost) ist. Dabei hat das Erscheinungsbild zunächst überhaupt nichts mit der Ernährung zu tun.

Die häufigste Zivilisationskrankheit (und Todesursache) ist die Herz-Kreislauf-Schwäche, die im Herzinfarkt oder Schlaganfall gipfelt. Auch immer mehr jüngere Menschen sind davon betroffen. Das Herz-Gefäß-System wird von der Zivilisationskost in Mitleidenschaft gezogen, weil sie zuviel (tierische) Fette enthält, und die Blutfettwerte in die Höhe treibt. Folge: Das Blut neigt zur Verklumpung (Thrombose, Embolie), Fett und Kalk lagern sich in den Wänden der Arterien ab und verengen sie langsam aber stetig. Geraten Betroffene unter Belastung oder Streß, dem vor allem jüngere ausgesetzt sind, kann es zum Infarkt kommen.

Bluthochdruck ist ebenfalls eine Zivilisationskrankheit, die in den meisten Fällen auf falsches Essen zurückzuführen ist. Die besagte Verengung der Arterien sowie ein übermäßiger Salzkonsum (Salze sind in vielen Fertigprodukten reichlich enthalten) treiben den Blutdruck in die Höhe. Das stellt einen zusätzlichen Risikofaktor für Herz und Gefäße dar. Auch das Übergewicht, das man sich durch kalorienreiche Ernährung zulegt, trägt seinen Teil dazu bei.

Übergewicht führt zudem zur allgemeinen Belastung der Wirbelsäule und der Gelenke. Fußdeformierungen,

Gelenkverschleiß, vor allem in Knien und Hüfte, Rückenschmerzen, Bandscheibenvorfall, Atemnot und Stoff-
wechselprobleme lassen sich deshalb zu den Zivilisationskrankheiten zählen, wenn sie auf die überflüssigen
Pfunde zurückzuführen sind.

Primär betroffen ist jedoch der Verdauungsapparat. Durchfall, Verstopfung, Magenschleimhautentzündung, Magengeschwür oder Koliken sind oft Folgen einer schwerver-
daulichen Kost. Man spricht nicht gern über eine träge
Verdauung, aber fast jeder Zweite leidet daran. Fehlende
Nährstoffe, Ballaststoffe und zu üppiges Essen lassen Probleme mit dem Darm entstehen. Die Industrie hilft auch
bei diesem Problem – Abführmittel sollen den Darm
erleichtern. Doch die Dauereinnahme bewirkt das Gegenteil. Der Darm gewöhnt sich an die künstlichen Hilfen und
tut selbst gar nichts mehr. Ein Teufelskreis beginnt und nur
eine Therapie hilft dann, ihm zu entfliehen (z.B. → Colon-
Hydro-Therapie). Dabei würde eine Ernährungsumstellung
auf leichte oder ballaststoffreiche Kost bei Verdauungs-
problemen oft schon genügen.

Umstritten ist, in welchem Maße Krebserkrankungen
ernährungsbedingt sind. Viele Fachleute schätzen, daß
zehn bis 50 Prozent aller bösartigen Geschwulste mit der
Ernährung im Zusammenhang stehen. Andere gehen
sogar von 100 Prozent aus. Krebs als Zivilisationskrankheit? Der Zusammenhang läßt sich schwer nachweisen,
ist aber möglich.

Selbst wer sich bewußt ernährt, macht durch den Kon-
sum von Genußmitteln diesen Effekt oft zunichte. Die
Volksdrogen Alkohol und Nikotin können im Körper Schäden anrichten, die nicht zu reparieren sind. Ein Gläschen
in Ehren soll jedem vergönnt sein, doch das Trinken von
Alkohol gehört heute fast schon zum guten Ton. Kein Fest
ohne Alkohol, jedes positive Ereignis muß „begossen" wer-

den, der „Kater" wird in Kauf genommen. Doch der Körper registriert alles. Auch die Zigaretten, die in Streßphasen „Kette" geraucht werden oder zum Alkohol besonders gut schmecken. Der Schritt in die Sucht ist nicht weit und der Verfall des Körpers vorprogrammiert. Eine fahle Haut, vorzeitige Faltenbildung, Durchblutungsstörungen (Raucherbein), Lungen- oder Nierenkrebs sind die Folgen. Da hilft nur der Verzicht, der die Krankheit eventuell stoppen kann.

Es liegt an jedem selbst, durch eine ausgewogene, vollwertige Kost seine Gesundheit zu erhalten. Denn Gesundheit läßt sich durch kein anderes Mittel so gut steuern, wie durch eine gezielte Ernährung. Jeder Mensch hat mit der täglichen Nahrungsaufnahme seine Gesundheit in der Hand, es sei denn, es liegen angeborene Krankheiten vor. Unter diesem Aspekt lohnt es, in die tägliche Ernährung und Lebensweise ein bißchen Zeit zu investieren.

Bewußter essen, gesünder leben

Die häufigsten Ernährungsfehler lassen sich in wenigen Stichworten zusammenfassen:

► zu fett
► zu salzig
► zu viel
► zu schnell
► zur falschen Zeit
► das Falsche

Zu fett essen wir, weil es einfach so gut schmeckt. Fett ist ein Geschmacksträger, der vielen Speisen zu Genuß verhilft. Die Salatsoße verträgt einen Schuß Sahne, das Gemüse einen Löffel Crème frâiche. Fleisch braucht eine (fettige) Soße und die Butter vom Brot lassen wir uns auch nicht nehmen. Fett steckt unsichtbar überall: in Wurst und Käse, in Vollkorn und Eiern, in Sahnequark und Schokolade. Nicht zu vergessen all die fritierten Köstlichkeiten aus der Imißbude...Der tägliche Fettkonsum ist enorm - und der Verdauungstrakt hat seine liebe Last, denn Fett ist schwer verdaulich. Oft brauchen Magen und Darm Stunden, um das Fett in seine Bestandteile aufzuspalten und zu verarbeiten. Das macht müde, weil die Verdauungsorgane die Blutmenge, die sie bei der Arbeit benötigen aus dem Gehirn abziehen. Überschüssiges Fett lagert der Körper dabei im Unterhautfettgewebe ab. So sammeln sich nach und nach kleine (oder größere) Fettpölsterchen an. Werden sie nicht durch Bewegung wieder abtrainiert, bleiben sie haften – sehr zum Leidwesen von Organismus und Bewegungsapparat.

Überschüssiges Fett geht auch ins Blut und führt dann zu den oben beschriebenen Zivilisationskrankheiten.

Tip: Achten Sie mehr auf Ihren Fettkonsum. Essen Sie Geflügelaufschnitt statt Fleischwurst. Wählen Sie fettarme Milchprodukte statt Sahne und bevorzugen Sie Fette, die mehrfach ungesättigte Fettsäuren enthalten. Die nützen dem Körper statt ihm zu schaden.

Zu salzig wird unser Essen nicht, weil wir nachsalzen, sondern weil Salze in vielen Fertigprodukten, in Fleisch und Fisch bereits enthalten sind. Der Körper braucht etwa zwei bis drei Gramm Salz täglich, um seinen Wasserhaushalt zu regeln, aber er bekommt Tag für Tag mehr als er braucht (die übliche Kost enthält bis zu 15 Gramm). Deshalb bindet er mehr Wasser im Körper als nötig. Das kann zu verstärkter Wasserablagerung im Gewebe führen, die belastet. Schlacken und Schadstoffe werden mit dem Wasser gespeichert und können nicht mehr abfließen. Der Stoffwechsel wird gestört.

Tip: Es ist nötig, soweit es geht auf Salz zu verzichten. Das Nachsalzen von Speisen sollte ganz entfallen. Günstig ist es, auf Salze zurückzugreifen, die Zusätze enthalten. Mit

Kräutersalz würzen Sie Speisen schmackhafter und sparen Salz, mit Jodsalz fügen Sie außerdem ein wichtiges Spurenelement hinzu.

Zu viel essen wir alle mal, wenn es besonders gut schmeckt. In gemütlicher Runde, auf einer Party oder am Buffet greift jeder gerne einmal mehr zu. Auch nach einem anstrengenden Tag, nach schwerer körperlicher Arbeit oder zur Frustbewältigung wird „verdrückt", was der Kühlschrank so hergibt. Dabei bestimmt nicht der Hunger die Nahrungsmenge, sondern der Appetit und manchmal auch die Seele. Die meisten Menschen gleichen das Zuviel an Essen am nächsten Tag wieder aus, indem sie weniger zu sich nehmen. Bei manchen ist die Nahrungsaufnahme jedoch gleichbleibend hoch, weil sie so schnell essen, daß das Sättigungsgefühl zu spät einsetzt, oder weil sie ihren Magen an große Portionen gewöhnt haben.

Wenn die Seele die Nahrungsaufnahme steuert, gilt Essen unbewußt als Ersatzbefriedigung: Menschen, die Kummer haben, trösten sich mit süßen Leckereien, Menschen, die das Rauchen aufgeben wollen, naschen stattdessen. Menschen, die unregelmäßig essen, greifen zu vielen kleinen (ungesunden) Zwischenmahlzeiten, deren Kalorienzahl sich über den Tag ganz schön summiert.

Zuviel Essen ist immer mit hoher Kalorienaufnahme verbunden. Das führt unweigerlich zu Übergewicht und den bekannten Folgeerkrankungen. Wer sein Übermaß reduzieren will, muß bewußter essen.

Tip: Reduzieren Sie die Portionen und essen Sie langsam. Dann geben Sie Ihrem Magen die Möglichkeit zu signalisieren: „Ich bin satt." Unbewußtes Essen muß bewußt gemacht werden. Schreiben Sie ein Eß-Tagebuch, in das Sie täglich alles eintragen, was Sie zu sich nehmen. Viele werden über Auswahl und Quantität staunen – und sicher gerne reduzieren. Im Endeffekt hilft auch hier nur

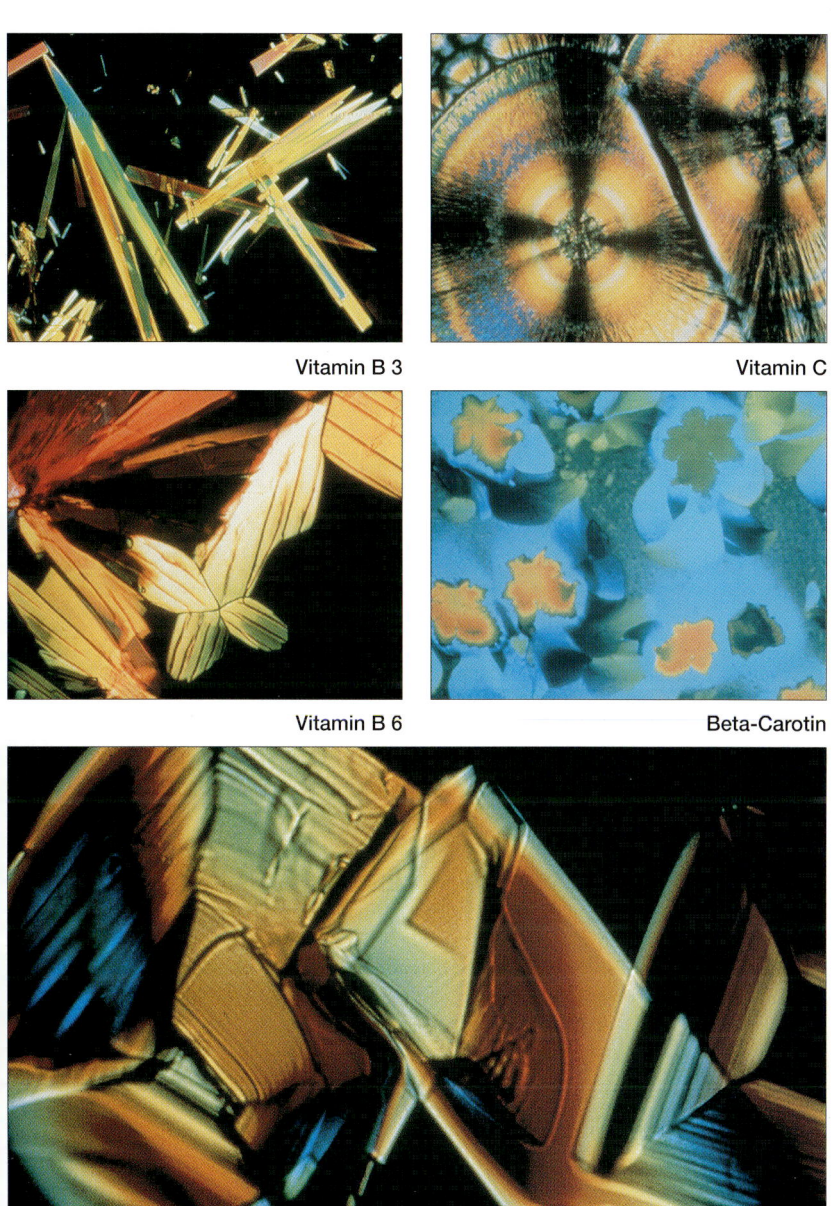

Vitamin B 3

Vitamin C

Vitamin B 6

Beta-Carotin

Vitamin B 12

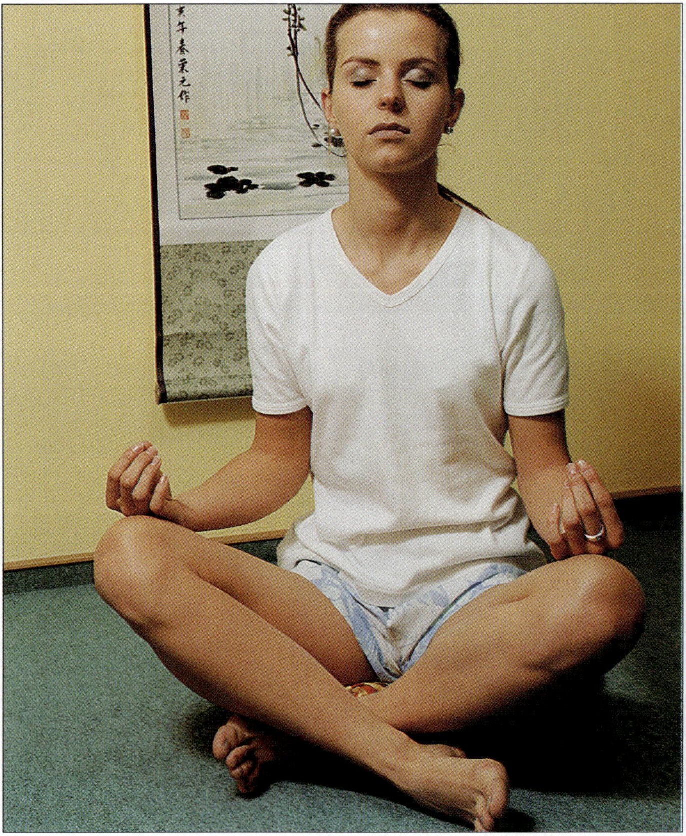

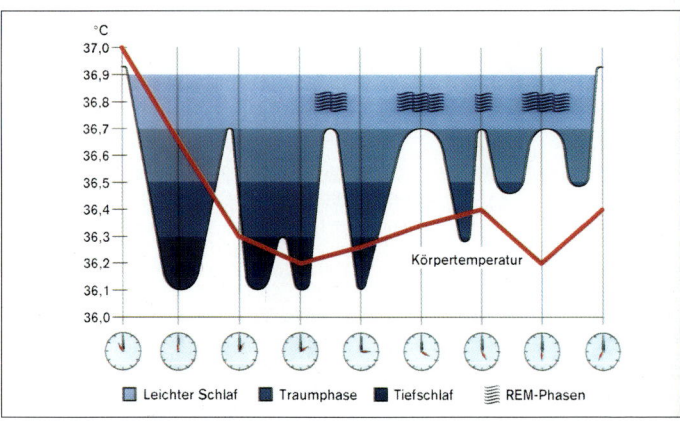

Meditation

Schlafstörungen: hier Darstellung des normalen Schlafrhythmus

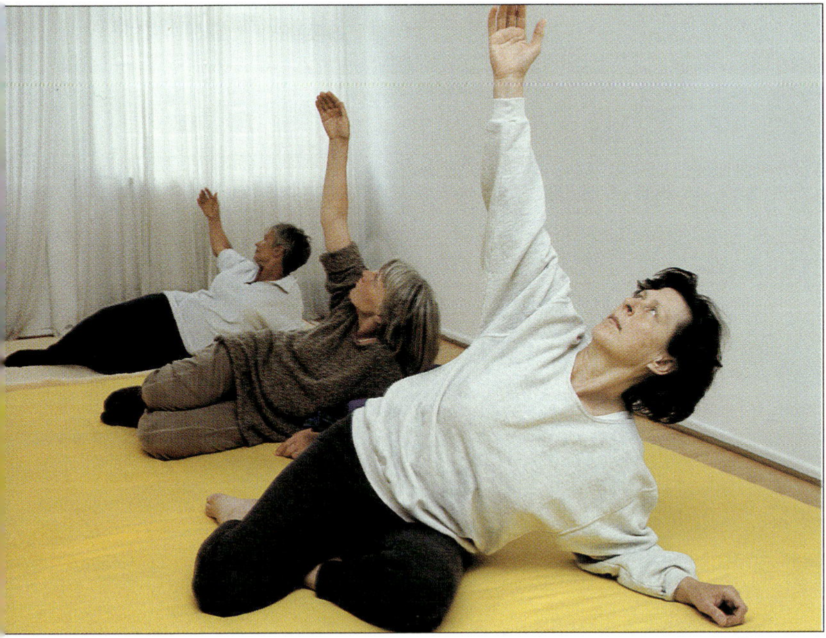

Feldenkrais-Übungen

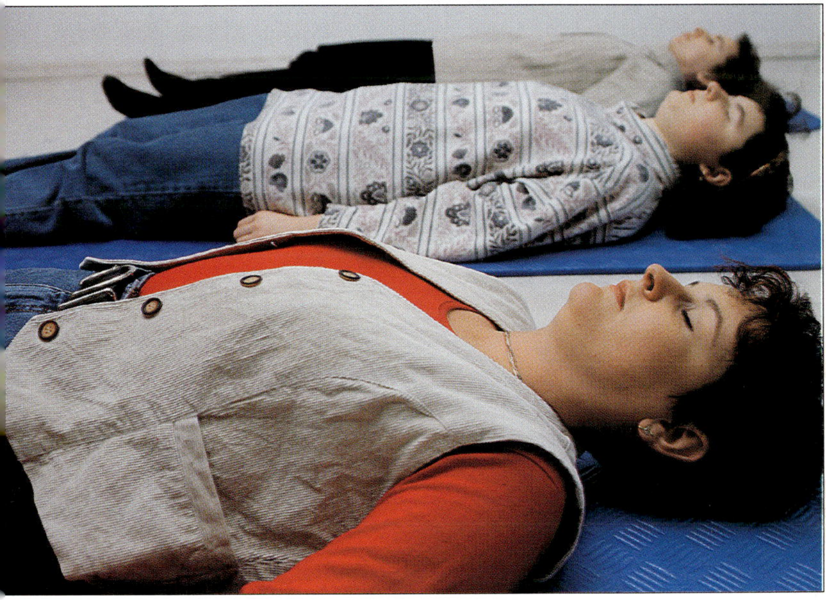

Autogenes Training

XV

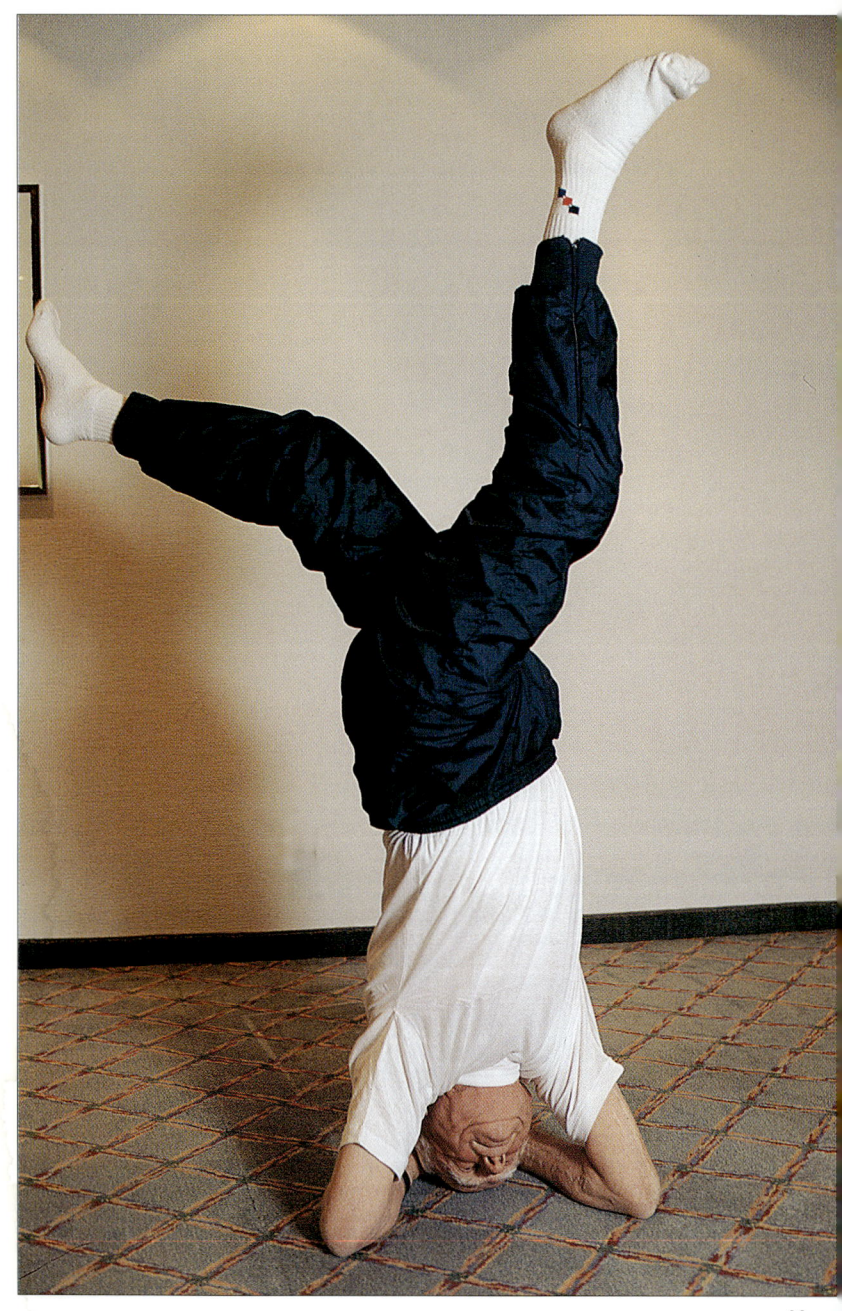

Yoga

eine dauerhafte Ernährungsumstellung zum Schutz der Gesundheit.

Zu schnell essen alle, die Mahlzeiten für eine lästige Nebensache halten oder deren Tagesplan so vollgepackt ist, daß fürs Essen kaum Zeit bleibt. Da wird ein Brötchen auf dem Weg zur Arbeit gegessen, da nimmt man sich in der Mittagspause etwas aus der Imbißbude mit und schlingt es im Büro hastig hinunter, und abends reicht's zwischen Büroschluß und Verabredung auch nur für einen Happen auf die Schnelle. Auch bei vielen Kindern wird dieses Phänomen schon beobachtet. Sie essen schnell, weil draußen die Freunde warten oder die Zeit zwischen Schulschluß und Hobby gerade für die Hausaufgaben reicht, nicht aber fürs Essen.

Wer zu schnell ißt, kaut zu wenig. Die Vorverdauung der Nahrung fängt jedoch schon im Mund an. Hier wird das Essen zerkleinert und durch den Mundspeichel bereits in seine Bestandteile zerlegt. So „vorbereitete" Nahrung kann im Magen viel leichter verdaut und ausgewertet werden. Menschen, die sich diese Vorverdauung sparen, riskieren, daß ihr Magen rebelliert. Verdauungsprobleme, Sodbrennen, Völlegefühl sind die leichteren Beschwerden. Es kann aber auch zu schlimmeren Organerkrankungen kommen. Häufige Folge ist ein Magengeschwür.

Tip: Wer vorbeugen will, sollte sich Zeit zum Essen nehmen. Kauen Sie jeden Bissen gut durch, bevor Sie ihn herunterschlucken, und bringen Sie auch Ihren Kindern dieses Eßverhalten bei. Ihre Verdauungsorgane werden es Ihnen danken.

Zur falschen Zeit essen nicht nur die, die nachts heimlich zum Kühlschrank schleichen, sondern alle, die die Auswahl ihrer Mahlzeiten nicht optimal auf ihren Tagesplan abstimmen.

Schulkinder und Berufstätige, die vormittags viel leisten müssen, sollten ein energiereiches Frühstück zu sich nehmen – und zwar vor Schul-/Arbeitsbeginn und nicht erst in der ersten Pause.

Wer sich ein Mittagsschläfchen nicht leisten kann, sollte mittags darauf achten, eine leichte Mahlzeit zu sich zu nehmen, die nicht belastet, statt fettreicher Kost, die müde macht. Viele Berufstätige (und ihre Familien) lassen das Mittagessen auch einfach ausfallen und nehmen am Abend eine ausgiebige, warme Mahlzeit zu sich. Je später das Abendessen jedoch eingenommen wird, desto mehr belastet es den Schlaf. Rohkost und Obst, die nach 20.00 Uhr eingenommen werden, liefern neue Energie und können im Magen gären. Da wundert es nicht, wenn Einschlaf- und Durchschlafprobleme auftreten, die noch am nächsten Tag belasten.

Tip: Halten Sie sich an die alte Regel des Volksmunds: Morgens essen wie ein Kaiser, mittags wie ein König und abends wie ein Bettler. Wer auf sein warmes Abendessen nicht verzichten will, vielleicht weil er mittags keine Gelegenheit zum ausreichenden Essen hat, sollte bereits am frühen Abend essen, damit der Magen noch vor dem Zubettgehen alles verdaut hat. Damit verbessern Sie ihre Schlaf- und Lebensqualität.

Das Falsche ißt, wer sich ausschließlich von der oben beschriebenen Zivilisationskost ernährt. Nährstoffarme, denaturierte Nahrung reicht dem Körper auf lange Sicht nicht. Er braucht Vitamine, Mineralstoffe und Spurenelemente sowie viele Zusatzelemente, um leistungsfähig und gesund zu bleiben.

Tip: Stellen Sie deshalb Ihre Ernährung auf ausgewogene, vollwertige Kost um. Verzehren Sie tagsüber viel Obst, essen Sie frisches Gemüse, das so schonend wie möglich gegart wird, etwa durch dämpfen oder dünsten.

Auch bei Getreideprodukten kann eine Umstellung von „weißem" Brot auf Vollkorn- oder Körnerbrot schon viel bringen. Das Gleiche gilt für Nudeln und Reis: In Vollkornnudeln und ungeschältem (Natur)reis stecken noch viele Vitamine und Mineralstoffe, die der Körper braucht (siehe dazu auch → Ernährungstherapien).

Bausteine des Lebens

Unsere Nahrung besteht aus Eiweiß, Kohlenhydraten und Fett. Das sind die sogenannten Grundnährstoffe. Dazu kommen Vitamine, Mineralstoffe und Spurenelemente, die allgemein als Vitalstoffe bezeichnet werden können. Jeder Stoff übernimmt in unserem Körper eine spezielle Aufgabe, damit der Organismus funktionieren kann und vor Krankheiten geschützt wird.

Alle Bestandteile sollten in einem ausgewogenen Verhältnis aufgenommen werden, da ein Zuviel von Stoffen auch krank machen kann. Damit das Gleichgewicht im Körper ausgewogen bleibt, muß die Nahrung bewußt zusammengestellt werden. Daher ist es wichtig zu wissen, welche Stoffe in welcher Nahrung stecken und was sie im Körper bewirken.

Im Folgenden wird auf die genannten Grundnährstoffe und Vitalstoffe eingegangen.

Eiweiß

Eiweiß ist der wichtigste Baustein in unserem Körper. Es steckt in jeder Körperzelle und ist am Aufbau aller Organe beteiligt. Gehirn, Drüsen, Nerven und Hormone werden durch Eiweißstoffe aufgebaut und gesteuert. Dabei gibt es Tausende verschiedener Eiweißstoffe in unserem Körper und alle haben eine spezielle Funktion. Kleinste Teile dieser Eiweißstoffe sind die Aminosäuren. Davon gibt 20 verschiedene, acht sind essentiell, das heißt lebensnotwendig. Der Körper kann diese acht Aminosäuren nicht selbst aufbauen, muß sie also mit der Nahrung aufnehmen.

Eiweiß (Nahrungseiweiß wird fachlich Protein genannt) nimmt der Körper mit pflanzlicher und tierischer Kost auf.

Pflanzliche Eiweißlieferanten sind z.B. Kartoffeln, Getreide, Nüsse, Hülsenfrüchte. Tierisches Eiweiß steckt in Fleisch, Eiern, Milch und Milchprodukten.

Die Qualität der Eiweiße ist nicht immer gleich. Als „gutes" Eiweiß wird der Teil bezeichnet, aus dem der Körper möglichst viel eigenes Eiweiß aufbauen kann, das er also verwerten kann. „Schlechtes" Eiweiß liefert ihm nur wenige Bestandteile, die der Organismus für sich nutzen kann. Der Rest muß abgebaut und wieder ausgeschieden werden.

Der Körper verwertet das Eiweiß am besten, wenn er eine Mischung aus tierischen und pflanzlichen Nahrungsmitteln bekommt. Dabei sollte die Mischung zu einem Drittel aus tierischem und zu zwei Dritteln aus pflanzlichem Eiweiß bestehen. Beispiele für eine gute Kombination sind: Kartoffeln mit Spiegelei oder Vollkornbrot mit Käse. Die täglich empfohlene Eiweißmenge, die aufgenommen werden soll, liegt bei 0,8 Gramm pro Kilogramm Körpergewicht. Ein Mensch, der 70 Kilo wiegt, braucht also ca. 56 Gramm. Die tatsächlich aufgenommene Menge liegt jedoch wesentlich höher, da wir heute fast täglich Wurst und Fleisch in großer Menge essen. Das Zuviel an Eiweiß belastet den Organismus. Er muß es abbauen. Dabei entstehen Harnstoffe, die die Nieren nur schwer ausscheiden können. Die im Körper verbleibenden Harnstoffe erhöhen die Gefahr, an Gicht zu erkranken, besonders wenn die Veranlagung dazu im Erbgut verankert ist.

Kohlenhydrate

Kohlenhydrate werden in Pflanzen gebildet. Dabei baut die Pflanze mit Hilfe von Sonnenlicht (= Energie) aus den Elementen Kohlenstoff, Wasserstoff und Sauerstoff die Kohlenhydrate auf. Die Energie wird dabei sozusagen in den Kohlenhydraten gespeichert. Nimmt der Mensch die Kohlenhydrate mit der pflanzlichen Nahrung auf, wird die Energie in seinem Körper wieder frei. Kohlenhydrate werden deshalb als Energielieferanten für den Körper bezeichnet. Aber auch hierbei muß zwischen zwei Arten von Kohlenhydraten unterschieden werden:

1. Es gibt komplexe Kohlenhydrate (fachlich Vielfachzucker oder Polysaccharide genannt), zu denen unter anderem Stärke und Zellulose gehören. Stärke ist z.B. in Kartoffeln, Getreide und Hülsenfrüchten enthalten und liefert dem Körper viel Energie. Zellulose stellt das pflanzliche Fasergerüst dar und kann nicht von den Verdauungsorganen abgebaut werden. Sie regt jedoch als Ballaststoff die Darmbewegung an und sorgt für eine gute Verdauungstätigkeit.

Die Kohlenhydrate, die der Körper aus Stärke gewinnt, verbraucht er über das Blut, den Rest speichert er in der Leber und in den Muskeln. Dort liegen die Kohlenhydrate als Energiedepots, auf die der Körper bei körperlicher und geistiger Belastung zurückgreifen kann. Diese Depots sind jedoch nicht unerschöpflich. Nach einer Stunde intensiver Anstrengung, etwa beim Sport, sind die Reserven aufgebraucht. Dann greift der Körper auf die Fettdepots zurück, um neue Energie zu gewinnen, wenn keine neuen Kohlenhydrate zugeführt werden.

Die täglich empfohlene Kohlenhydrataufnahme liegt bei mindestens 100 Gramm. Menschen, die unter Leistungsdruck stehen, brauchen mehr. In der Regel nimmt jedoch jeder Mensch täglich mehr Kohlenhydrate auf, als er braucht. Das führt aber nicht etwa zu besonders großen Energiedepots – ist die Lagerkapazität von Leber und Muskeln ausgeschöpft, wandelt der Körper überschüssige Kohlenhydrate in Fett um. Deshalb kann auch ein zuviel von komplexen Kohlenhydraten zu Übergewicht führen.

2. Es gibt isolierte Kohlenhydrate (Einfachzucker, fachlich: Monosaccharide und Doppelzucker, fachlich: Disaccharide). Dazu gehören unter anderem Fruchtzucker und Rohr- und Rübenzucker. Fruchtzucker steckt in Obst und Honig, Rohr- und Rübenzucker wird aus Zuckerrohr und Zuckerrübe gewonnen und stellt den „normalen" Haushaltszucker dar.

Isolierte Kohlenhydrate wie der Haushaltszucker haben nicht den gleichen Effekt wie Stärke, denn sie sind leicht verdaulich. Das bedeutet, daß sie schneller ins Blut gehen und den Blutzucker ansteigen lassen. Als Gegenmaßnahme schüttet die Bauchspeicheldrüse daraufhin Insulin aus und baut den Zucker ab, der Blutzucker fällt rasch unter das normale Niveau. Die Folge: Der Körper will den Blutzucker wieder in die Höhe treiben und signalisiert „Heißhunger" auf weitere Zuckermengen, sprich Süßigkeiten.

Normalerweise braucht der Körper keine isolierten Kohlenhydrate zum Leben, doch wer möchte schon gern auf Zucker in Form von Süßigkeiten & Co. verzichten. Deshalb geben Ernährungsexperten einen täglichen Grenzwert von zehn Gramm als unbedenklich an, das wären etwa zwei Bonbons. Doch jeder weiß: Der tägliche Verzehr von Zucker in Form von Schokolade, Eis, Kuchen, Limonade, Colagetränken und anderen süßen Sachen liegt wesentlich darüber. Die Folgen sind Übergewicht, weniger Appetit auf gesunde Nahrung und weniger Wohlbefinden durch das ständige Auf und Ab im Körper.

Zusätzlich droht die Gefahr von Karies. Wer vorbeugen will, muß den Süßigkeitenkonsum einschränken.

Fett

Fett liefert dem Körper etwa doppelt so viel Energie wie Kohlenhydrate. Doch das ist nur von sekundärer Bedeutung. Die Energie, die der Organismus aus Kohlenhydraten bekommt würde ihm nämlich in der Regel ausreichen. Trotzdem benötigt der Organismus Fett, weil er nur damit die fettlöslichen Vitamine aus der Nahrung gewinnen kann. Außerdem enthält es viele ungesättigte Fettsäuren, die der Körper braucht. Einige davon sind essentiell, also lebensnotwendig. Der Körper kann sie selbst nicht bilden, er muß sie mit der Nahrung aufnehmen.

Fett kann in verschiedenen Formen aufgenommen werden.

1. Es gibt Fette mit niedrigem Schmelzpunkt, also flüssige und weiche Fette wie Öl, Margarine und Butter, die ernährungsphysiologisch höher zu bewerten sind, da sie leichter verdaulich sind und ungesättigte Fettsäuren enthalten.

2. Es gibt feste Fette mit höherem Schmelzpunkt wie Kokosfett, Speck, Rindertalg, die schwerer verdaulich sind und meist gesättigte Fettsäuren enthalten.

Wie bei Eiweiß und Kohlenhydraten unterscheidet man „gute" und „schlechte" Fette. Zu den guten Fetten zählen die flüssigen und weichen Fette, zu den schlechten die festen Fette. Auch versteckte Fette, die wir mit anderen Nahrungsmitteln aufnehmen, sind eher schlechte Fette. Versteckte Fette sind meist tierischer Herkunft. Sie stecken in Wurst und fettigen Fleischwaren, in Käse und Sahneprodukten. Aber auch Schokolade, Kuchen, Torten, Eis, Pralinen und fritierte Knabbereien wie Chips enthalten viel verstecktes Fett.

Während der Körper die guten Fette auswertet, leicht verdaut und überwiegend verbraucht, hat er mit den schlechten Fetten seine liebe Not. Er braucht lange, um sie aufzuspalten und umzuwandeln. Den Überschuß scheidet er nicht aus. Er lagert ihn als Depot im Unterhautfettgewebe ab, was zu Übergewicht führt. Dabei ist die Speicherkapazität des Fettgewebes groß, wie der „Umfang" mancher übergewichtiger Menschen zeigt.

Depotfett übernimmt wichtige Schutzfunktionen im Körper: Es schützt vor Wärmeverlust und vor Stößen, die sonst die Organe in Mitleidenschaft ziehen könnten. Ein Zuviel an Depotfett belastet jedoch das Herz-Kreislaufsystem und den Bewegungs- und Stützapparat des Körpers. Folgeerkrankungen, wie sie unter Zivilisationskrankheiten beschrieben sind, treten früher oder später in Erscheinung.

Ernährungsfachleute bezeichnen etwa 70 Gramm Fett pro Tag als ausreichend. Doch die normale Ernährung führt rund doppelt soviel Fett zu. Um eine größere Zunahme von Depotfett und damit Erkrankungen zu vermeiden, sollte der tägliche Fettkonsum reduziert werden oder abtrainiert werden. Achten Sie deshalb besonders auf versteckte Fette. Bereiten Sie Ihr Essen mit überwiegend flüssigen Fetten zu und bewegen Sie sich viel, damit der Körper angeregt wird, überschüssiges Fett zu verbrennen, das heißt in Energie umzuwandeln.

Vitamine

Vitamine sind essentielle, das heißt lebensnotwendige Nahrungsbestandteile, die der Körper mit der Nahrung aufnehmen muß, und die bereits in kleinsten Mengen bestimmte Vorgänge im Körper regeln können.

Vitamine lassen sich in zwei Gruppen einteilen:
1. Es gibt fettlösliche Vitamine, das sind die Vitamine A, D, E und K.

2. Es gibt wasserlösliche Vitamine, dazu gehören die Vitamine B_1, B_2-Komplex, B_3, B_6, B_{10}, B_{12}, C und H.

Doch nicht nur die ausgewogene Ernährung ist für die Vitaminversorgung zuständig, auch die Zubereitung. Vitamine sind nämlich licht-, luft- und hitzeempfindlich, können also bei langer, unsachgemäßer Lagerung und durch falsche Zubereitung verlorengehen. Deshalb ist es wichtig, pflanzliche Kost (hier stecken die meisten Vitamine) nur kurz und dunkel zu lagern und möglichst roh oder schonend gegart zu verzehren.

Nahrungsmittel, die fettlösliche Vitamine enthalten, sollten mit geringer Fettzugabe verzehrt werden, damit der Körper die Vitamine aus der Nahrung lösen kann.

Bei unzureichender Vitaminzufuhr kann es zu Mangelerscheinungen kommen. Säuglinge, Kinder, Schwangere, Stillende, ältere Menschen und Kranke haben sogar einen erhöhten Vitaminbedarf. Sie können vom Arzt zusätzliche Vitaminpräparate verordnet bekommen.

Die folgende Übersicht zeigt, welche Vitamine in welchen Nahrungsmitteln stecken und welche primären Aufgaben sie im Körper übernehmen.

Vitamin A (Vorstufe Karotin)

Hauptlieferanten:
Spinat, Brokkoli, Karotten, Paprika, Aprikosen, Getreidekeime, Mais, Butter, Milch, Sahne, Käse, Eigelb.

Beteiligt an:
Zell- und Augenstoffwechsel, Wachstum, Fortpflanzung.

Wichtig für:
Augen, Haut, Schleimhaut, Keimdrüsen, Zähne.

Vitamin B₁ (Thiamin)

Hauptlieferanten:
Hefe, Sojabohnen, Hülsenfrüchte, Kartoffeln, Getreidekeime, Vollkornprodukte, Samen, Nüsse, Milch, Eier, Schweinefleisch, Geflügel.

Beteiligt an:
Kohlenhydratstoffwechsel, Hirnstoffwechsel, Wasserhaushalt.

Wichtig für:
Nerven, seelische Stimmung, Leber, Herz.

Vitamin B₂-Komplex

Hauptlieferanten:
Hefe, Getreidekeime, Sojabohnen, Nüsse, Grünpflanzen, Trockenobst, Champignons, Milch, Eier, Fleisch, Geflügel.

Beteiligt an:
Eiweiß-, Kohlenhydrat- und Fettstoffwechsel.

Wichtig für:
Haut, Haare, Gewebewachstum, Fettverdauung im Darm.

Vitamin B_3 (Pantothensäure)

Hauptlieferanten:
Hefe, Vollkornprodukte, Kleie, grünes Blattgemüse, Hülsenfrüchte, Eier.

Beteiligt an:
Leber- und Darmfunktion, Hautfunktion.

Wichtig für:
Haut, Haare, Gewebe.

Vitamin B_6 (Pyridoxin)

Hauptlieferanten:
Hefe, Hafer, Vollkornprodukte, Weizenkeime, Gemüse, Milch, Eigelb, Fisch.

Beteiligt an:
Eiweiß-Stoffwechsel, Blutbildung.

Wichtig für:
Haut, Nerven, Blut, Muskeln.

Vitamin B_{10} (Folsäure)

Hauptlieferanten:
grünes Blattgemüse, Salat, Karotten, Hefe, Fleisch, Milch, Käse.

Beteiligt an:
Blutbildung, Zellwachstum, Zellteilung.

Vitamin B_{12}

Hauptlieferanten:
Hefe, Spinat, grüner Salat, Vollkornprodukte, Fleisch, Eigelb.

Beteiligt an:
Reifungsfaktor der roten Blutkörperchen.

Vitamin C (Ascorbinsäure)

Hauptlieferanten:
Kartoffeln, Paprika, Kohlarten, Zitrusfrüchte, Beeren, Salat.

Beteiligt an:
Knochenwachstum, Zellstoffwechsel, Gewebewachstum, Blutbildung, Immunabwehr, Nebennierenrindenfunktion.

Wichtig für:
Abwehr von Krankheiten, Streßausgleich.

Vitamin D (Calciferol)

Hauptlieferanten:
grünes Gemüse, Pflanzenöle, Butter, Margarine, Milch, Fisch.

Beteiligt an:
Mineralstoffwechsel, Knochen- und Zahnwachstum.

Wichtig für:
feste Knochen, gesunde Zähne.

Vitamin E (Tokopherol)

Hauptlieferanten:
grüne Blattgemüse, Pflanzenöle, Soja- und Getreideprodukte, Milch, Fleisch, Eigelb.

Beteiligt an:
Fortpflanzungsfähigkeit, Zellstoffwechsel, Sauerstoffhaushalt, Schutz vor freien Radikalen und Umweltgiften.

Wichtig für:
Hormone, Muskeln, Herz, Nerven, Leber, Blutgefäße, bedingter Schutz vor einigen Krebserkrankungen.

Vitamin H (Biotin)

Hauptlieferanten:
Hefe, Gemüse, Samen, Nüsse, Milch, Eigelb, Champignons.

Beteiligt an:
Fettstoffwechsel

Wichtig für:
Haare, Haut, Blutgefäße, Nerven.

Vitamin K (Phyllochinon)

Hauptlieferanten:
alle grünen Pflanzen, Tomaten, Sojabohnen, Pflanzenöle.

Beteiligt an:
Blutgerinnung

Mineralstoffe und Spurenelemente

Mineralstoffe sind anorganische Nahrungsbestandteile, die der Körper nicht selbst bilden kann, die er also mit der Nahrung aufnehmen muß. Dabei werden die Mineralstoffe in Mengenelemente und Spurenelemente unterteilt. Mengenelemente kommen im Körper, wie der Name schon sagt, in einer größeren Menge vor, Spurenelemente liegen nur in Spuren (in einer Konzentration bis 0,01 Prozent) vor.

Zu den Mengenelementen gehören Natrium, Kalium, Chlorid, Kalzium, Phosphat und Magnesium.

Spurenelemente sind Eisen, Kupfer, Zink, Kobalt, Jod, Fluor, Mangan und Selen.

Mineralstoffe haben im Körper wichtige Aufgaben zu erfüllen:

1. Sie sind wesentliche Bestandteile des menschlichen Skeletts. Sie geben ihm Festigkeit und ermöglichen so seine Stützfunktion.

2. Sie beeinflussen in gelöster Form als Ionen die lebensnotwendigen physikalischen und chemischen Eigenschaften der Körperflüssigkeiten. So halten sie z.B. den Innendruck der Zellen konstant und damit die Gewebespannung.

3. Sie regeln als Bestandteile von Enzymen Stoffwechselvorgänge, indem sie sie hemmen oder fördern können.

Die folgende Übersicht nennt die wichtigsten Mineralstoffe; in welchen Nahrungsmitteln sie vorkommen und auf welche Körperteile oder Funktionen sie Einfluß nehmen:

Eisen

Hauptlieferant:
Fleisch, Eier, Käse, Geflügel, Gemüse, Walnüsse.

Einfluß auf:
Blutbildung, Wachstum, Bestandteil des roten Blutfarbstoffs, transportiert Sauerstoff aus der Lunge zu den Zellen.

Fluor

Hauptlieferant:
Fisch, Fleisch, Getreide, Eier, Walnüsse.

Einfluß auf:
Härtung des Zahnschmelzes, Kariesverminderung, unterstützt den Knochenbau.

Jod

Hauptlieferant:
Seefisch, Meersalz, Jodsalz, Eier, Salat.

Einfluß auf:
Bestandteil der Schilddrüsenhormone, beeinflußt den Stoffwechsel positiv.

Kalium

Hauptlieferant:
Sojabohnen, Aprikosen, Milch, Käse, Fisch, Fleisch, Geflügel, Getreide, Hefe, Samen, Nüsse, Gemüse.

Einfluß auf:
sitzt in den Körperzellen und reguliert die Gewebsspannung, wirkt auf Muskeln und Nerven.

Kalzium

Hauptlieferant:
Milch, Milchprodukte, Eigelb, grüne Gemüse, Fisch, Getreide.

Einfluß auf:
baut Knochen und Zähne auf, unterstützt die Blutgerinnung, unterstützt Muskeln, Nerven und Herztätigkeit.

Magnesium

Hauptlieferant:
alle grünen Gemüse, Milch, Milchprodukte, Eier, Getreide.

Einfluß auf:
unterstützt den Stoffwechsel, beugt Muskelkrämpfen vor, wirkt positiv auf Blutgefäße und Nerven.

Natrium

Hauptlieferant:
Kochsalz, Käse, Fisch, Fleisch, Gemüse.

Einfluß auf:
regelt den Wasserhaushalt, beeinflußt den Blutdruck, wirkt auf Muskeln und Nerven.

Phosphat

Hauptlieferant:
Milch, Milchprodukte, Hülsenfrüchte, Eier, Fisch, Fleisch, Geflügel, Getreide, Hefe, Samen, Nüsse.

Einfluß auf:
baut Knochen und Zähne auf, ist Bestandteil der Zellkerne und der energieübertragenden Enzyme.

Selen

Hauptlieferant:
Fleisch, Getreide, Hülsenfrüchte

Einfluß auf:
zerstört freie Radikale, schützt bedingt vor Krebs.

Antioxidantien

Unser Körper muß täglich gegen freie Radikale kämpfen, die in der Luft, aber auch in belasteter Nahrung enthalten sind. Freie Radikale sind Sauerstoffmoleküle, deren Elektronenbahnen nicht ausgeglichen sind. Das heißt, daß diese Moleküle aufgrund ihrer unvollkommenen Struktur die Verbindung mit anderen Molekülen suchen. Treffen sie auf unseren Organismus, können sie ihn verändern, indem sie auf die Zellen einwirken. So kann z.B. vorzeitige Hautalterung aber auch Krebs entstehen.

Natürlich ist der Organismus den freien Radikalen nicht schutzlos ausgeliefert. Er bildet Stoffe, die die schädlichen Sauerstoffmoleküle abfangen und unschädlich machen. Diese „Radikalenfänger" heißen Antioxidantien.

Wissenschaftler warnen jedoch, daß die Zahl der freien Radikale mit zunehmender Umweltbelastung und größer werdendem Ozonloch ständig steigt. Deshalb muß der Körper bei seiner Abwehrarbeit unterstützt werden, denn auf Dauer kommt er gegen die wachsende Übermacht allein nicht an, wie die ständig steigende Krebserkrankungsrate zeigt.

Die Präventionsforschung kann heute belegen, daß die Vitamine C, E und Beta-Carotin (Vorstufe von Vitamin A) die besten Radikalenfänger sind. Deshalb werden sie antioxidative Vitamine genannt. Auch der Mineralstoff Selen und andere Bestandteile von Obst und Gemüse entschärfen die Wirkung von freien Radikalen. Deshalb wird von der Präventionsforschung und von Ernährungsexperten empfohlen, täglich frisches Obst und Gemüse zu verzehren.

Ernährungsumstellung statt Diät

Ein Wort zu Wunderdiäten und Schlankheitspillen

Wer unter seinem Übergewicht leidet und abnehmen will, hat einen schweren Weg vor sich, da die normalen Eß- und Lebensgewohnheiten geändert werden müssen. Kein Wunder, daß Übergewichtige nach jeder Hilfe greifen, die schnellen Erfolg verspricht oder Abnehmen scheinbar leicht macht.

„Drei Pfund in drei Tagen" oder „Die neue Nudel-Diät" – mit solchen Überschriften verkaufen Publikumszeitschriften Diäten als mühelose Sache, bei der auf beliebte Speisen nicht verzichtet werden muß. Der Erfolg ist auch oft gegeben, hält aber nicht lange an. Sobald die Diät beendet und die gewohnte Ernährung wieder aufgenommen wird, klettert der Zeiger an der Waage wieder höher.

Das Prinzip vieler Diäten liegt in der einseitigen Ernährung. so werden z.B. verstärkt Kohlenhydrate aufgenommen, und gleichzeitig werden Eiweiß und Fett reduziert. Der Körper greift zwangsläufig seine Reserven an und baut sie ab. Auf Dauer kann eine einseitige Ernährung dem Körper jedoch schaden. Er bekommt nicht genügend Nähr- und Vitalstoffe zugeführt und reagiert mit Leistungsabfall und Konzentrationsschwäche, vielleicht sogar mit weiteren Beschwerden. Auch die Psyche leidet: Zum einen, weil eine Diät die gewohnte Lebensqualität beschneidet, zum anderen weil sie dem Körper Stoffe vorenthalten kann (z.B. B-Vitamine), die für ein ausgeglichenes Seelenleben mit verantwortlich sind.

Viele Diäten regen die Ausscheidung von Wasser an. Damit verliert der Körper zwar Pfunde, aber die Reduktion besteht nur aus Wasserverlust. Fett wird nicht abgebaut. Nach Absetzen dieser meist kurzen Diäten lagert der Körper das Wasser schnell wieder ein und der (vermeintliche) Erfolg ist dahin.

Kurzdiäten, auch Crash-Diäten genannt, helfen, wenn man wirklich nur ein bis zwei Kilo verlieren möchte, z.B. um Urlaubsspeck schnell wieder loszuwerden. Für eine größere Gewichtsreduzierung eignen sie sich jedoch nicht. Diäten, die auf Wasserverlust setzen, reinigen zwar von innen (siehe auch Naturheilverfahren von A bis Z, → Heilfasten), stellen aber keine Maßnahme zur dauerhaften Gewichtsreduzierung dar.

Wer keinen starken Willen oder Selbstdisziplin besitzt, hält eine Diät nach strengem Ernährungsplan meist nur schwer oder gar nicht durch. Mütter, die für die ganze Familie kochen müssen, haben meist keine Zeit (und keine Lust) neben dem „normalen" Essen ein zweites Diätessen für sich oder den Ehemann zuzubereiten. In solchen Fällen greifen Übergewichtige gern nach jeder helfenden Hand. Sie nehmen Appetitzügler oder Diätpillen ein, um das Hungergefühl zu reduzieren. Es gibt auch Säfte, Mixgetränke und andere Diätprodukte, die wenig Aufwand erfordern, aber große Wirkung erzielen sollen.

Diese Maßnahmen sind mit Vorsicht zu genießen. Appetitzügler und Diätpillen stellen immer einen Eingriff in den Organismus dar, der unkalkulierbare Risiken bergen kann. Auch Diättrunks sind keine dauerhafte Maßnahme, denn sie reduzieren das Gewicht, indem sie dem Körper wichtige Stoffe vorenthalten. Menschen, die unter Übergewicht leiden und schon mit körperlichen Beschwerden zu kämpfen haben, sollten vor einer solchen Diät mit dem Arzt sprechen oder besser gleich darauf verzichten.

Sie sollten sich klarmachen: Firmen, die „Wunderdiäten" anbieten, wollen vor allem eins: Ihr Geld! Appetitzügler, Diätpillen und Diätprodukte sind nämlich in der Regel teuer. Sie bringen zwar Erfolg, aber der ist meist nur von kurzer Dauer. Und dann geht das Dilemma von vorne los.

Abnehmen fängt im Kopf an

Es gibt Leute, die hängen sich ein vergrößertes Foto an den Kühlschrank – eins, das ihre überflüssigen Pfunde besonders unvorteilhaft zeigt. Zur Abschreckung! Dann gibt es Leute, die kaufen sich neue Kleidung bewußt eine Nummer zu klein mit dem Gedanken: „Da hungere ich mich rein." Und es gibt Leute, die hängen sich ein Poster ihres attraktiven Lieblingsstars oder das Bild eines schlanken Models an den Spiegel, damit sie den Vergleich hautnah erleben: „Im Spiegel, das bin ich. Und die tolle Figur von XY auf dem Foto habe ich auch bald."

Auch wenn diese Maßnahmen von anderen belächelt werden – oft helfen sie, beim Abnehmen den eisernen Willen zu bewahren. Sie stellen nämlich eine mentale Hilfe dar, die den Geist umstimmen soll. Denn: Abnehmen fängt im Kopf an.

Wenn jemand abnehmen will, liegt meist ein Grund vor. Abnehmen bedeutet schließlich eine Ernährungsumstellung und damit einen Eingriff in die gewohnte Lebensqualität – den nimmt niemand grundlos in Kauf. Vielleicht hat eine Freundin gesagt: „Du, die neue hautenge Mode ist wohl nichts für dich." Oder der Partner witzelt: „Als ich dich kennenlernte, konnte ich dich noch auf Händen tragen." Beide Aussagen verletzen das Ego, stellen die Attraktivität in Frage und der Gedanke an eine Diät liegt nahe. Vielleicht rät auch der Arzt: „Sie müssen abnehmen. Ihr Übergewicht gefährdet Ihre Gesundheit." Dann ist es wirklich an der Zeit, etwas für sich zu tun.

Doch oft reichen solche Aussagen nicht aus, um den Willen zur Ernährungsumstellung oder zur Diät dauerhaft zu stärken. Letztendlich beruht der Wille zum Abnehmen nur auf dem Gedanken: „Denen werde ich's zeigen." Der Übergewichtige nimmt nicht für sich, sondern für andere ab.

Besser ist es, ein Resümee zu ziehen. Fragen Sie sich ehrlich:
Bin ich wirklich zu dick (oder jage ich einem ungesunden Schönheitsideal nach)? Fühle ich mich unwohl mit meinem Gewicht? Wenn Sie beide Fragen mit „ja" beantworten, sollten Sie sich Ziele stecken.

Stellen Sie ihr Übergewicht fest. Ziehen Sie von Ihrer Körpergröße die Zahl 100 (Männer) oder 110 (Frauen) ab. Das ist Ihr Normalgewicht. Beispiel: Sie sind weiblich, 168 cm groß und wiegen 70 Kilo. 168 - 110 = 58. Sie sollten um 58 Kilogramm wiegen, schleppen also rund 12 Kilo zuviel mit sich herum. Eine Toleranz von etwa drei Kilo kann je nach Alter und Körperkonstitution gewährt werden.

Machen Sie sich dann einen Plan. Er sollte folgende Fragen beantworten:
Wieviel? Legen Sie fest, wieviel Sie abnehmen möchten.

Wann? Stecken Sie einen Zeitplan fest. Für 12 Kilogramm wären etwa drei Monate ausreichend.

Wie? Überlegen Sie, mit welcher Ernährungsumstellung Sie am besten durchhalten können. Fragen Sie notfalls den Hausarzt oder lassen Sie sich von einem Ernährungsfachmann beraten.

Wo? Wollen Sie allein abnehmen, gemeinsam mit Ihrem Partner oder einer Freundin oder wollen Sie sich einer Diät-Gruppe anschließen. Bedenken Sie: Im Team geht's leichter.

Wofür? Machen Sie sich klar, daß Sie nur für sich, also für Ihr körperliches und seelisches Wohlbefinden und für Ihre Gesundheit abnehmen.

Und zum Schluß sollten Sie sich kleine Belohnungen aussetzen: Leisten Sie sich z.B. nach jedem dritten abgenommenen Kilo etwas persönliches. Das kann ein Parfüm oder ein Theaterbesuch sein, keinesfalls jedoch ein üppiges Essen im Lieblingsrestaurant.

Wer für sich selbst eine solche Strategie entwickelt, erkennt viel schneller den Sinn seines Handelns. Er suggeriert sich selbst täglich: Ich tue mir persönlich etwas gutes und dadurch wird es mir bald viel besser gehen (→ Autosuggestion).

Das Durchhaltevermögen wird durch diesen Gedanken gestärkt, und die Seele leidet weniger unter dem täglichen Verzicht auf die gewohnten Naschereien.

Übrigens: Es gibt auch Leute, die haben während einer Diät immer ein Stück ihrer Lieblingsschokolade in der Tasche. Sie beruhigen damit die Seele, indem sie sich sagen: „Und wenn ich es nicht mehr aushalte, beiße ich einfach hinein." Wenn der Alltag mal allzu schwer belastet, ist das auch durchaus erlaubt, denn sie sollen sich ja nicht foltern, sondern an sich arbeiten. In der Regel beruhigt jedoch das einfache Vorhandensein der Nascherei so sehr, daß ein Hineinbeißen gar nicht nötig ist. Probieren Sie es doch mal aus!

Hungern macht krank, richtig essen macht schlank

Wie oben bereits beschrieben, eignen sich Crash-Diäten nicht zur größeren Gewichtsreduzierung. Pfunde, die sich über eine lange Zeit angesammelt haben, finden ihre Ursache in einer falschen Ernährung und brauchen eine gewisse Zeit, um dauerhaft zu verschwinden. Begeben Sie sich nicht in den Teufelskreis hungern, abnehmen, gewohnt essen, zunehmen, hungern.... Wer dieses ständige Auf und Ab seinem Organismus zumutet, wird nicht nur körperlich krank, sondern auch seelisch unausgeglichen und unzufrieden sein.

Bekämpfen Sie lieber die Ursache der Gewichtszunahme, nämlich Ihre gewohnte Ernährung.

Die gute Hausmannskost wie Eisbein mit Sauerkraut oder Braten mit Soße, Klößen und Buttergemüse schmeckt zwar lecker, sollte jedoch die Ausnahme auf Ihrem Speiseplan darstellen. Zu Großmutters Zeiten, als alle noch körperlich schwer arbeiteten, war fettes Essen durchaus angebracht. Es wurde mit dem „Tagewerk" wieder abtrainiert. Heute sieht das anders aus. Die meisten Menschen sitzen: in Schule und Büro, im Bus oder Auto. Bewegung geht verloren, ist eher auf den Freizeitbereich beschränkt und wird dort auch nur von sportbegeisterten Menschen regelmäßig ausgeführt. Das führt dazu, daß der Körper einen geringeren Verbrauch an Kalorien hat. Dem muß durch eine leichtere Ernährung Rechnung getragen werden.

Wer wenig Vorbildung in Sachen Ernährung hat, kann sich schlau machen. Bücher, Ernährungsberatungen, Kochkurse und Diätgruppen vermitteln das nötige Wissen, das zur modernen, ausgewogenen und vollwertigen Ernährung nötig ist (siehe auch → Naturheilverfahren von A bis Z, → Ernährungstherapien, → Diät). Eine Ernährungsumstellung soll zwar den Kalorienverbrauch reduzieren, den Körper aber trotzdem mit wichtigen Nähr- und Vitalstoffen versorgen. Und nicht zuletzt soll sie einfach gut schmecken.

Wer seine Ernährung auf vollwertige Kost umstellt, wird schnell merken, daß er sich weniger belastet fühlt und trotzdem satt wird. Er wird sich fit und vital fühlen und den Alltag leichter meistern.

Der Körper gewöhnt sich rasch an die verminderte Kalorienzahl und legt keine Pfunde mehr zu. Im Gegenteil: Durch die ausgewogene, vollwertige Kost kommt der ganze Organismus in Schwung. Der Stoffwechsel wird angeregt, die Verdauungstätigkeit reguliert sich, Nähr- und Vitalstoffe sorgen dafür, daß alle Regelkreise besser funktionieren. Deshalb ist der Körper leistungsfähiger und zu mehr Aktivität bereit. Er verliert auf diesem Weg nach und nach ein paar Pfunde. Eine ➞ Bewegungstherapie kann den Effekt noch unterstützen.

Wer unter Beschwerden leidet, die durch Übergewicht hervorgerufen werden, sollte eine Ernährungsumstellung mit seinem Arzt besprechen. Vielleicht wird dieser zuerst eine Diät verordnen, die die Symptome beseitigt, und dann zu entsprechender Kost raten, die den Körper auf Dauer gesunden läßt. Jeder Hausarzt gibt Ihnen gerne wichtige Tips rund um die Ernährung und nennt Ihnen Adressen, die zusätzlich weiterhelfen.

Richtig essen will, bei dem heutigen breiten Nahrungs-angebot, wirklich gelernt sein. Aber die Mühe lohnt! Mit der richtigen Ernährung machen Sie sich selbst ein großes Geschenk: Die Grundlage für eine gute Gesundheit.

Körper- und Bewegungs- therapien

Körper, Geist und Seele bestimmen gemeinsam unser Wohlbefinden. Jeder einzelne Teil will gepflegt werden, damit er zur Gesunderhaltung des ganzen Menschen beitragen kann. Der Geist braucht Anregung, die Seele Streicheleinheiten und der Körper Bewegung.

Viele Menschen glauben, sie bewegen sich im Alltag genug. Sie hetzen von einem Termin zum nächsten, müssen Einkäufe erledigen, Lasten tragen, Haus und Garten pflegen. Dabei merken sie nicht, daß diese Bewegungen den Körper mehr belasten als entlasten. Wenn sie abends ermattet in den Sessel sinken heißt es: Sport? Nein, danke!

Wir wollen mit dem folgenden Kapitel keine Aufforderung zum Joggen, Tennisspielen oder Schwimmen aussprechen (obwohl diese Aktivitäten lobenswert sind). Wir wollen Körper- und Bewegungstherapien vorstellen, die dem ganzen Menschen Entlastung und Entspannung bieten und ihn so gesund erhalten – oder ihn gesunden lassen.

Im Alltag Haltung bewahren, sein Bewegungsspektrum erweitern – das zeigen zum Beispiel Alexander-Technik und Feldenkrais. Sich angemessen bewegen, den Rücken entlasten – das lernen Sie bei Eutonie und Rückenschule. Verspannungen lösen und Entspannung finden – das können Sie bei der Wirbelsäulengymnastik und beim Yoga.

Es geht nie um Leistung, sondern vielmehr darum, dem Körper etwas Gutes zu tun. Damit auch Geist und Seele zu mehr Ruhe und Harmonie finden.

Alexander-Technik

Begründer:
Die Alexander-Technik wurde von dem Schauspieler und Vortragskünstler Frederick Matthias Alexander (1868-1955) entwickelt. Der Australier fürchtete um seinen Beruf, als ihm immer wieder die Stimme versagte. Ärzte konnten die Ursache dafür nicht finden. Schließlich erkannte Alexander, daß sein Stimmversagen durch eine Fehlhaltung des Kopfes hervorgerufen wurde. Er korrigierte seine Bewegungsmuster und heilte sich selbst. Die aus diesem Erlebnis gewonnenen Erkenntnisse wurden zur Grundlage seiner Bewegungstherapie.

Ausführung:
Unbewußte Haltungs- oder Bewegungsfehler werden bewußt gemacht und durch gezielte Übungen korrigiert. Dabei muß der Übende auch eine bildhafte Vorstellung der richtigen Haltung oder Bewegung bekommen, die sich ins Unterbewußtsein einprägt. Die richtige Haltung bzw. Bewegung wird unter fachkundiger Anleitung trainiert und muß vom Betroffenen später allein weitergeübt werden.

Ziel:
Haltungsfehler belasten das Skelett, Schäden an der Wirbelsäule sind vorprogrammiert. Außerdem können sie Verspannungen der Muskulatur und organische Schäden hervorrufen, die sich oft schmerzhaft bemerkbar machen.

Die Alexander-Technik heilt, indem sie falsche Haltungen und Bewegungen korrigiert. Ein Kurs eignet sich auch ausgezeichnet, um Haltungsfehlern vorzubeugen.

Status:
Die Alexander-Technik ist eine anerkannte, gesundheitliche Förderung für Erwachsene aller Altersstufen.

Bioenergetik

Begründer:
Der Freud-Schüler Wilhelm Reich (1897-1957) entwickelte die Ansätze zur Bioenergetik. Seine Schüler Alexander Lowen und John Pierrakos bauten das Prinzip später aus.

Ausführung:
Die Bioenergetik geht davon aus, daß der menschliche Körper durch geistig-seelische Regungen sowie energetische Prozesse (Stoffwechsel und Atmung) Energie bildet oder aufnimmt, die durch Bewegung wieder abgegeben werden muß, da sie sich sonst im Körper staut. Energetische Stauungen rufen nach und nach Muskel- und Gefäßverkrampfungen hervor, die den ganzen Organismus beeinträchtigen können.

Zunächst wird mit Lowens Bioenergetischer Analyse festgestellt, wo sich im Körper Energiestaus gebildet haben. Dann versucht der Therapeut die Blockaden zu lösen, indem er mit dem Patienten körpertechnisch und psychologisch arbeitet. Verdrängte, belastende Gefühle und Erlebnisse sollen aufgearbeitet und in Bewegung umgesetzt werden. Bioenergetik setzt voraus, daß eine Wechselwirkung zwischen emotionalem Empfinden und körperlicher Bewegung besteht. Bioenergetik umfaßt also sowohl eine tiefenpsychologische Arbeit mit dem Patienten, als auch die Körperarbeit im Form von Dehn- und Lockerungsübungen, Atemübungen sowie Übungen, die das persönliche Körpergefühl fördern.

Ziel:
Die Bioenergetik wendet sich an Patienten mit psychosomatischen Krankheiten, also Beschwerden ohne erkennbare organische Ursache. Dazu neigen vor allem Frauen, die durch verdrängte Gefühle oder ein stilles „In-Sich-Hineinfressen" über Jahre Energiestaus aufbauen,

ohne sich dessen bewußt zu sein. Die Folge können neu-rotische Störungen, Sexualprobleme, funktionelle psy-chosomatische Störungen oder akute Lebenskrisen (Depression, Nervenzusammenbruch etc.) sein. Die Bioenergetik hilft durch Bewegung, den Körper zu har-monisieren und durch Psychoanalyse ein emotionales Gleichgewicht zu erreichen.

Status:
Bioenergetik läßt sich nicht nur den Bewegungstherapien zuschreiben, sondern versteht sich vor allem als Psycho-therapie. Sie wird von erfahrenen Psychotherapeuten durchgeführt.

Eutonie

Begründer:
Eutonie wurde von der dänischen Therapeutin Gerda Alex-ander entwickelt. Professor Dr. med. Volkmar Glaser machte die Bewegungsform in Deutschland bekannt.

Ausführung:
Eutonie umfaßt Übungswege, die eine körperliche Wohl-spannung erzeugen sollen. Drei Bereiche lassen sich unterscheiden:

1. Übungen, die helfen, den eigenen Körper in allen Berei-chen zu erspüren und seine Möglichkeiten kennen-zulernen.
2. Übungen, die sich mit der Kontaktaufnahme zu Din-gen in der Umgebung beschäftigen.
3. Übungen, die das Strecken gegen Widerstand bein-halten. Dabei sollen Muskelreflexe ausgelöst und ein-geschätzt werden.

Viele Übungen werden mit Hilfsmitteln wie Tennisbällen, Bambusstangen oder Kastanien ausgeführt. Es geht nie um sportliche Leistung, sondern um das Erlernen von Handlungsweisen, die im Alltag angewendet werden können. Deshalb verlangen alle Übungen Konzentration und bewußte Aufmerksamkeit gegenüber dem eigenen Körper.

Ziel:
Die Übungen helfen, eine wohltuende Körperspannung aufzubauen, die im Alltag angemessen handeln läßt. Dazu gehört auch, daß Körper und Seele mit der Umwelt im Einklang leben.

Status:
Eutonie bietet Übungen für jede Altersstufe. Das Prinzip wird in Seminaren, Kursen und Vorträgen vorgestellt und unterrichtet. Außerdem gibt es Bücher mit Übungsanleitungen (weitere Informationen ➙ Adressen)

Feldenkrais

Begründer:
Die Feldenkrais-Methode wurde von Dr. Moshe Feldenkrais (1904-1984) in Israel entwickelt. Moshe Feldenkrais, Kernphysiker und Judomeister, befaßte sich außerdem mit Neuro- und Verhaltenspsychologie und arbeitete 1954 diese Methode nach seinen Erkenntnissen aus.

Ausführung:
Der individuelle Bewegungsablauf, der vom Gehirn gesteuert wird, soll zunächst bewußt gemacht werden. Dann wird gezeigt, wie eine Bewegung auch anders, eventuell besser, ausgeführt werden kann. Dieser veränderte Bewegungsablauf ist für den Übenden zunächst ungewohnt. Deshalb wird er durch mehrmaliges Wiederholen geübt, bis er im Gedächtnis gespeichert ist und als „normale" Bewegung ausgeführt wird.

Ziel:
Durch Bewußtmachung persönlicher Bewegungen wird
das Bewegungsspektrum erweitert. Falsche Bewegungsmuster, die zu Fehlhaltungen, zu Rücken- oder anderen
Schmerzen führen können, werden korrigiert.

Status:
Die Feldenkrais-Methode ist eine anerkannte, gesundheitliche Förderung für Erwachsene aller Altersstufen. Kurse werden von größeren Sportvereinen oder der VHS
angeboten. Feldenkrais-Lehrer müssen eine vierjährige
Berufsausbildung absolvieren. Information erteilt die Feldenkrais Gilde (→ Adressen).

Konzentrative Bewegungstherapie

Begründer:
Die Ansätze zur konzentrativen Bewegungstherapie wurden in den zwanziger Jahren von der Gymnastik-Pädago-
gin Elsa Gindler entwickelt.

Ausführung:
Das eigene Körpergefühl wird geschult: Es soll heraus-
gefunden werden, wie Bewegung und seelischer Zustand
einer Person zusammenhängen. Beispiel: Wenn mich Probleme bedrücken, gehe ich gebeugt. Oder: Wenn ich
Angst habe, halte ich die Arme vor der Brust gekreuzt. Der
Ausdruck einzelner Bewegungen oder Haltungen kann
dabei individuell verschieden sein. Der Übende soll seinen
persönlichen Seelenzustand und die damit verbundenen
Bewegungen kennen- und analysieren lernen. Dabei hilft
ein Gruppen- oder Einzel-Therapiegespräch, das jeweils
nach der Übungsstunde stattfindet.

Ziel:
Die Konzentrative Bewegungstherapie geht davon aus,
daß Seelenzustand und Bewegung eines Menschen in

einer Wechselwirkung zueinander stehen. Das heißt, daß eine Änderung der körperlichen Bewegungsmuster die ganze Persönlichkeit beeinflussen kann. Deshalb zielt die Therapie darauf, Bewegungen, die einen negativen Einfluß auf Geist und Seele haben, bewußt zu machen und zu korrigieren. Im umgekehrten Fall will sie seelische Belastungen, die zu falschen Haltungen oder Bewegungen führen, durch Therapiegespräche abbauen. In beiden Fällen geht es auch darum, dem Patienten ein Gefühl für den eigenen Körper zu vermitteln.

Die Therapie wird vorzugsweise bei Angstzuständen, Streß, psychischen und psychosomatischen Erkrankungen eingesetzt.

Status:
Die Konzentrative Bewegungstherapie zählt in vielen psychosomatischen Kliniken zur Behandlung. Außerdem ist sie Teil einiger psychiatrischer Therapiekonzepte.

Qi Gong

Begründer:
Die inhaltliche Konzeption und die philosophischen Grundlagen des Qi Gong sind Teil der traditionellen chinesischen Medizin und entstanden vor etwa 2500 Jahren.

Qi ist ein komplexer Begriff, kann aber hier allgemein mit „Lebensenergie" übersetzt werden. Gong heißt in diesem Zusammenhang „Arbeit". So meint Qi Gong die Arbeit an oder mit der Lebensenergie.

Ausführung:
Anfänger müssen zunächst drei wichtige Komponenten kennenlernen: 1. die richtige Körperhaltung, 2. die Atemtechnik und 3. die Konzentration auf die jeweilige Bewegung und was sie im Körper bewirkt. Diese drei Kompo-

nenten begleiten jeden Übungsablauf. Qi Gong-Übungen lassen sich dann in zwei große Kategorien einteilen: Übungen in Ruhe und Übungen in Bewegung, die je nach Übungsziel eingesetzt werden. Vorab sollte jedoch eine kurze gymnastische Aufwärmung absolviert werden, die den Körper auf die Übungen einstimmt, den Kreislauf anregt und die Alltagsgedanken zurückdrängt. Dann folgen einige der Übungensabläufe des Qi Gongs, je nach Übungsziel und Kenntnisstand der Teilnehmer. Die Übungen selbst sind ein Bewegungsablauf, der immer bildhaft mit der Natur bzw. dem Kosmos verbunden wird. Beispiel: „Mit beiden Händen die Sonne stützen" oder „Berg und Fluß einatmen". Fortgeschrittene führen die Übungen in flüssiger Reihenfolge aus, sodaß sich ein Bewegungsablauf ergibt, der fast einem Tanz in Zeitlupe ähnelt. Es gibt aber auch Bewegungsabläufe, die Kennzeichen der Kampftechniken beinhalten. Bei allen Übungen ist es wichtig, den Blick „nach innen" zu richten und bewußt Körper, Geist und Seele in Einklang zu bringen.

Ziel:

Regelmäßig ausgeführte Qi Gong-Übungen wirken anregend auf das vegetative Nervensystem - das System, das die organischen Grundfunktionen aufrechterhält. Daraus resultiert, daß Qi Gong positiven Einfluß auf die Atemfunktion, das Verdauungssystem, auf Herz-Kreislauf und den Stoffwechsel besitzt. Deshalb wird Qi Gong auch als unterstützende Maßnahme bei der Behandlung von vielen Krankheiten und chronischen Leiden empfohlen. Durch die Konzentration auf die Atmung kann Qi Gong kurzfristig Anspannung lösen und Aggressionen abbauen. Die Übungen fördern außerdem Beweglichkeit, Haltung und wirken so präventiv, zum Beispiel gegen Rückenleiden. Das Ziel der traditionellen chinesischen Medizin ist es, mit Qi Gong die Lebensenergie zu stärken, Körper, Geist und Seele

in Einklang zu bringen, um innere Ausgeglichenheit und
Wohlbefinden zu erreichen.

Status:
Seit Ende der achtziger Jahre erfreut sich Qi Gong wachsender Beliebtheit. Der gesundheitliche Wert ist inzwischen
anerkannt. Kurse werden von größeren Sportvereinen und
in Gesundheitszentren angeboten. Auch gibt es zahlreiche Bücher, die einen Teil der Übungen erklären. Es empfiehlt sich jedoch, Qi Gong unter fachkundiger Anleitung
zu erlernen.

Reiki

Begründer:
Reiki entstammt einer uralten tibetanischen Lehre, die sich
mit der Harmonie und der Ausgeglichenheit der Lebensenergie befaßt. Ihr Name geht jedoch auf den Japaner
Dr. Mikao Usui zurück, der die Erfahrung machte, daß Heilen durch Handauflegen möglich ist. Dabei geht die „universelle Lebensenergie" vom Therapeuten auf den Patienten über.

Ausführung:
Reiki ist eine Körpertherapie, die zunächst an „Wunder-
heiler" erinnert. Doch die uralte Lehre will mit Wundern
nichts zu tun haben. Reiki-Kurse beschäftigen sich damit,
die Lebensenergie zu stärken und zu harmonisieren. Bei
einer Sitzung wird die geistige Konzentration und die körperliche Entspannung durch sphärische Musik gesteigert.
Dann tastet der Lehrer die Energiezentren im Körper seiner Schüler ab. Ist ein Zentrum gestört, kann der Lehrer
durch das Auflegen seiner Hand den Energiefluß ausgleichen. Dabei geht die „universelle Lebensenergie" (=Rei-
ki) vom Lehrer auf den Schüler über. Der Schüler spürt

dies als wohltuende Wärme oder als leichtes Kribbeln, das sich im Körper ausbreitet.

Ziel des Kurses ist es auch, den Schüler darin zu unterrichten, sich selbst oder anderen Reiki zu vermitteln.

Ziel:
Reiki kann zur Selbstheilung aber auch zur Fremdheilung eingesetzt werden. Wird es zur Selbstheilung angewandt, soll es in der Regel entspannen und akute Schmerzen lindern. Sogar depressive Verstimmungen und Angstzustände können durch die beruhigende Wirkung von Reiki überwunden werden. Wird Reiki bei Patienten (oder Schülern) angewandt, will der Therapeut (oder Lehrer) Lebensenergie übermitteln und Kraft schenken. Dabei werden gleichzeitig Energieblockaden im Körper aufgelöst und die Selbstheilungskräfte des Patienten aktiviert, so daß eine Besserung des Zustandes eintritt.

Status:
Reiki hat in der Schulmedizin, wenn es bekannt ist, einen eher okkulten Anstrich und wird deshalb nicht anerkannt. Doch wie die meisten fernöstlichen Therapien überzeugt Reiki den Patienten, wenn er sich mit der Methode befaßt und durch sie einen Heilungserfolg spürt.

Reiki wird vielfach in Wochenendkursen von Meditationszentren oder ähnlichen Einrichtungen angeboten. Es gibt auch Fachliteratur, die Reiki und seine Anwendungs- und Heilungsmöglichkeiten ausführlich beschreibt.

Rückenschule

Begründer:
Entwicklung der medizinischen Sportwissenschaft

Ausführung:
Rückenschule vermittelt Wissen über Aufbau und Funktion der Wirbelsäule. In der Hauptsache zeigt sie jedoch, wie der Rücken im Alltag entlastet werden kann. Dazu schult sie den Bewegungsablauf, zeigt das richtige Heben und Tragen von Lasten, verbessert die Haltung beim Sitzen, Stehen und Gehen und trainiert die Rückenmuskulatur.

Ziel:
Rückenschule will Haltungsschäden verhindern, macht falsche Bewegungsmuster bewußt und beugt so Rückenschäden vor. Außerdem kräftigt das Training die Rückenmuskulatur und entlastet dadurch die Wirbelsäule. Rückenschule kann auch Therapien gegen Rückenleiden unterstützen und die Heilung positiv beeinflussen.

Status:
Die Rückenschule ist ein anerkanntes Trainingsprogramm, das in vielen Sportvereinen und anderen medizinischen Organisationen angeboten wird. Sie ist außerdem Bestandteil vieler Kuren und Bewegungstherapien. Unter bestimmten Voraussetzungen kann sich die Kasse an den Kosten beteiligen.

Tai Chi

Begründer:

Tai Chi (auch Tai Ji) ist eine asiatische Bewegungsform, die auf dem über 1000 Jahre alten chinesischen Heilwissen beruht, das Körper, Geist und Seele als eine Einheit sieht. Übersetzt heißt Tai Chi etwa „Das Beherrschen der inneren Kraft".

Ausführung:

Tai Chi beinhaltet viele namentlich festgelegte Übungsformen und Bewegungsabläufe, die langsam und konzentriert ausgeführt werden. Um die Gedanken vom Alltagsgeschehen abzulenken, werden die Übungen auf Naturbilder abgestimmt. Beispiel: Bei Streckbewegungen „greifen" die Übenden in den Himmel, der ihnen Kraft schenkt. Bei Balanceübungen verleiht die Erde sicheren Halt. Anfänger erlernen Tai Chi unter fachkundiger Anleitung. Fortgeschrittene können die Bewegungsbilder zu einem selbstgestalteten, flüssigen Ablauf vereinen. Dauer und Umfang der Übungen sind nicht vorgeschrieben, sondern unterliegen dem persönlichen Wohlbefinden.

Ziel:

Die asiatische Heilkunst geht davon aus, daß der menschliche Körper von Energie (=Chi) durchflossen wird. Gerät der Energiefluß ins Stocken, fühlt sich der Mensch unwohl. Tai Chi will Energieblockaden durch Bewegung lösen. Die Übungen lockern die Muskulatur, entspannen, schenken neue Kraft und erhöhen die Konzentrationsfähigkeit. Fortgeschrittene berichten sogar, daß ihr Selbstbewußtsein und Selbstvertrauen insgesamt dauerhaft gestärkt wurde.

Status:

Der gesundheitliche Wert von Tai Chi ist erwiesen und wird anerkannt. Kurse werden in größeren Sportvereinen und Sportschulen für Erwachsene aller Altersstufen angeboten.

Wassergymnastik

Begründer:
Entwicklung der modernen Sportmedizin. Wassergymnastik wird auch unter den Titeln Aqua-Fitness oder Aqua-Power angeboten. Verwandt sind Aqua-Jogging und Aqua-Training.

Ausführung:
Die Wassergymnastik wird ähnlich der modernen Sport-Gymnastik ausgeführt, nur eben im Wasser. Dabei wird in der Regel bauch- bis brusthohes Wasser bevorzugt. Zunächst findet ein Aufwärmtraining statt, bei dem durch das Wasser gewatet oder gelaufen wird. Dabei wird zusätzlich der Gleichgewichtssinn trainiert, da die Bewegung im Wasser können leicht „ins Trudeln" bringen kann. Dann folgen Übungen, die den Muskelapparat des ganzen Körpers stärken. Bei vielen Übungen wird der Beckenrand als Haltegriff zu Hilfe genommen, damit sich das Beintraining besser durchführen läßt. Es können jedoch auch Hilfsmittel wie Schaumstoffbretter, Schwimmringe, Bälle, Gewichte oder andere Dinge hinzugezogen werden. Das hängt von der Ausstattung des Veranstalters oder der Phantasie des Übungsleiters ab.

Bei der Wassergymnastik ist das Beherrschen verschiedener Schwimmtechniken nicht erforderlich, aber hilfreich. Wassergymnastik kann für verschiedene Gruppen je nach Fitneß und Alter vorgenommen werden. Sie kann auch spezielle Ziele zum Inhalt haben. Interessierte sollten sich über Inhalte und Ziele der angebotenen Kurse informieren.

Ziel:
Wassergymnastik kann der allgemeinen Fitneß dienen, sie kann jedoch auch zur Prävention und zur Rehabilitation eingesetzt werden. Bewegung im Wasser eignet sich gut für sportlich untrainierte Menschen und für Übergewich-

tige, denen Sport „an Land" eher schwer fällt. Der Grund: Im Wasser wiegt der Mensch nur ein Zehntel seines Gewichts. Deswegen werden Gelenke und Bewegungsapparat durch das Gewicht weniger belastet und man kommt nicht so schnell aus der Puste. Orthopäden und Sportmediziner empfehlen besonders bei Rückenleiden und Bandscheibenschäden Wirbelsäulengymnastik im Wasser. Die Auftriebskraft des Wassers entlastet nämlich die Wirbelsäule und macht die Bewegungen weicher und schonender, indem es sie dämpft und verzögert.

Bei Übergewicht kann Wassergymnastik eine Diät optimal unterstützen. Der hydrostatische Druck des Wasser bringt bei jeder Bewegung mehr Blut aus den oberflächlichen Blutgefäßen in den Brustraum. Dadurch wird das Herz besser durchblutet, die Herzfrequenz senkt sich und die Atmung wird vertieft. Der Stoffwechsel wird angeregt und die Lymphe kann besser fließen, was den Abtransport von Schlacken fördert.

Außerdem wird bei der Wassergymnastik mehr Energie verbraucht als allgemein angenommen. Man gerät zwar nicht ins Schwitzen, da das Wasser kühlt. Jedoch verlangen die Bewegungen, die gegen den Wasserdruck ausgeführt werden müssen, mehr Kraft als die Bewegungen an Land.

Status:
Wassergymnastik wird von Schulmedizin und Naturheilkunde als wirksame Bewegungstherapie anerkannt. Viele Krankenkassen haben die Kursgebühren erstattet. Diese Kostenübernahme wurde jedoch im Zuge der allgemeinen Kürzungen weitestgehend wieder gestrichen.

Wirbelsäulengymnastik

Begründer:
Entwicklung der medizinischen Sportwissenschaft.

Ausführung:
Die Wirbelsäulengymnastik beinhaltet gymnastische Übungen, die speziell Verspannungen der Nacken- und Rückenmuskulatur lösen, den Rücken beweglich machen und die gesamte Rückenmuskulatur kräftigen. Übungsstunden beginnen meist mit einem Aufwärmtraining, dann folgen Übungen, die speziell den Rücken betreffen und gleichzeitig auch auf Haltungsfehler aufmerksam machen sollen. Danach wird in der Regel die Bauchmuskulatur trainiert, weil sie in Wechselwirkung mit der Rückenmuskulatur steht. Beendet wird das Training mit Dehn- und Streckübungen sowie einigen Entspannungsübungen. Es kann ohne Geräte geübt werden, hilfreich sind aber auch Physioball (Pezziball), Tennisbälle oder Gummiband.

Ziel:
Wirbelsäulengymnastik kann prophylaktisch zur Erhaltung eines gesunden Rückens eingesetzt werden, sie kann aber auch berufs- oder alltagsbedingte Belastung durch langes Sitzen, schwereres Tragen etc. ausgleichen. Außerdem unterstützt sie die Therapie von Rückenleiden, etwa bei leichtem Bandscheibenvorfall. Achtung: Bei Rückenleiden die Teilnahme an einem Kurs erst mit dem Arzt besprechen.

Status:
Wirbelsäulengymnastik ist anerkannt und weit verbreitet. Sie wird von vielen Sportvereinen, medizinischen Diensten und in Kureinrichtungen angeboten. Außerdem ist sie Ausbildungs-bestandteil von nahezu allen Sporttherapeuten und Übungsleitern. Unter bestimmten Voraussetzungen kann sich die Kasse oder Versicherung an den Kosten beteiligen.

Yoga

Begründer:

Klassische, ca. 5000 Jahre alte, indische Lehre, die vor etwa 2000 Jahren von Patanjali zu einer einzigen Abhandlung, dem Yoga Sutra, zusammengefaßt wurde.

Ausführung:

Es werden grundsätzlich zwei Bereiche unterschieden:

1. Hatha-Yoga, das sich mit der Disziplin des Körpers befaßt.
2. Meditations-Yoga, das sich mehr auf Geist und Seele bezieht (siehe auch → Naturheilverfahren von A bis Z, → Meditation).

Die bei uns in der Regel praktizierte Form ist Hatha-Yoga. Es besteht wiederum aus Atemübungen, hygienischen Maßnahmen (damit ist die innere Körperreinigung durch Anregung des Stoffwechsels und Verzehr gesunder Ernährung gemeint) und Körperübungen (Asanas), die auf Körperstellungen ausgerichtet sind.

Am Anfang einer Übungsstunde stehen Übungen, die Körper und Geist einstimmen: Entspannungs- und Atemübungen sollen beruhigen und helfen, die Gedanken zu sammeln. Danach folgen Haltungsübungen oder langsame, kleine Bewegungsabläufe, die die jeweils angesprochenen Muskelpartien dehnen und beweglich machen. Da Yoga nicht auf Leistung oder Muskelstählung ausgerichtet ist, sondern eine Tiefenwirkung erzeugen soll, können die einzelnen Körperhaltungen mehrere Minuten dauern. Wichtig ist die Konzentration auf den eigenen Körper, das „In-sich-hineinhorchen", und die bewußte Atmung. Den Abschluß bilden wieder Atem- und Konzentrationsübungen.

Ziel:

Hatha-Yoga eignet sich zur allgemeinen Gesundheitsvorsorge, es können jedoch auch bestimmte Beschwerden wie Verspannungen, → Rückenschmerzen, Drüsenstörungen, → Kopfschmerzen, → Verstopfung oder → Schlafstörungen gebessert werden. Das Erlernen der richtigen Atmung und die damit verbesserte Sauerstoffaufnahme regt den Stoffwechsel an und hebt das allgemeine Wohlbefinden. Auch im geistig-seelischen Bereich kann Yoga zu mehr Entspannung, Selbstbewußtsein und innerer Ruhe führen.

Status:

Yoga ist eine anerkannte Körpertherapie, die weit verbreitet ist. Anfänger sollten immer unter fachkundiger Anleitung beginnen und sich nicht nur auf Bücher verlassen, da Fehlhaltungen Schäden anrichten können. Fortgeschrittene können alleine zu Hause üben. Kurse werden von Yoga- oder Sportschulen sowie von der Volkshochschule oder von diversen Gesundheitszentren angeboten. Unter bestimmten Voraussetzungen kann sich die Kasse an den Kosten beteiligen.

Adressen,
die Ihnen weiterhelfen

Akupunktur

Deutsche Ärztegesellschaft für Akupunktur e.V. (DÄGfA)
Würmtalstraße 54, 81375 München
Telefon (089) 7100511 – Telefax (089) 7100525

Deutsche Akademie für Akupunktur und Aurikulo-Medizin e.V. (DAA/AM)
Feinhalsstraße 8, 81247 München
Telefon (089) 8145252 – Telefax (089) 8915311

Internationaler Therapeutenverband für Akupunkt-Massage nach Penzel e.V.
Willy-Penzel-Platz 1 – 6, 37619 Heyen
Telefon (05533) 973714 – Telefax (05533) 973767

Anthroposophische Medizin

Anthroposophisches Ärzte-Seminar e.V.
Filderklinik – Gemeinnütziges Gemeinschafts-krankenhaus
Haberschlaihaide 1, 70794 Filderstadt
Telefon (0711) 774463 – Telefax (0711) 777485

Verband für Anthroposophische Heilpädagogik, Sozialtherapie und soziale Arbeit e.V.
Schloßstraße 9, 61209 Echzell
Telefon (06035) 81190 – Telefax (06035) 81217

Gesellschaft Anthroposophischer Ärzte in Deutschland
Roggenstraße 82, 70794 Filderstadt
Telefon (0711) 7799711 – Telefax (0711) 7799712

Aromatherapie

Forum Essenzia
Verein für Förderung, Schutz und Verbreitung
der Aromatherapie und Aromapflege e.V.
Meier-Helmbrecht-Straße 4, 81377 München
Telefon (089) 7145391 – Telefax (089) 71039929

Ayurveda

Deutsche Gesellschaft für Ayurveda e.V.
Wildbadstraße 201, 56841 Traben-Trarbach
Telefon (06541) 5817 – Telefax (06541) 811982

Bach-Blüten-Therapie

Institut für Medizinische Bach-Blüten-Therapie
Joachim-Friedrich-Straße 16, 10711 Berlin
Telefon (030) 89540335 – Telefax (030) 89540336

Mechthild Scheffer Institut für Bach-Blüten-
Therapie
Lippmannstraße 53, 22769 Hamburg
Telefon (040) 43257710 – Telefax (040) 435253

Badekuren

Deutscher Heilbäderverband e.V.
Schumannstraße 111, 53113 Bonn
Telefon (0228) 201200 – Telefax (0228) 2012041

Verband Deutscher Badeärzte e.V.
Elisabethstraße 7, 32545 Bad Oeynhausen
Telefon (05731) 21203 – Telefax (05731) 260880

Verband Deutscher Heilbrunnen e.V.
Kennedyallee 28, 53175 Bonn
Telefon (0228) 376163 – Telefax (0228) 373453

Verband der Heilklimatischen Kurorte Deutsch-
lands e.V.
Kurverwaltung Schönwald
Schubertstraße 3, 78141 Schönwald im Schwarzwald
Telefon (07722) 860831 – Telefax (07722) 860834

Biochemie nach Schüssler

Biochemischer Bund Deutschlands (BBD) e.V.
Dierk Schildt, In der Kuhtrift 18, 41541 Dormagen
Telefon (02133) 72273 – Telefax (02133) 739138
Der BBD verfügt über sieben Landesverbände.
Adressen und Ansprechpartner erfahren Sie bei der
o.g. Adresse.

Bioresonanztherapie

Medizinische Gesellschaft für Bioresonanz
Postfach 1120, 76276 Rheinstetten
Telefax (0721) 51198)

Chirotherapie

→ Manuelle Medizin

Colon-Hydro-Therapie

Deutsche Gesellschaft für Colon-Hydro-Therapie
Dr. med. Rainer Holzhüter
Harburger Ring 10, 21073 Hamburg
Telefon (040) 7655747 – Telefax (040) 773763

Elektroakupunktur

Internationale medizinische Gesellschaft für Elek-
troakupunktur nach Voll e.V. (IMGEAV)
Im Brühl 20, 66130 Saarbrücken
Telefon (06893) 6400 – Telefax (06893) 6475

Elektroneuraltherapie

Deutsche Gesellschaft für Elektrodiagnostik und Elektroneuraltherapie
Dr. med. Rolf Croon
Auf der Steinkaut 48, 61352 Bad Homburg
Telefon (06172) 44033 – Telefax (06172) 458569

Enzymtherapie

Arbeitskreis Pro Enzyme (APE)
Rosental 10, 80331 München
Telefon (089) 29160115 – Telefax (089) 29160841

Ernährungstherapie

Ärztegesellschaft Heilfasten und Ernährung
Wilhelm-Beck-Straße 27, 88662 Überlingen
Telefon (07551) 807825 – Telefax (07551) 807827

Deutsche Gesellschaft für Ernährung e.V. (DGE)
Im Vogelsgesang 40, 60488 Frankfurt/Main
Telefon (069) 9768030 – Telefax (069) 97680399

Deutsche Gesellschaft für Ernährungsmedizin e.V. (DGEM)
Bundesärztekammer
Herbert-Lewin-Straße 1, 50931 Köln
Telefax (0221) 4004388

Eutonie

Deutsche Eutonie-Gesellschaft Gerda Alexander e.V. (DEGGA)
Renate Riese
Köpkenstraße 3, 28203 Bremen
Telefon (0421) 326217

Feldenkrais

Feldenkrais-Gilde Deutschland e.V.
Schleißheimer Straße 74, 80797 München
Telefon (089) 52310171 – Telefax (089) 52310172

Homöopathie

Centrum für Klassische Homöopathie (CHK)
Klingenweg 12, 63920 Großheubach
Telefon (09371) 2059 – Telefax (09371) 67030

Clemens-von-Bönninghausen-Gesellschaft für Homöopathie e.V.
Am Knill 7 e, 22147 Hamburg
Telefon (040) 6454795 – Telefax (040) 6454795

Deutscher Zentralverein homöopathischer Ärzte e.V. (DZVHÄ)
Gymnasiumstraße 2, 72213 Altensteig
Telefon (07453) 3300 – Telefax (07453) 3400
*Der DZVHÄ verfügt über neun Landesverbände.
Adressen und Ansprechpartner erfahren Sie bei
der o.g. Adresse.*

Immuntherapie

Internationale Gesellschaft für Thymologie und Immuntherapien e.V. (IGTI)
Am Stadtpark 18, 38667 Bad Harzburg
Telefon (05322) 6520 – Telefax (05322) 3017

Heilpraktiker *(allgemein)*

Ärztegesellschaft für Erfahrungsheilkunde e.V.
Ärztliche Vereinigung für praktische Heilkunde
Fritz-Frey-Straße 21, 69121 Heidelberg
Telefon (06221) 475600 – Telefax (06221) 475604

Berufsverband der Heilpraktiker e.V.
Körnerstraße 59, 42659 Solingen
Telefon (0212) 47285 – Telefax (0212) 42711

Fachverband Deutscher Heilpraktiker e.V. (FDH)
Maarweg 10, 53123 Bonn
Telefon (0228) 611049 – Telefax (0228) 627359
Der FDH verfügt über 14 Landesverbände.
Adressen und Ansprechpartner erfahren Sie bei der
o.g. Bundesgeschäftsstelle.

Freie Heilpraktiker e.V. (FH)
Sternwartstraße 42, 40223 Düsseldorf
Telefon (0211) 9017290 – Telefax (0211) 3982710

Freier Verband Deutscher Heilpraktiker (FVDH)
Erphostraße 23, 48145 Münster
Telefon (0251) 136886 – Telefax (0251) 392736
*Der FVDH verfügt über 16 Gruppen in allen deutschen
Bundesländern sowie in Österreich und der Schweiz.
Adressen und Ansprechpartner erfahren Sie bei der
o.g. Adresse.*

**Union Deutscher Heilpraktiker e.V. (UDH)
Landesverband Baden-Württemberg**
Dannecker Straße 4, 70182 Stuttgart
Telefon (0711) 242964 – Telefax (0711) 2360326
*Die UDH verfügt über Landesgruppen in Baden-Würt-
temberg, Bayern, Hessen, Niedersachsen, Nordrhein-
Westfalen, Rheinland-Pfalz und dem Saarland.
Adressen und Ansprechpartner erfahren Sie bei der
o.g. Adresse.*

Verband Deutscher Heilpraktiker e.V. (VDH)
Ernst-Grote-Straße 13, 30916 Isernhagen
Telefon (0511) 616980 – Telefax (0511) 6169821

Hypnosetherapie

Deutsche Gesellschaft für Hypnosetherapie
Druffelsweg 3, 48653 Coesfeld
Telefon (02541) 70007 – Telefax (02541) 70008

Deutsche Gesellschaft für therapeutische Hypnose und Hypnoseforschung e.V. (GTH)
Kaiserstraße 2 a, 66955 Pirmasens
Telefon (06331) 73774 – Telefax (06331) 78534

Kinesiologie

Institut für Angewandte Kinesiologie (IAK)
Eschbachstraße 5, 79199 Kirchzarten
Telefon (07661) 98710 – Telefax (07661) 987149

Deutsche Gesellschaft für Angewandte Kinesiologie (DGAK)
Dietenbacher Straße 22, 79199 Kirchzarten
Telefon (07661) 980756 – Telefax (07661) 9831827

Kneipp-Therapie

Kneippärztebund e.V. Gesellschaft für Naturheilverfahren
Hahnenfeldstraße 21, 86825 Bad Wörishofen
Telefon (08247) 90110 – Telefax (08247) 90111

Kneipp-Bund e.V.
Bundesverband für Gesundheitsförderung
Adolf-Scholz-Allee 6, 86825 Bad Wörishofen
Telefon (08247) 30020 – Telefax (08247) 3002164

LVA Schwaben Fachklinik
Herz- und Kreislaufklinik
Am Tannenbaum 2, 86825 Bad Wörishofen
Telefon (08247) 9990 – Telefax (08247) 999198

Krebsabwehr

**Gesellschaft für Biologische Krebsabwehr e.V.
(GfBK)**
Hauptstraße 44, 69117 Heidelberg
Telefon (06221) 138020 – Telefax (06221) 1380220

Die GfBK unterhält elf Arbeitskreise:

GfBK Dresden
Telefon (0351) 8026093 – Telefax (0351) 8026095

GfBK Thüringen
Telefon (03672) 347000 – Telefax (03672) 347001

GfBK Chemnitz
Telefon (03722) 98318 – Telefax (03722) 98318

GfBK Berlin
Telefon (030) 3425041 – Telefax (030) 86421919

GfBK Hamburg
Telefon (040) 6404627 – Telefax (040) 6404627

GfBK Bremen
Telefon (0421) 3468370 – Telefax (0421) 3468370

GfBK Nordrhein
Telefon (0211) 241219 – Telefax (0211) 241219

GfBK Steinfurt
Telefon (02551) 833184 – Telefax (02551) 833185

GfBK Osnabrück
Telefon (0541) 22425 – Telefax (0541) 22425

GfBK Wiesbaden
Telefon (0611) 376198 – Telefax (0611) 9570973

GfBK München
Telefon (089) 268690 – Telefax (089) 263381

Kunsttherapie

Berufsverband für Kunst-, Musik- und Tanztherapie
Von-Esmarch-Straße 111, 48149 Münster
Telefon (0251) 861500 – Telefax (0251) 866488

Manuelle Medizin

Deutsche Gesellschaft für Manuelle Medizin (DGMM)
Obere Rheingasse 3, 56154 Boppard
Telefon (06742) 80010 – Telefax (06742) 800127
Die DGMM verfügt über 15 Landesverbände.
Adressen und Ansprechpartner erfahren Sie bei der o.g.
Adresse.

Magnetfeldtherapie

→ Bioresonanztherapie

Musiktherapie

Deutsche Gesellschaft für Musiktherapie e.V. (DGMT)
St. Libauer- Straße 17, 10245 Berlin
Telefon (030) 29492493 – Telefax (030) 29492494

→ Kunsttherapie

Naturheilkunde *(allgemein)*

Aktion für Biologische Medizin e.V.
Vereinigung für Gesundheit und Umwelt
Goethestraße 15, 75173 Pforzheim
Telefon (07231) 14780 – Telefax (07231) 147829

Bethanien e.V., Verein zur Förderung ganzheitlicher Heilkunde und naturgemäßer Lebensweise
Pipinstraße 20, 86932 Ummendorf bei
Landsberg a. Lech
Telefon (08196) 1333 – Telefax (08196) 7891

Deutscher Naturheilbund (Prießnitz-Bund) e.V. (DNB)
Kreuzbergstraße 45, 74564 Crailsheim
Telefon (07951) 5504 – Telefax (07951) 45568
Der DNB ist eine naturheilkundliche Selbsthilfeorganisation, die Vorträge, Kurse und Seminare anbietet.

Europäischer Verband für Naturheilkunde (EVN)
Duisburger Straße 226, 47166 Duisburg
Telefon (0203) 544250 – Telefax (0203) 553328

Hufeland-Gesellschaft für Ganzheitsmedizin e.V.
Vereinigung der Ärztegesellschaft für Biologische Medizin
Ortenaustraße 10, 76199 Karlsruhe
Telefon (0721) 886276 – Telefax (0721) 886278
Die Hufeland-Gesellschaft ist der Dachverband von verschiedenen Verbänden aus dem Bereich der Naturheilkunde mit über 15.000 angeschlossenen Ärzten.

Klinikum Benjamin Franklin der Freien Universität Berlin
Lehrstuhl für Naturheilkunde und Allgemein-medizin
Krankenhaus Moabit GmbH
Turmstraße 21, 10559 Berlin
Telefon (030) 39760 – Telefax (030) 39764999

Münchener Modell
Zentrum für naturheilkundliche Forschung der Technischen Universität München
Kaiserstraße 9, 80801 München
Telefon (089) 33041040 – Telefax (089) 393484
Dem Klinikverbund Münchener Modell (initiiert u.a. von den gesetzlichen Krankenkassen in Bayern und der Bayerischen Staatsregierung) gehören die Spezialklinik für Naturheilverfahren Höhenkirchen, die Erste Deutsche Klinik für Traditionelle Chinesische Medizin Kötzting, das Kreiskrankenhaus für Ganzheitsmedizin Simbach/Inn, das Krankenhaus für Naturheilweisen München-Harlaching und die Waldhausklinik Deuringen in Stadtbergen an. Die gesetzlichen Krankenkassen übernehmen hier die Kosten für eine naturheilkundliche Behandlung.

Zentralverband der Ärzte für Naturheilverfahren e.V. (ZÄN)
Am Promenadenplatz 1, 72250 Freudenstadt
Telefon (07441) 9185816 – Telefax (07441) 9185822
Internet www.zaen.de
Dem ZÄN sind rund 10.000 Ärzte angeschlossen. Hier erfahren Sie, wo auch in Ihrer Nähe ein Arzt für Naturheilverfahren niedergelassen ist.

**Zentrum zur Dokumentation für Naturheil-
verfahren e.V. (ZDN)**
Virchowstraße 50, 45147 Essen
Telefon (0201) 702284 – Telefax (0201) 702284

Neuraltherapie

**Deutsche Gesellschaft für Akupunktur und
Neuraltherapie (DGfAN)**
Mühlweg 11, 07368 Ebersdorf
Telefon (036651) 55075 – Telefax (036651) 55074
Internet www.dgfan.de

**Internationale Gesellschaft für Neuraltherapie
nach Huneke – Regulationstherapie e.V.**
Lameystraße 30, 68165 Mannheim
Telefon (0621) 4182272

Patientenschutz

Allgemeiner Patienten-Verband e.V. (APV)
Ludwig-Juppe-Weg 3 b, 35039 Marburg
Telefon (06421) 64735

Patientenschutz e.V.
Postfach 650364, 13303 Berlin
Telefon (030) 45973192
Internet www.patientenschutz.de

Physikalische Medizin / Physiotherapie

Deutscher Verband für Physiotherapie
Zentralverband der Krankengymnasten und
Physiotherapeuten e.V. (ZVK)
Deutzer Freiheit 72 – 74, 50679 Köln
Telefon (0221) 9810270 – Telefax (0221) 98102725

VDB Physiotherapieverband Bundesverband e.V.
Prinz-Albert-Straße 41, 53113 Bonn
Telefon (0228) 210506 – Telefax (0228) 210552

Phytotherapie

Gesellschaft für Phytotherapie e.V.
Siebengebirgsallee 24, 50939 Köln
Telefon (0221) 4201915

Qi-Gong

Medizinische Gesellschaft für Qigong Yangsheng
e.V.
Colmantstraße 9, 53115 Bonn
Telefon (0228) 696004 – Telefax (0228) 696006

Radiästhesie

Deutsche Gesellschaft für Geobiologie e.V.
Fachschaft Deutsche Rutengänger
Nelkenweg 39, 46395 Bocholt
Telefax (02871) 222089

Sauerstoff-/Ozontherapie

Internationale Ärztegesellschaft für Sauerstoff-
therapie und Forschung e.V.
Am Lachengraben 22, 63303 Dreieich
Telefon (06103) 98460 – Telefax (06103) 984625

Ardenne-Institut für angewandte medizinische
Forschung
Zeppelinstraße 8, 01324 Dresden
Telefon (0351) 2637421 – Telefax (0351) 2637445

Sauna

Deutscher Sauna-Bund e.V.
Kavalleriestraße 9, 33602 Bielefeld
Telefon (0521) 966790 – Telefax (0521) 178134

Selbsthilfegruppen

Deutsche Arbeitsgemeinschaft Selbsthilfegruppen e.V. (DAGSHG)
Friedrichstraße 33, 35392 Gießen
Telefon (0641) 74503

Nationale Kontakt- und Informationsstelle zur Anregung und Unterstützung von Selbsthilfegruppen (NAKOS)
Albrecht-Achilles-Straße 65, 10709 Berlin
Telefon (030) 8914019 – Telefax (030) 8934014

Tanztherapie

Bundesverband für Tanztherapie Deutschland e.V. (BVT)
Hofstraße 16, 40789 Monheim
Telefon (02173) 936694 – Telefax (02173) 936695

→ Kunsttherapie → Musiktherapie

Traditionelle Chinesische Medizin (TCM)

Deutsches Forschungsinstitut für Chinesische Medizin e.V. (DFCM)
Silberbachstraße 10, 79100 Freiburg i. Breisgau
Telefon (0761) 77234 – Telefax (0761) 700687

Internationale Gesellschaft für Chinesische Medizin e.V.
Societas Medicinae Sinensis
Franz-Joseph-Straße 38, 80801 München
Telefon (089) 335674 – Telefax (089) 337352

Yoga

Berufsverband der Yogalehrenden in Deutschland e.V.
Heinrich-Grob-Straße 48, 97250 Erlabrunn
Telefon (09364) 4797 – Telefax (09364) 7208

Förderverein für Yoga und Ayurveda e.V.
Weidener Straße 3, 81737 München
Telefon (089) 6371012 – Telefax (089) 6708979

Zahnmedizin, naturheilkundlich/ganzheitlich

Bundesverband der naturheilkundlich tätigen Zahnärzte in Deutschland e.V. (BNZ)
Von-Grote-Straße 30, 50968 Köln
Telefon (0221) 3761005 – Telefax (0221) 3761009

Zelltherapien

Deutsches Zentrum für Frischzellentherapie
Dr.-Siegfried-Block-Str. 2, 83661 Lenggries
Telefon (08042) 2011 – Telefax (08042) 4415